中国著名中西医专家裴正学健康微博

第二辑

陈学忠　主审

冯永笑　赵孝鹏　陈光艳　王鑫　蔡正良　整理

甘肃科学技术出版社

图书在版编目（CIP）数据

中国著名中西医专家裴正学健康微博.第2辑／裴正学著. -- 兰州：甘肃科学技术出版社，2014.1
（2021.8重印）
ISBN 978-7-5424-1957-6

Ⅰ.①中… Ⅱ.①裴… Ⅲ.①疾病－防治 Ⅳ.①R4

中国版本图书馆CIP数据核字（2014）第016562号

中国著名中西医专家裴正学健康微博（第2辑）
裴正学　著

责任编辑　李叶维　左文绚
封面设计　黄　伟

出　版　甘肃科学技术出版社
社　址　兰州市读者大道568号　730030
网　址　www.gskejipress.com
电　话　0931-8120133（编辑部）　0931-8773237（发行部）
京东官方旗舰店　https://mall.jd.com/index-655807.html

发　行　甘肃科学技术出版社　　　印　刷　三河市华东印刷有限公司
开　本　787毫米×1092毫米 1/16　印　张　25.5　插页　2　字　数　331千
版　次　2014年2月第1版
印　次　2021年8月第2次印刷
印　数　1101~1850
书　号　ISBN 978-7-5424-1957-6　定　价　78.00元

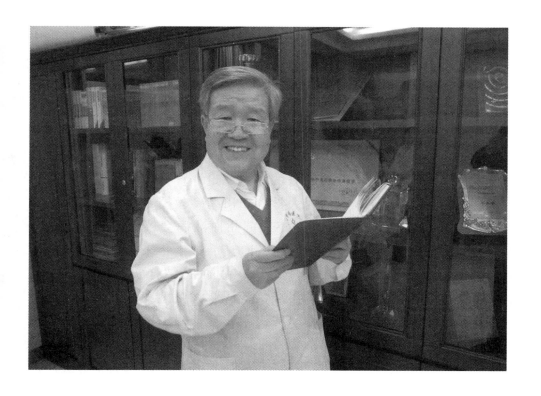

裴正学教授简介

　　裴正学，男，甘肃武山人，生于1938年2月，童年起师承其父裴慎先生（甘肃省已故现代十大名医之一）学习中医，传承传统医学。1961年毕业于西安医科大学医疗系。我国著名中西医结合专家，教授，主任医师，博导，国家级高徒导师，甘肃省首批名中医。现任中华中医药学会终身理事，《中国中西医结合杂志》编委，甘肃省中西医结合学会名誉会长，甘肃省天水市中西医结合医院名誉院长，甘肃省医学科学研究院首席专家，甘肃省中医院首席专家，甘肃省文史馆馆员。曾任甘肃省医学科学研究院副院长，中国中西医结合学会2、3、4届理事，《中国中西医结合杂志》3、4、5、6、7、8届编委，甘肃省政协6、7、8届委员，国家级高级师带徒2、3、4、5届导师。1991年始享受国务院特殊津贴。有《血证论评释》、《新编中医方剂学》、《乙型肝炎的诊断与治疗》、《中西医结合实用内科学》、《裴正学医学经验集》、《裴正学医话医案集》、《中医入门行草帖》等18部医学论著正式出版，80余篇医学论文问世。曾荣获中华中医药学会成就奖，国家优秀论著一等奖，中国中医发展全国优秀论文二等奖；并获省级科技进步奖二等1项，三等1项，世界传统医学大奖1项。裴正学教授编著的《血证论评释》在日本发行后，影响很大，1985年5月日本静冈大学校长田荣一教授专程来兰州向裴教授请教书中的有关问题。1974年在苏州血液病会议上，裴正学教授拟定的治疗白血病专方定名为"兰州方"，数十年来在国内各地医院广泛使用，疗效显著。由他主编的《中西医结合实用内科学》在1996年4月美国召开的世界第三届传统医学大会上获"突出贡献国际金奖"。曾应邀赴美、日、德、法讲学，宣扬祖国医学。裴正学教授本人荣获"世界民族医药之星"的殊荣。1997年国家中医药管理局认定为全国500名著名老中医之一，先后被香港中医药大学等五所国内中医院校聘请为客座教授。裴正学教授提出的中西医结合"十六字方针"已被全国中西医界所关注，成为当前中西医领域的重要学派。裴正学教授于1987年取得主任医师职称，1994年被评为全国中西医结合先进工作者，2000年被授予全国中西医结合突出贡献称号，2004年当选为甘肃省名老中医。2008年当选为兰州市改革三十年风云人物——兰州市十大创新楷模，2009年当选为中华中医药学会终身理事。裴正学教授从事临床、教研五十余年，成绩卓著、硕果累累。在其门下受业的博士、硕士分布国内外。裴教授尤其精于临床，在肝病、心血管病、胃肠病、结缔组织病等方面具有独到的造诣，在西北地区乃至全国享有很高的声誉。

裴正学教授尚爱好文学，诗词，书法，现有《裴正学小说散文集》《裴正学诗文集》两部《裴正学书法集》两部《中医入门行草帖》等出版发行。

序

时间过得真快，裴正学老先生和他的学生伏案一年倾心汇集网友问答编成的《中国著名中西医专家裴正学健康微博 第二辑》即将付梓。先生再次请我作序，我被先生严谨的治学和锲而不舍的精神所感动，便欣然接受。

我惊喜地发现本书内容与去年出版的《中国著名中西医专家裴正学健康微博》相比，在受众数量、网友地域和问答内容等方面都有了重要转变。老先生微博粉丝量已达13万人，发问的网友也由甘肃省内及临近省份扩展至全国各地，这说明老先生的微博问答在国内的影响越来越大，也表明甘肃的名老中医在全国舆论界已经占有了一席之地。且业内提问者的人数较去年明显增加，涉及问题也由一般病、常见病延伸至医学理论最新看点。无论是临床疾病的讲解和治疗，还是医学理论最新观点探讨，老先生都能深入浅出、娓娓道来，使问者心悦诚服、观者受益匪浅。无论是在微博问答还是在临床中，老先生都坚持按"西医诊断、中医辨证，中药为主，西药为辅"的方针，用中西医结合方法，讲解医学困惑、解除患者病痛、服务人类健康，在医患之间、医者之间架起了一座座沟通和信任的桥梁。

裴老先生是我国著名的中西医专家，他出身中医世家，于20世纪60年代初毕业于西安医科大学，50余年来他用中西医结合的方

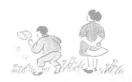

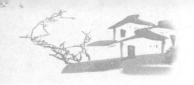

法诊断疾病，在中医辨证中融入西医诊断，既增加了中医辨证的准确性，又大大提高了临床效果。令人钦佩的是，先生数十载如一日刻苦钻研，在古稀之年仍身体力行，孜孜不倦，用满腹经纶为人民健康事业默默贡献，诠释着大医精诚的高尚情操，这样的临床专家在甘肃省乃至全国都是难得的。该书解答既涉及中、西医理论的阐述，又包括内、外、妇、儿、内分泌、神经、精神领域等问题，可见老先生医学功底之扎实和深厚，是一个真正汇通中西医的全科医生。目前，国家卫生计生委计划在全国着手培养一批功底扎实的全科医生，我认为裴老在这方面堪为年轻人之表率。愿裴老健康长寿，为我省中西医结合事业继续发出更多的光和热。是以为序。

刘维忠

于甘肃省卫生厅

2013年11月11日

前　言

　　《中国著名中西医专家裴正学健康微博》问世已有一年多的时间了，该书出版后引起了广大读者的好评。读者在网上或直接来信表达对这本书的好感，认为该书解答了人民群众在生活中切身急需了解的问题，建议这样的书应该继续编写下去。鉴于此，我们对后来的健康微博问答资料继续进行整理，截至今年8月，我们又积攒了问答三千余条，共计三十余万字，对其进行了整理，编辑成《中国著名中西医专家裴正学健康微博　第二辑》。

　　本集的内容和上集比较起来，涉猎问题范围更广，涉猎疾病防治更细。原因是我们的微博影响范围越来越大，由过去的甘肃省扩展到全国各地，以及港、澳等地区。网友中业内人员比例增加，这说明我们的微博在国内已具有了一席之地，无怪乎我们的听众已达十三万之多。此时此刻，我深感刘维忠厅长号召我省医生建立自己的微博的决策之正确！我们按照他的指示这样做了，在网上和患者交朋友，和同道交朋友，相互加强了交流，由此既便利患者的疾病防治，又繁荣了医学信息的交流，从而使甘肃省卫生科技事业更加繁荣。

　　本书仍然由我对网友的问题逐个口述回答，我的学生冯永笑、赵孝鹏、陈光艳、王鑫、蔡正良五位同志在电脑旁轮流接班进行打印，特别是冯永笑硕士将打印后的材料进行系统整理、编辑付梓。甘肃省医学科学研究院陈学忠院长作为全书的主审对全稿进行了仔细的审阅。甘肃省卫生厅刘维忠厅长在百忙中为本书赐序，使这本通俗读物蓬荜生辉，仅此表示衷心的感谢。

于甘肃省医学科学研究院
2013年12月6日

目　　录

中国著名中西医专家装五学健康微博

注：患者提出的问题较多，为使读者方便阅读，将目录简捷表示，内容突出，可能与

正文里标题不对应，敬请谅解。

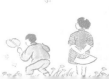

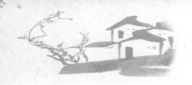

中国著名中西医专家武医学健康微博

3

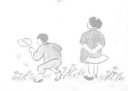

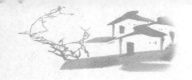

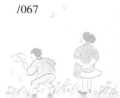

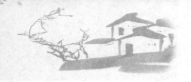

中国著名中西医专家装点学健康微博

7

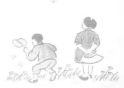

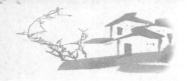

中国著名中西医专家装区学健康微博

中国著名中西医专家装医学健康微博

9

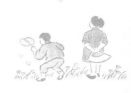

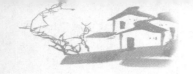

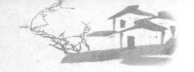

13

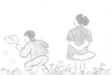

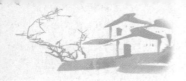

中国著名中西医专家装玉学健康微博

15

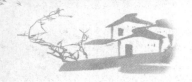

中国著名中西医专家装医学健康微博

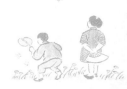

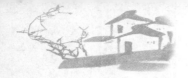

18

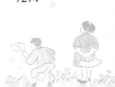

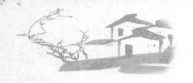

中国著名中西医专家养生学健康微博

中国著名中西医专家裴医学健康微博

21

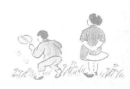

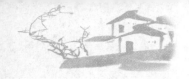

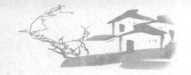

中国著名中西医专家袁正学健康微博

25

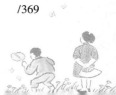

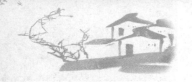

2012年8月7日

1.石文武：丙型肝炎中药如何治疗？

答：丙型肝炎慢性化程度极高，差不多80%以上都要变肝硬化，西医治疗本病主要是长效干扰素（派罗欣、佩罗能），但是该药副作用很大疗程很长，一般人坚持不下来。中药治疗本病采用疏肝健脾、清热燥湿、软肝散结、清热解毒等方法，通过辨证论治可以产生和干扰素同样的疗效。

2.刺客花文：肚子右侧摁起来硬硬的，中医有没有好的治疗方法？

答：你提供的症状太少，不能进行仔细的分析和回答，只能简单说两句，右下腹部的重要器官是阑尾，阑尾发炎是最常见的疾病，排除了这一疾患还要看是不是肠结核、腹膜结核，如果都不是，正常生理如果在回盲瓣的上下肠段比较充盈，也会出现比较柔韧的可能。

3.微说人生：过敏性结膜炎伴鼻炎如何治疗？

答：鼻炎可以称为过敏性鼻炎，结膜炎虽有过敏性质，但应该叫做卡他性结膜炎，西医治疗离不开肾上腺皮质激素，抗组织胺剂、5-羟色胺拮抗剂亦有一定疗效；中医治疗本病采用祛风胜湿、清热解毒、宣肺疏肝等法，通过辨证论治可以取得理想的疗效。

4.冬的记忆：嘴里苦，没饥饿感，胃疼，是什么问题？

答：你有两种可能：①慢性胃炎；②慢性胆囊炎。两种疾病

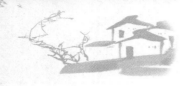

都可产生胃脘部疼痛和口苦，最好先做一个B超，来确定有无胆囊炎，如无胆囊炎应该做胃镜，来确诊慢性胃炎，中西医对两种病都有很好的疗效。中医辨证施治疗效似乎更好。

5.圆圆：小孩经常性扁桃体发炎如何治疗？

答：这个问题我谈过多次，我个人的观点，必须强调，尽量不要手术，可采用西药消炎、中药的清热解毒等方法。

6.赵玉为：口腔、牙龈、咽喉溃疡反复发作，后背痛，应该做什么检查？

答：口腔溃疡我多次说过，不要小看这个病，它往往是自身免疫疾患的排头兵，首先应该检查一下自免抗体：ANA（抗核抗体），SMA（平滑肌抗体），AMA（线粒体抗体）、SSA1（干燥抗体）。若所有抗体都是阴性，那就是单纯性口腔溃疡了。中医对此有较好的方法。

7.夏辉：小时患甲亢，15岁那年做了手术，切除了甲状腺，后移居香港，香港医生说不该手术，发育过后甲亢会自然消失。现在三十岁，身体虚弱，一直未婚，需要终生服药维持，请问这情况中医有没办法？

答：香港医生说的有道理，儿童时期，丘脑-垂体-肾上腺皮质轴发育尚不健全，功能有可能出现紊乱，急于手术造成终身遗憾。如果患有甲减，需要长期服药，中医对此病有一定办法，有时候效果也很好，你可以请老中医看看。

2012年8月13日

1.Jusaka：慢性肾炎需要一直吃西药吗？还是中药西药同时服用？

答：慢性肾炎是个不好医治的病，目前西医的治法除了对症治疗，比如利尿消肿、降压外，就是免疫抑制剂、激素、羟氯喹、甲氨蝶呤、环孢素等，有一定疗效，但大部分病人不能达到根治目的。中医中药辨证论治，采用活血化瘀、清热解毒、利水消肿、消风除湿、镇肝熄风等方法，往往能取得非常好的疗效！

2.西海都市报何耀军：3个月宝宝肺炎怎么治疗，需要住院吗？大多数医生建议住院打抗生素，不想让孩子这么小就接触抗生素？中医有什么好的治疗方法吗，大概多长时间能好呀？

答：小儿肺炎必须住院，也必须使用抗生素，中医中药对小儿上感、小儿腹泻都有绝对优势，但对小儿肺炎来说就必须与西医抗生素来配合才能达到理想的疗效。

3.吴姗姗：我父亲查出是慢性胃炎,反流性食管炎,消化道溃疡,吃了一年多的药了不见好,上个月去检查说是胃里有病菌,吃了一星期杀菌的药!现在吃别的药还是恶心，这是怎么回事?杀菌的药可以再买吗？那个药吃多久？

答：你所说的病菌可能是幽门螺旋杆菌（HP），治疗幽门螺旋杆菌的三联或四联疗法中就有甲硝唑，这个药就可引起恶心，但从长远看，对胆汁反流性的胃炎食管炎是有好处的。在服用西药的同时你还可以服用中药制剂，如：香砂养胃丸、清胃散等。

3

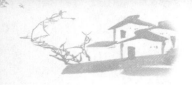

4.流言：我今年31岁，超声提示：胆囊内探及数枚强回声伴声影，大者7mm，胆囊多发结石。现在每天都会有点隐隐的痛，医生说摘除胆囊，我想请问一下，一定要做手术摘除胆囊吗？中医可以治疗吗？

答：摘除胆囊是万不得已的事情，你的疼痛不严重，结石只有7mm，我看可以尝试先行保守治疗，中医中药在这方面具有非常好的疗效，不但可以消除疼痛而且可以排石，直径在1cm以下基本都可以排出，但需要长期吃药才能排出。

5.贾轶环：近几年平均每年犯3次阑尾炎，很胖，需要手术吗？我怕有穿孔风险。如果做的话，腹腔镜是不是痛苦少些，更适合胖子？

答：每年犯3次说明你治疗不得当，一般阑尾炎中医中药的治疗效果非常好，只要辨证得当，服药到位，一般都能痊愈，为了防止复发，还可以配散剂或丸药，待症状完全消失和炎症控制后继续服药3个月，当然手术治疗阑尾炎也是公认的好方法。

6.qss158611010：我爸爸隔几天在舌头上出现溃疡，并且伴有恶心的症状，怎样才能治好？

答：舌溃疡属于口腔溃疡范畴，我多次讲过口腔溃疡不能小觑，在一定程度上具有自身免疫倾向，这样的患者如果不及时治疗就有可能会向白塞氏病、瑞特氏病、系统系狼疮发展。

2012年8月16日

1.赵春艳：我月经少，想吃吃暖宫七味丸，但是我看着说明上说暖宫七味丸有治疗白带过多的功能，这样吃了会不会对对白带正常的人有影响？

答：月经量少随着个体差异有不同类型，用中医的话来说要辨证施治才能药中病机，你没有经过辨证论治就吃药是不对的，月经量少还有下列情况还要考虑：有无痛经？痛经是经初痛经？经尾痛经？全经痛经？白带是否正常？如果白带量多，还要看是黄带、白带、血带、清带与黏液带？因此你应该请老中医望闻问切，开出一个对你适合的方子，如果你在兰州市可来找我。

2.王锦辉：我男性，20岁，左肾发现了一个囊肿，大小4.9mmX4.6mm，该怎么治疗？

答：肾囊肿一般是先天性的，如无症状可不去管它，当然，很大的肾囊肿（直径大于10cm）要做适当的处理。

3.hy：我今年22岁，血压到夏天特别低，只有80/50mmHg，甚至更低，头晕，心率快，冬天也只有90/60 mmHg，这种低血压该如何治疗？

答：这不是个大病，你不要害怕，许多女孩子在青春期都有这种现象，你可以服归脾丸、补中益气丸、益气聪明丸等中药制剂，或长期服用人参茶、高丽参泡水，均有疗效。

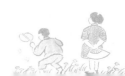

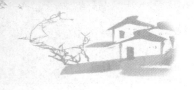

4.李小琴：我婆婆48岁，在医院查出肾结石（直径约0.4cm）和月经紊乱，医生开了黄体酮胶丸和草乌甲素片这两种药，吃后出现头昏呕吐，请问这两种药对我母亲的病有什么帮助吗？

答：你婆婆已经到更年期，月经不调是正常现象，如无功能性大出血，可不予治疗，肾结石只有0.4cm大小，服用中药制剂完全可以排出，碎石、手术暂时是不必要的。

5.网田微：怎样才能根治口腔溃疡呢？

答：口腔溃疡我已经谈过许多次了，口腔溃疡如无其他并发症，过去管它叫单纯性口腔溃疡，其实这种单纯性口腔溃疡并不单纯，它往往含有自身免疫因素，因为这种病经常反复发作，大多数反复发作的患者自身免疫抗体中总有几项异常如：ANA、SM、AMA、SSA等,本病合并结膜炎、下身溃疡就叫白塞氏病；本病合并结膜炎、关节炎就叫瑞特氏病，因此患口腔溃疡的患者必须引起重视，去医院系统检查，及时治疗才能消除隐患。

6.夏林：中药能治疗肺栓塞吗？

答：肺栓塞是一种常见病，过去此病大部分误诊，近年来由于诊断设备的进步才知道严重的肺部感染症候中肺栓塞（PE）是经常见到的并发症，中医中药对肺栓塞的治疗没有单纯治愈的报道，但是与西药相配合可以产生相辅相成的作用。

7.江湖：我的双肾结石有一两年了，约4mm，吃了很多药都不能排出，吃些什么药比较好呢？

答：中医中药辨证施治，直径在1cm以下的结石一般都能排出，冬葵子、海金沙、鸡内金、滑石、金钱草、虎杖、半枝莲、都是常用之药。

8.小丸子：请问心律不齐是什么原因造成的？如何治疗？平时生活应注意什么呢？

答：各种器质性心脏病都会引起心律不齐，如：冠心病、肺心病、高心病、风心病、甲心病，如果没有器质性病变也可引起心律不齐，西药倍他乐克、胺碘呋酮、洋地黄制剂，均可治疗心律不齐，中医辨证论治疗效亦很显著。

2012年8月20日

1.卑恭屈膝的乌龟：我妈妈是轻微脑梗死，这个病要怎么治疗？

答：脑梗是高血压、动脉硬化（主要是脑动脉硬化）的常见表现，过去的叫法是"脑血栓形成"，影像学诊断发展起来之后才出现了脑梗的叫法，西医西药有很多药物有效，如：维脑路通、银杏叶片、葛根制剂、灯盏花制剂、绞股蓝制剂、丹参注射液等，中医中药辨证施治也有显著疗效，不管中药西药都要长期使用才可以见效。

2.邓波：精神分裂症中医好还是西医好

答：精神分裂症西医中医都有很多方法治疗，西医的各种镇静剂、电休克、胰岛素休克均有一定疗效，中医辨证施治也有很好的疗效，古人留下了大量的有效方药，如：生铁落饮、天王补心丸、镇惊丸、至宝丹都可根据临床情况加减使用。

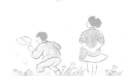

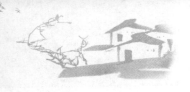

3.李洪强：我今年21岁，我手淫十年了，近几年开始脱发，腰部发凉，尿路分叉，腰酸，我是乙肝大三阳患者，请问我该怎样治疗？

答：男孩子手淫是常有的事，既然事情已经过去了就不必再去考虑它，根据现代医学的研究，手淫本身对孩子们并没有太大的影响，主要的影响是对此事认识不足，认为对身体伤害太大，从而形成长久地思想压力，在美国有资料统计，有三分之二的青少年均有过手淫，大多数身体都很健康。你的问题我看乙肝大三阳倒是主要的，应该积极治疗，否则会慢性化甚至变成肝硬化。

4.娟回丽影Liu：请问太阳穴和眉心痛，这是什么原因呢？一按住这两个地方症状就会减轻许多。

答：你这是神经性头痛，也叫偏头痛，应该抓紧治疗，找有经验的中医疗效更好，中医治疗本病以祛风胜湿为主，活血化瘀为辅，加减进退疗效确切。

5.刘芳：我有鼻炎史，最近感冒后鼻子堵塞了，晚上都睡不好觉怎么回事？

答：慢性鼻炎是常见的上呼吸道病变，它可以伴随感冒反复发作，这种病经常合并鼻后滴流综合征（PNDS），继续发展还可以并发上气道咳嗽综合征，也叫做咳嗽变异性哮喘（CVA）。

6.高翔：结节性甲状腺肿是由什么引起的，除了手术外还有什么治疗的方法？

答：结节性甲状腺肿是一种常见的地方性疾患，离大海、河流较远的偏远山区因缺碘而引发，老百姓将此病叫"大脖子"、

"瘪呱呱"，通常无需手术。

7. 君礼：我想请问对于2cm以上的纤维瘤是不是非手术不可，不能用药物治疗吗？

答：你说的纤维瘤长在哪里？当然，乳腺长这种瘤的比较多，如果是长在乳腺，如果症状明显（疼痛）可手术，如无症状可无需手术。

8. 王欢wh7753：请问当扁桃体发炎时，不能吃什么药？当我吃了西青果颗粒这药后，我就发了高烧40℃，这是怎么回事？

答：你的高烧不一定是药物引起的，扁桃腺炎本身就引起发烧。

9. 边鲁：我拉肚子已经一个半月了，挂瓶也挂了，西药也吃了，中药也在吃，可是还是一直拉肚子，这是怎么回事？

答：你拉肚子还有一个症状没有说清楚，那就是肚子疼不疼？一疼就拉可能是炎症、痢疾、溃疡性结肠炎、过敏性结肠炎、易激性肠炎；不疼而拉，可能是消化不良或胃肠综合征。

10. 兰增贵：两年前我得了腰椎间盘突出，请问我该怎么样办？

答：腰椎间盘突出是常见病，经常压迫坐骨神经，出现坐骨神经疼，同时一部分患者可出现椎管狭窄引起整个下肢的活动受限，西医中医都有很多办法，但是都没有非常有效根治的方法。

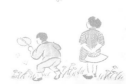

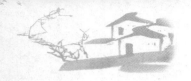

2012年8月23日

1.卉纪：老年人右腿疼痛，右臀胀痛，连着大腿外侧痛，该怎么治疗？

答：这是坐骨神经痛，80%的坐骨神经痛都是椎突的并发症，椎突压迫坐骨神经产生坐骨神经痛，应该拍一张腰椎CT或核磁片，如确诊椎突，最好的办法就是睡木板床，每天坚持要睡12~16个小时，当然还有其他的方法可供选用，你可让专科医师诊断治疗。

2.WQ：如何根治精神分裂症？西医能及时抵制，中医从根本上调理，那作为青年精神分裂症病者，该选择如何更好地治疗方案？

答：精神分裂症应该综合性治疗，首先是家人的呵护、亲人的关怀、持续的用药，大多数病人都能好转，不能说送到精神病院一送了之，眼不见为净，这样是治不好精神病人的，我一生治好过很多精神分裂症，都是中药为主，长期服用，迫不得已时用西药镇静，加上亲人的关怀。

3.李成：肠功能乱要怎么样治疗？

答：肠功能紊乱实际上就是胃肠植物神经功能紊乱（HD），这种病患病率有逐渐增加的趋势，中医中药对此有很好的疗效，如香砂六君汤、半夏泻心汤、附子理中丸、叶氏养胃汤等方药根据病情加减进退，往往有很好的疗效。

4.刘琛：我妈50岁，乳腺增生几年了，不间断的吃药，病情反反复复，且全身时不时地痒，怎么回事啊？她最近脾气也不好，是不是更年期啊？

答：50岁的女人容易出现乳腺增生，也容易出现内分泌紊乱，植物神经功能紊乱，因为她处在更年期，祖国医学对女人的这一时期尤其重视，"女子七七天癸至"、"妇人年五十，病下利数十日不止"都强调了这一时期的特殊性。

5.柯国永：我得了溃疡性结肠炎，治疗了9个月了，大便还是带血，想请教您有什么方法治疗吗？

答：溃疡性结肠炎（UC）是一种自身免疫性疾患，无菌可杀，无炎可消，要从调节机体自身免疫功能着眼去论治，这是中医中药的强项，升阳益胃汤、加味乌梅丸、半夏泻心汤、芍药汤、附子理中汤、槐花散，通过辨证论治均可产生一定疗效。

6.江湖：气血两虚吃什么中药好？食物怎样调理？

答：气血两虚是一个抽象的概念，譬如：气虚应该说明是脾气虚、肾气虚、还是心气虚，血虚应该说明是心血虚还是肝血虚……平常也有诊断气血双虚的，但前提必须有肝木克土、气血双虚、木火刑金、气血双虚，这样的辨证才能产生有效地治法，开出合理的处方。

7.侯方宜：我想请问您，肝硬化早期，可以通过肝移植治疗吗？

答：肝硬化早期换肝是得不偿失，因为换肝是迫不得已而为之，只有在肝硬化晚期失代偿合并肝肾综合征，及肝癌一切保守

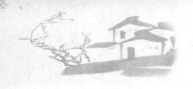

治疗无效才可考虑换肝，肝移植手术是一项巨大的措施，术中要克服重重险关如：肾功能衰竭、电解质紊乱、肝性脑病等，虽然这种手术的成活率正在逐年上升，但五年生存率仍然徘徊在60%左右。

8. 小青：请问有什么药材不苦开胃下火？

答：西药就不说了，中药凡能泻火之药均多少具有苦味，如：黄连、黄芩、黄柏、大黄均为泻胃火之甚药，但很苦；公英、败酱、二花、连翘、白花蛇舌草、半枝莲，不具苦味，它们虽有泻火之功，但作用部位并非脾胃。

9. 鲁品：我每到夏天的时候手背和肘关节上就会长一些小疙瘩，西医说是湿疹，但是抹激素已经不太起作用了，可以喝中药调节么？

答：你所说的皮肤表现符合湿疹的诊断，此病为以慢性过敏性疾患，一般药物很难奏效，黑豆馏油膏疗效比较好，你可试试。

10. 夏日：下雨天和天气冷的时候我的手和脚都是冰冷的，这是什么原因呢？

答：天冷手脚冰冷是末梢循环的问题，用中医观点讲叫"四逆"，《伤寒论》说"逆者，手足逆冷是也，阴阳气不相顺接之故"；用西医观点说属于植物神经功能紊乱。

11. 孙忆妍：我从十几岁就开始有神经衰弱了，到现在二十多了，经常多梦，睡醒后乏力，这个怎么治疗？

答：你说的很对这就是神经衰弱，现在的名词叫植物神经功能紊乱，西医的谷维素、维生素C、维生素E都有一定疗效，中医的观点是心脾两虚，长服归脾丸、天王补心丹对此有一定好处。

12.冬淇：我妈57岁，高血压，长期服降压药，心脏也不好，长期失眠，该怎么办？

答：你说的是高血压的症候，服用降压药是治疗的一个方面，但是西医的降压药只能降低血压，对于高血压引起的植物神经功能紊乱则疗效甚微，中医中药就不同了，既能降低血压又能调节植物神经系统。

13.平常心：我给孩子喂奶时感觉胸部剧烈疼痛，躺着很疼坐着还好点，十多分钟就缓解，这是怎么回事？

答：产妇哺乳期哺乳时一般都有这种情况，这是乳管的痉挛或堵塞造成的，要有一个很好的吸奶器及时吸掉残奶。

14.触景伤情：口渴、尿频，还有胸闷烦躁、精神不佳，血糖正常，请问这是什么问题？

答：你估计有泌尿系感染或有前列腺炎，尿频就是这个原因，也能引起口渴胸闷；当然你还要查查血压排除有无心血管疾患。

15.曹亮：右胆管结石，左边痛，是怎么原因，吃什么药好？

答：右侧胆管结石左面疼，是胆囊炎合并了胰腺炎，今后应清淡饮食，中医中药对此病有很好的疗效。

16.A080774：请问骨性关节炎发生在肘部,疼痛肿胀的厉害,有什么好的药物治疗？

答：骨性关节炎发生在肘部一般叫网球肘，按摩、理疗、中医中药均有很好的疗效，西医止疼药在必要时可服用。

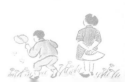

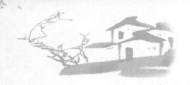

17.jessy： 慢性胃炎十几年了，睡眠差，健忘，请问有什么药可以帮助我的？

答：你这是慢性胃炎以胃窦为主，也叫胃窦炎，幽门螺杆菌（HP）往往能推波助澜使疾病加重，你应该去医院消化科系统检查、常规治疗，不要让它进一步发展。

18.赵豆豆： 我亲戚因为脑梗晕倒然后送到医院，挂了三天药水，已经醒了有意识了，但说不出话，而且身子一半出汗一半不出，怎么回事？还有可以进食吗？

答：你亲戚就是脑梗，脑梗的部位在左侧基底节部，因此会产生说不出话及右侧不同程度的偏瘫，是可以吃饭的，应该清淡饮食。

19.花心小懒猪： 我今年18岁，一闻到像鱼腥味，还有比较难闻的味，我就会不停的恶心，请问这是怎么回事？

答：你的植物神经系统比较敏感，这样的情况在人群中很普遍，不能算作病，但也是一种体质缺陷。

2012 年 8 月 29 日

1.王晴： 我从高三开始嘴巴里面就口水特别多，怎么治？

答：口水多是植物神经紊乱，副交感神经占优势，中医讲属脾阳虚，西医还没有针对性的药物，中医用温胃健脾、行气燥湿之法，进退加减可望获效。

2.幽蓝： 我的左手食指指甲表面近几个月来布满小凹坑，颜色正常，其他九个指甲正常，是因为什么呢？

答：指甲的变化：①显示钙代谢的紊乱。②表示霉菌的感染，前者与营养吸收有关，脂溶性维生素饱藏于肉、蛋、牛奶中，摄入不足则亦出现指甲变形变色，长期室内工作缺乏日光照射的人也容易出现此征。

3.邪神叔叔： 我左腿膝盖一走路就会痛一会，大概一分钟不到，然后就不痛了，请问怎么回事啊？

答：这是退行性骨关节炎的早期表现，该病通常起源于关节滑膜表面的磨损，开始行走时容易引起疼痛。

4.郭靓： 我的上嘴唇的嘴角有一些白色的小泡泡，不知道这是什么原因？

答：那是疱疹，属病毒感染，经常出现于反复感冒之后。

5.风享： 今年3月开始出现体癣，指甲大小，用顺峰康王3天即消失，请中医有办法治疗吗？

答：那是体癣，体癣为真菌所致，中医有抗真菌之药，如：白头翁、马齿苋、土茯苓、苦参等，但较西医的酮康唑类、棘白菌素类均略逊一筹，市售斯皮仁诺、卡泊芬净均为治体癣理想药物。

6.徐勋发： 我侄儿两岁，一大哭全身就抽搐，全身发硬，该怎么办？

答：这样的孩子属植物神经高度敏感体质，老乡们管这种孩

中国著名中西医专家装医学健康微博

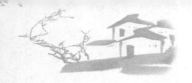

子叫"气死娃"，目前还没有什么好办法，只有精心呵护，正常成长，年长后和常人一样。

7.王小丽：41岁，从去年开始月经提前了，这种情况中医怎样调理呢？

答：月经提前大多数是妇科炎症所致，经常合并白带色黄增多、经来腹疼，中医认为经前（月经提前）属热，经后（月经推后）属寒，其实也具有炎症的含义，问题不大，中医调节是其强项。

8.乐哲思空：溃疡性结肠炎的女性患者对生育有没有影响？

答：溃疡性结肠炎是自免性疾患，除消化道症状外还会出现全身各系统的不协调，对怀孕应该是有影响的。

9.张乐：我见风就头痛，怎么回事啊？

答：这是神经性头疼，中医认为"巅顶之上，唯风能到"，所以中医用祛风胜湿之法治疗此病，常获显效。

2012年9月1日

1.蒋靖：我有腰突和椎管狭窄，做完手术的第3天同侧腿有新的症状出现，脚趾头有点麻、痛，小腿内侧也痛，请问这种症状是什么问题？

答：这种手术成功率也就是60%~70%，脊髓的尖端延伸到12胸椎的下线，从此发出了马尾神经占据了整个腰椎椎，手术侵犯马尾神经从而出现一系列症状。

2.赵明：卵巢囊肿术后打了4支醋酸亮丙瑞林，现在两个多月了，副作用较大，腿疼较以前加重，如何能够改善这一状况？

答：卵巢手术的本身就能引起内分泌的紊乱，醋酸亮丙瑞林可抑制雌激素受体从而使内分泌紊乱火上浇油。内分泌紊乱接踵而至的是植物神经和免疫系统的紊乱，于是原有的关节疼痛随之复发，中医所谓的产后风就是这样产生的。

3.喻健华：我患有肾结石四五年了，我听说中药能治疗结石而且可以防止复发，请你指导！

答：你问对了，中医治疗肾结石是其强项，尤其是反复碎石的患者使用中药，既可以使碎石后的尿路损伤很快修复，又可以防治新的结石形成，因为中医治疗肾结石的主要药物如金钱草、鸡内金、冬葵子、滑石、海金沙等都有明显的溶石作用。

4.若水：我有神经衰弱，严重的时候在睡眠中突然觉得神经不受控制，我就咬自己手指让神经镇静下来。希望您能解决我的痛苦！

答：你这是典型的植物神经功能紊乱，这样的患者往往有5-羟色胺和儿茶酚胺分泌紊乱，中医讲就是水火不济，阴阳失调。西医治疗此病多单纯用镇静药，往往疗效不好。100多年前俄国伟大的生理学家帕布洛夫首创巴士合剂治疗本病，寓抑制与兴奋于一炉和中医的阴平阳秘、水火共计有共同之处，中医治疗此病的代表方剂有天王补心丸、柏子养心丸、柴胡加龙骨牡蛎汤、交泰丸等等处处体现者阴阳同调、水火攻击的观点，往往能取到较好的疗效。

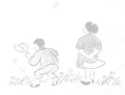

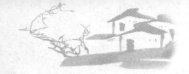

中国著名中西医专家装石学健康微博

2012年9月5日

1.tsyz：请问脾胃虚寒如何调理？

答：脾胃虚寒主要的症状是腹满、便溏、恶心、食欲不好。调理的常用方剂是香砂六君子汤、附子理中汤、补中益气汤、七味白术散等，但必须根据四诊辨证给药。

2.赵亚南：女，27岁，早上起来颈椎酸痛，鼻子干，有点不通气，感觉呼吸不够用，头疼还特别累，是脑供血不足吗？

答：你说的资料不足，脑供血不足的问题姑且不谈。你早上鼻干、头疼，还特别累足以说明你患有慢性鼻炎或鼻窦炎，经过了一整夜的鼻塞，呼吸不畅，血氧饱和度有所下降，是可以出现这些症候的。

3.魏粤兴：我今年三十来岁，月经量特别少，右下腹有点疼痛，请问是什么问题？

答：你这是卵巢早衰。做过多次人流（尤其是药流）的人，容易发生卵巢早衰。早衰的特点就是月经量少，或月经隔月、月经推后，你下腹部有疼痛说明妇科存在炎症。

4.大帆：我妈45岁，坐月子期间经常拉肚子，之后经常一吃油腻的东西或吹风就会拉肚子，请问这是怎么回事？

答：你妈妈经常腹泻（油腻、受风），说明胃肠功能低下，西医管这叫功能性消化不良（HD），中医将此称为脾胃虚寒，妊娠、重大的手术、各种急性的传染病之后经常伴有这样的表现，西医中医对此均有治疗方法，中医辨证论治疗效会更确切。

5.小草：中医能治好扁桃体炎和鼻窦炎吗？

答：中医治疗慢性鼻炎和慢性扁桃腺炎疗效确切，不过要通过辨证论治，常用的药物有麻黄、桂枝、苍耳子、二花、连翘、蒲公英、败酱草、牛蒡子、射干等。

6.顾影：落枕后头老是往右边歪着，以为会自愈的 但是好几天过去了都没好 该如何治疗？

答：落枕实际是颈部肌肉的急性劳损，最好的方法就是按摩，有时候按摩一次就见效，当然必须要遵照按摩的常规手法请经验丰富的按摩师进行，一般镇疼药无效。

7.wxh：十几年的过敏性鼻炎（流清鼻涕、鼻塞、喷嚏、鼻腔干痒）中医是否有好的疗效？

答：此病西医的消炎也罢、脱敏也罢都不能根治，中医中药对此有很好的疗效。麻杏石甘汤、大小青龙汤、苍耳子散等通过辨证论治会产生理想疗效。

8.心如镜：我妻子4年前产后严重失眠，伴心悸、疲劳、腿困、左半身常不适,自服逍遥丸有一定疗效,后西医诊断抑郁症治疗后好转但未痊愈，请您解惑？

答：你这是妊娠及围产期发生的植物神经功能紊乱，前面我已经说过这种紊乱可以导致免疫系统的功能失调，如关节疼痛、心慌、气短、睡眠不好等等。你采用了一些方法但不够系统，应该让老中医辨证论治，中医对这种病积累了几千年的经验，方法多样，方药繁多。有经验的老中医正确的辨证论治，一定能取到

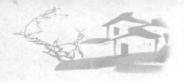

很好的疗效。

2012年9月10日

1.陈英：我妈妈58岁，后脑勺时常会麻痛是怎么了？

答：你妈妈的病应考虑以下情况：①神经性头疼；②周围神经炎；③颈椎病。

2.龙啸：我父亲56岁，近期胃镜诊断为：慢性萎缩性胃炎（轻−中度）伴轻度糜烂，咽炎；我28岁，胃镜诊断为：慢性萎缩性胃炎（中度）伴轻度糜烂，浅表性十二指肠炎，食道炎，咽炎。请问分别如何治疗？

答：你和你父亲得了同一个病，临床上都叫做慢性胃炎，慢性胃炎可以合并糜烂也可以合并十二指肠炎，西医治疗这种病就是采用几种药物如甲氰咪胍、雷尼替丁、奥美拉唑，如合并幽门螺旋杆菌阳性还有三联、四联等疗法。中医治疗本病主要是辨证论治，疗效确切，效果优于西医。至于慢性咽炎西医也有许多药物但缺乏理想疗效，中医对慢性咽炎的治疗也是采用辨证论治，疗效优于西医。

3.争气：精索静脉曲张如何治疗比较好

答：精索静脉曲张以应采用手术治疗，内服药物还没有发现有效药物，中医辨证论治也比不上手术治疗。

4.四叶草：南瓜和芹菜有降压的功效吗

答：有人认为芹菜有降压的疗效，但缺乏实验依据。南瓜有降压效果还不曾听说。

5.2000：我左边的舌头和口腔内壁有点麻，CT和核磁共振均查不出原因，营养神经药能缓解症状，请问怎么办？

答：还是属于末梢神经炎，中医叫血虚生风，西医叫硫胺素缺乏或核黄色素缺乏。

6.张鹏飞：我23岁，腰疼，去医院检查说是腰背肌筋膜炎，吃过药也做过电冲波治疗，没什么好效果，您能给我一些建议吗？

答：你的病是腰肌和背肌的腱鞘慢性劳损，按摩是最好的办法，应坚持每天按摩一次，也不一定去找专业的按摩师，自己的家人在痛点用手掌加力按摩也可奏效。

7.泥妞鱼：我姐去医院检查时被告知卵泡太小，很难受孕，这个真的很难治吗？

答：这种病很难治。这是卵泡发育不成熟，不能按时排卵，无法受孕。西医的内分泌疗法，中医的调节冲任法，对个别患者有效，你可试试。试管婴儿是最后的措施。

8.QingQing：我食量挺好的但就是很瘦，吃的多的话就会上厕所上的多，肠胃的吸收功能很差，请问我这是有肠胃病吗？吃什么药好呢？

答：你这是功能性消化不良（HD），中医叫脾胃虚寒，香砂六君子汤、附子理中汤、平胃散、大小建中汤等通过辨证论治都有一定疗效。

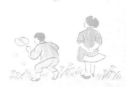

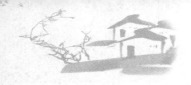

9.薇Ⅵ安：胆汁反流性胃炎伴糜烂，一直在吃中药，现主要症状是胀痛呕吐，月经少。该怎么调理？

答：胆汁反流性胃炎经常与食管炎相伴发（GERD），就目前来看中医的疗效优于西医。逍遥散、柴胡舒肝散、柴胡四逆散、柴芍六君汤、旋覆代赭汤等通过辨证论治都能产生很好疗效。

2012年9月12日

1.安享晚年请勿打扰：脑袋老是昏昏沉沉的，感觉很沮丧，是怎么了？

答：首先要排除高血压、低血压、脑动脉硬化，当然还要排除身体各系统的其他疾患，如果都不是，就要考虑植物神经功能紊乱，抑郁症也属于这一范畴。

2.悟心：我父亲65岁，2型糖尿病，结肠癌并肝转移，已做了手术，医生说恶性肿瘤需做化疗，我想试试中药，中医有合适的方子吗？

答：中药的作用主要是扶正固本，改善免疫系统，化疗的作用是抑制癌细胞的生长，中药不能代替化疗，如果两者同时进行则能相得益彰，改善肿瘤的预后。

3.顾影：前两日一直头晕，去医院照了个片子，结果是C_5、C_6骨质增生，请问结果很严重吗？

答：这病不严重，长期坐着读书就能引起颈椎病变，你的病变很轻微还不够诊断颈椎病，局部按摩按摩，必要时服点药物，中医辨证施治也有很好的疗效。

4.琳妹妹：神经纤维瘤可以治好吗？

答：神经纤维瘤可以手术，主要看长在什么地方，因部位不同，预后亦异，个别神经纤维瘤有癌变的可能。

5.古之月：鼻腔有个小包，有蚕豆大，按压轻疼，越来越大。可能在下鼻甲，未检查。请问这是什么原因？如何治疗？

答：你是鼻腔息肉可能合并鼻甲肥大，应该立即采取手术治疗，此病有一小部分会癌变。

6.苏霁姗：我是一名高二的学生，最近总感觉头昏想睡觉，去医院看了是供血不足，吃了一些药但仍然不起效，是怎么回事？

答：你应该量量血压是否偏低，另外检查血象有无贫血，这两种病是青少年发生供血不足的常见原因。当然在全身各系统有无器质性病变还需排除，如果都不是则考虑植物神经功能紊乱。

7.楠：我妈妈从去年开始双腿抽筋，导致双腿无法伸直行走，也坐不住，现在躺在床上，生活不能自理，双腿有知觉，能感受到冷热疼痛，脚趾也会动，应该怎么治这病？

答：你妈妈的抽搐可能与缺钙有关，缺钙在更年期妇女非常常见，我不知道你妈妈有多大岁数，下肢不能活动，应该检查有无周围神经炎、周围神经根炎，当然还要考虑有无退行性骨关节炎。

8.15兰珍洪：我耳朵有点蒙，不知道怎么办才好？

答：你是双侧还是单侧，首先看看有无耳道耵聍，其次要排

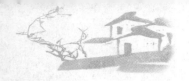

除中耳炎，最好去耳鼻喉科检查。

9.素颜：感冒咳嗽、咳黄痰是什么缘故？

答：感冒经常合并上呼吸道感染，上呼吸道包括鼻、咽、气管，黄痰通常属于脓性，说明这种感染除病毒外还可能有化脓球菌参与，如：链球菌、葡萄球菌等。

10.慧翔：我右侧腹部、胸部、右侧背部有不规律痛感，半个月左右。到医院检查肝胆脾未发现异常，最近两天腹胀，请问医生能诊断出病因吗？

答：你的右侧腹痛可能是右上腹部吧？因为你说你右侧胸背也有疼痛，这种疼痛通常是胆道疾患所致，B超虽然以诊断肝胆疾患是其强项，但一部分胆囊炎、胆道炎也会被误诊。

2012年9月13日

1.小V：卡他性结膜炎能根治吗？

答：卡他性结膜炎带有过敏性质，及时治疗是能根治的。西医有许多滴眼剂都很有效。中医辨证施治疗效也很好，问题是你要坚持不懈的治疗直到治愈为止，三天打鱼两天晒网是不行的。

2.卧龙小星：坐一会就腰部脊椎右侧疼，活动时躺着时就不疼了，是为什么？

答：这是腰肌劳损，你长期一个姿势坐着使一定部位的肌肉张力过大形成慢性劳损，按摩是治疗此病的最佳选择。

3.明艳：成年人夜磨牙怎么办啊？

答：成年人夜里磨牙是植物神经功能紊乱的表现，无需治疗。

4.shui：过早地自慰会不会影响阴茎的发育呀？

答：男青年手淫是常见的事，有些人为此懊悔不已形成了严重的精神负担，这就对身心健康产生了极为不利的影响。其实在资本主义社会青年中有这种习惯的人不少，他们没有过多的负面教育影响，有研究报告统计手淫对身心健康的影响并不是很严重。

5.四叶草：我妈妈高血压，现在只是吃一些西药控制，怎么治疗更有效呢？

答：西药对高血压的控制是非常有效的，如果合并高血脂，他汀类药物、贝特类药物也应该一起服用。另外阿司匹林肠溶片作为二期预防药物长期服用也是必要的。

6.心境历程：我患过抑郁症，医生说气血两虚伴湿热，我想问一下有没有好的办法？

答：抑郁症中药调理疗效很好，有属于脾胃气虚的，有属于肝肾阴虚的，也有属于肝郁脾虚的，总之中医辨证论治对此病有很好的疗效。

7.向伟：慢性咽炎、扁桃体炎一年了，喉镜检查会厌处有一黄豆大小囊肿样新生物，必须要手术切除吗？另外慢性咽炎吃中药可以治愈吗？

答：慢性咽炎合并囊样息肉或囊样赘生物者并不少见，西医有很多方法如冷冻、激光、电切等，但对慢性咽炎并没有疗效，

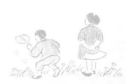

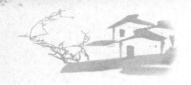

中医中药养阴清肺、活血化瘀、软坚散结、清热解毒通过辨证论治疗效确切。

8.王文君：美尼尔综合征怎么确诊？

答：美尼尔综合征是阵发性的眩晕、闭目则轻头动则重，经常与耳鸣、呕吐相合并。

9.顾影：因为头晕很长时间,医生建议去做高压氧,不知是否合理？

答：高压氧适合于颅内损伤，最适合于颅内器质性病变如脑梗死、脑出血、颅脑损伤、脑肿瘤术后、CO中毒，尤其适用于上述疾患的后遗症及术后恢复期。

10.触景伤情：小三阳需要怎么处理？小三阳会引发什么？

答：小三阳说明病毒复制较少，传染性不大，如果肝功能长期正常又无其他症状则可不去管它，如果肝功能（AST、ALT）不正常则仍可诊断为慢活肝（CAH），必须抓紧治疗，否则会转为大三阳，并向肝硬化发展。

11.求医问药：我腹部的右下方（具体位置在肋骨下五指左右）经常隐痛是怎么回事？

答：你是男性还是女性，如果是女性除了考虑阑尾炎以外还要考虑附件炎，当然有一部分胆囊炎也可产生这一部位的疼痛。

12.医生张培宏：我今年25岁，腰疼有7年了，CT说是腰椎间盘膨出，疼得不行该怎么办？

答：腰椎间盘膨出经常合并坐骨神经疼是常见病、多发病，最好的办法就是睡木板床，每日要睡16小时左右，脱衣、平睡、木板越硬越好，仅铺一床单，睡够半年大多见效，这里的道理很简单就是让身躯在坚硬不舒的环境中形成条件反射使椎间隙慢慢张开，椎间盘慢慢回缩复位。

2012年9月14日

1.黄思婷：自从我生完孩子后右屁股上面一点的骨头经常痛，弯腰后起来更严重，有时走路都一瘸一瘸的，是怎么回事呢？

答：你有两个可能都是产后引起的反应性病变：①骶髂关节炎；②臀下皮神经炎。

2.吕莹：我经常便秘，钡餐和结肠镜未见明显异常，吃过很多中药和西药，还是严重便秘，怎么办？

答：你这是习惯性便秘，虽然不是什么严重的病但也影响身体健康，可以通过饮食来调节，粗米、粗面、富含纤维的蔬菜如芹菜、韭菜等，多食水果也有好处，饮食调解无效时使用药物治疗,麻子仁丸、大黄苏打片、苁蓉通便片都可试试。

3.徐素娜：我五月份自然流产做了清宫术后就经常下腹痛，七月份又怀孕了有先兆流产症状，且宫腔有积血，是什么原因引起的？经过保胎后胎儿是否能正常发育？

答：先兆流产经过保胎后，胎儿仍有正常发育，无需产生过多的疑虑，至于先兆流产的原因那是多方面的，炎症、情绪、劳累……，都可能发生先兆流产。

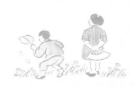

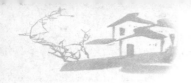

中国著名中西医专家教您学健康微博

4.红叶：我月经提前，颜色偏黑。双脚踝骨有滑膜增生，胃不好吃不下饭，医生说我是肾虚加气血虚，请您诊治？

答：你起码有三种病：①月经不调；②退行性骨关节炎（足）；③慢性胃炎，三种病之间并无直接联系。中医所谓的肾虚、气血双虚是对全身的反应性而言。

5.寓言：老妈鼻子里有结痂像疮，还有点疼，已经至少有1年时间了，是怎么回事？

答：鼻腔中最常见的是毛囊炎，局部红热肿疼，有时伴有出血应给予消炎治疗。中医中药清热解毒、消肿散结、托里透脓通过辨证论治疗效极好。

6.猛禽：我经常打篮球，现在左膝盖疼痛，怎么回事？有什么办法能快点好？

答：你这是膝关节退行性骨关节炎是一种慢性劳损，你以后不能再打篮球了，越打越劳损，越劳损就越严重，进行其他的活动是可以的。

7.于儿：13岁男孩，长期不自主有些小动作如四肢乱动、挤眼等。是怎么回事呢？是否需要医学干预呢？

答：这属于小儿多动症，归之于风湿范畴。近代将这种病变归之于植物神经功能紊乱范畴，大部分患儿无需特殊治疗，随着年龄增长会逐步痊愈。

8.没人疼的孩子：腰椎间盘突出跟人的身体素质有关吗？

答：腰椎间盘突出的原因通常和身体的长期体位、工作时操作的姿态、强烈的腰部动作有密切的联系，与身体的素质有无关系还没有发现这方面的报告。

9.楠：我妈四年前做过一次颈椎手术，颈椎好了以后,腰长骨刺吃了些药和膏药就没事了。腿就开始不方便，先是左腿抽筋,后来就是双腿，慢慢地下不了床。过年的时候在天津作了胸椎狭窄手术，半年了一点也没好，医生却说手术成功，只需静养。她行动不便，也不知道怎么办？我妈妈今年45岁，您说让我们检查的项目我们去医院应该挂什么科？

答：你妈妈这是椎管狭窄，引起椎管狭窄的原因：①椎突；②黄韧带增生钙化；③椎管肿瘤，估计你妈妈是属于前二者，这种变可以手术但手术效果不一定很好。

2012年9月15日

1.美容养生：我外婆昨晚血压升高到202mmHg，出现了呕吐等现象，请问脑梗死要注意什么吗？

答：你外婆血压高达200mmHg以上，出现一过性昏迷，不一定是脑梗死最大的可能是脑痉挛一过性的脑缺血（TIA），脑梗死的症状不是这样的，往往是慢慢发生的口眼歪斜、半身不遂或语言障碍。脑梗死的患者应该清淡饮食、降脂、降压。中医活血化瘀药，通过辨证论治长期服用有很好疗效。

2.悠悠我心：患者53岁，请问用醋酸曲安奈德注射液封闭治疗关节疼痛的效果怎么样？

答：你的关节疼估计是退行性骨关节炎，对这种关节炎目前

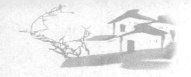

公认的疗法是关节腔注射玻璃酸钠，激素类药物口服有一定疗效，局部注射疗效到底怎么样医学界意见还不十分相同。

3.秋之韵： 我今年31岁，患口臭，眠差多梦，夜尿多，尿黄尿频，舌苔黄厚，口苦口渴，经常长口腔溃疡，我这病怎么医治呢？

答：口臭可由下类原因引起：①口腔炎、溃疡；②牙病；③慢性鼻炎、感染；④慢性胃炎、溃疡；⑤植物神经功能紊乱及感染性疾患。你有胃病又有口腔溃疡，从你说的症状来看估计还有植物神经功能紊乱，首先要针对这些疾病进行治疗口臭才能缓解。

4.大耳朵图图： 我前几日感冒，胸部隐痛，在医院CT确诊是肺炎，白细胞低，也无明显的咳嗽。输液一周了，也没啥明显的好转。请问我该怎么办？

答：感冒常继发呼吸道感染，白细胞低说明这种感染并非肺炎双球菌、葡萄球菌、链球菌等革兰氏阳性球菌感染，因而对抗生素无效，最大的可能是病毒感染，还要考虑支原体感染。

5.蓝天： 慢性阑尾炎中医能不能根治？

答：中医治疗慢性阑尾炎是其强项，遇到这种病应把中医辨证施治作为首选。

6.冷眼看世界： 前几天我检查输尿管结石直径约1.2cm，体外碎石后服用金钱草冲剂，可是至今石头下不来，该如何治疗？

答：中医中药对此有很好疗效，但是必须通过望闻问切，用辨证施治所产生的方药来治疗。

7.寓言：女性，60岁，腰以下从屁股到膝盖有时会很疼，走路觉得很累，是怎么回事，恳请答复！

答：应该拍一张腰椎CT片，看看有没有椎突、椎膨，臀以下的疼痛应该考虑臀下皮神经、坐骨神经疼，椎突可以导致这种疼痛也可以导致肢体麻木。

8.刘金刚：我五月份检查有乙肝小三阳，吃了两个月药，检查肝功能正常，可是乙肝还显阳性，小三阳可以治愈吗，对以后生活影响大吗？

答：小三阳就是e抗原阴性的患者，这种患者病毒复制不明显，一般传染性很小，因此无需抗病毒治疗，如果肝功能正常则叫做"乙型慢迁肝"，过去也有人叫做健康携带者，国家以明文规定这样的患者可以招工、可以考学。这样的患者生的小孩是好孩子，不存在垂直传播的问题。

9.西西：我4年前做过药流，后来月经很少，而且每次一两天，而且痛经。怎样才能调理呢

答：人流尤其是药流经常导致卵巢早衰，雌性激素长期分泌不足，你所说的经少、经疼都与此有关。

10.触景伤情：请问口干舌燥怎么办？喝水也不管用，查血糖也正常。

答：口干舌燥是交感神经兴奋的表现，这样的病人儿茶酚胺水平较高，高血压、糖尿病、尿崩症、甲亢及慢性感染、发烧都可以引起这种症候。你可以去医院做系统检查，得出确切诊断后再进行治疗。

中国著名中西医专家装医学健康做博

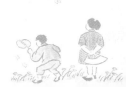

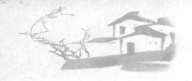

中国著名中西医专家装B学健康微博

2012年9月18日

1.荣：我女朋友为什么经常手脚发凉？

答：手脚发凉是末梢循环不好，如无全身器质性病变仍属植物神经功能紊乱范畴，中医将此称为阳盛于内格阴于外，格阴症。柴胡四逆散、小续命汤、四逆汤、黄芪桂枝五物汤等通过辨证论治可产生疗效。

2.邪恶双子：请问上火牙疼，牙龈鼓个包，半个脸都肿了，该吃点什么药？

答：你这是牙龈炎、化脓性的根尖周炎要及时消炎治疗，炎症继续蔓延影响牙髓就必须打开引流。

3.文子：您说肾综患者大部分不能痊愈，这所谓的痊愈要到什么程度呢？会很容易复发吗？还需服中药巩固吗？

答：只要服用激素即便是各项检查都正常也不能说是痊愈，因为停掉激素95%以上的患者都会发生反弹，只有停用激素三个月检查各项指标都正常才算是治愈，中医中药的好处就在于它能使激素软着陆，使大部分病人不出现反跳，如果从未用过激素中医中药的近期治愈率也在50%以上，当然肾病综合征的最大特点就是复发，感冒、饮食、劳累、情绪成为导致该病复发的四大原因。

2012年9月20日

1.阿龙：请问胖人可以喝蜂蜜水吗，喝了会发胖吗？

答：蜂蜜水和胖没有直接联系，蜂蜜水有健胃和通便作用，有人报道蜂蜜有一定的消炎作用，对于胃肠道来说，常服蜂蜜大有好处。

2.好人一生平安：中枢性尿崩症中药可以治愈吗？

答：尿崩症是垂体后叶抗利尿激素分泌不足所形成的一种代谢性疾患，中药有很多方剂对此症治疗有效，总而言之不离温肾壮阳、止渴生津、活血化瘀。

3.触景伤情：请问阴虚火旺，口干舌燥为什么容易复发？中医治疗能治愈吗？

答：这是一组阴虚症候群，用西医观点讲它是植物神经功能紊乱，交感神经占优势，它是一组症状，引起这一组症状的疾病很多，可以说任何一个器质性病变都有可能引起这一组症状，如果没有器质性病变仅有这组症状中医的疗效是非常好的。

4.马月：最近一周我只要一坐下屁股就很痛，为什么？

答：这可能是臀下皮神经疼。这种疼痛经常有外伤、慢性劳损所引起，一部分腰椎病变（椎突、增生）有时也引起这种疼痛。

5.平平：血风毒怎么治疗有效合理？

答：我不知道你的这一名词从何而来，中医有风毒之名，血

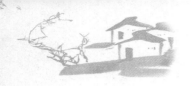

风毒还未见记载和报告，风毒是对面部的疖肿和丹毒而言，包括腮腺炎和颌下淋巴结炎在内，"巅顶之上唯风能到"，风与热合散则为火即发热；聚责成毒则为疮为疖为痈。

6.赵英：卵巢囊肿术后打醋酸亮丙引起身体虚弱，有必要继续使用吗？

答：醋酸亮丙是一种雌激素受体拮抗剂，卵巢手术后为了使卵巢功能处于低下状态从而减少复发，虽然身体虚弱但对术后康复具有一定意义。

7.邪恶双子：过敏性鼻炎能吃点什么中药吗？

答：过敏性鼻炎是中医药的强项，麻杏石甘汤、大小青龙汤、苍耳子散通过辨证论治对此病均有显著疗效。

8.张灵丽：我右侧鼻腔有很大一块溃疡，稍一碰到就会流鼻血（PLT：323），如何才能根治呀？

答：你的血小板正常，出血不是血小板的问题，鼻腔有溃疡，鼻黏膜的血管分布特点就是暴露，因此容易出血，西医用冷冻、激光实际上等于对局部破裂血管的焊接，中医采用滋阴降火、引血下行、清热解毒辨证论治可取得很好疗效。

9.每天进步一点：去年得了结核性胸膜炎，一直觉得左边肺部气胀、呼吸有点不畅，请问像我这种情况该怎么办？

答：胸膜炎有渗出性胸膜炎和干性胸膜炎两种，80%由结核引起，干性胸膜炎常有你所述的症状，渗出性胸膜炎在胸水吸收后也具有上述症状，无需抗结核药物，中医辨证施治最有效。

10.阳光静好：33岁，女，有惧冷症状，偶尔头皮阵痛，阵痛部位从右后脑移至右脑顶部，右耳部也阵痛，并出现咽喉右部吞咽时偶有痛感，并连至头皮痛。痛时感觉该部位血流不畅，晕眩无力，请问是什么原因，有无良药？

答：你这是典型的感冒症候，感冒实际上就是上呼吸道感染，上呼吸道包括鼻、咽，咽鼓管与耳相通，鼻泪管与眼相通，实际上病变可涉及头面部个器官。中医认为有一分寒就有一分表，你以明显的怕冷而发病紧接着而来的是头面部各部位之症状。

2012年9月24日

1.张艳：我的宝宝八个半月，舌下腺囊肿可以做手术吗？

答：孩子太小，目前不宜手术，因为全麻对孩子的稚嫩的中枢神经系统会有影响，等孩子稍大后各系统发育趋于完善，此时手术更恰当。

2.刘琴：我母亲正月做了胆囊摘除手术，八月份因为感冒引起胃部消化不正常，背部有胀痛的感觉，烦请医生帮忙解答？

答：你这是胆囊切除后综合征，胆囊切除后可产生残端炎症、周围炎症、胆汁反流等病变，称之为胆囊切除后综合征。

3.龚霞：我今年16岁，脸上的痘痘都长了五六年了，可以帮我解答一下吗？

答：你这是痤疮，也叫青春痘，是由雄性激素分泌过剩，可以找中医看看，辨证施治效果良好。

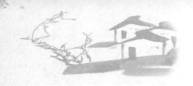

中国著名中西医专家裴玉学健康微博

4.容若：男性25岁，肝功能间接胆红素偏高，两对半第2、4、5项阳性，手中指指背有一个小红点皮肤表面略突起，用指甲压之红点消失松开恢复不痛不痒。最近几年便溏。四个月前中指多了一颗，最近发现右脸接近眼角处、下嘴唇各有一颗，请问是蜘蛛痣吗？应做哪些检查？

答：间接胆红素在正常胆红素中就是偏高，如果总胆红素不高没有意义，你的两对半三个抗体都是阳性，说明你患过乙肝目前已愈，手指上的红点根据你的论述有可能是蜘蛛痣，你应做肝病的全面检查，主要看脾厚、门脉口径、白球蛋白比例等等，排除早期肝硬化。

5.2000：我左边舌头麻，如何治疗？

答：你这还属于周围神经炎，维生素B_1、B_2、B_{12}都有效，中医中药辨证施治也有很好的疗效。

6.小小鸟：前些时候查出颈椎失稳，偶尔会出现全身无力，心慌心悸，出汗，请问是缺血还是低血糖？

答：颈椎失稳症即颈椎不稳症，颈椎既无黄韧带改变又无椎突改变，只是轻微的椎体变异引发的一系列临床表现，主要是临近肌肉的不协调，由于持续时间长甚至于可以引起患者心理的改变，按摩、理疗、小针刀应该说都有一定疗效，中医辨证施治疗效会更好。

2012年9月26日

1. 人可采雨段：请问一下前列腺炎怎么治疗？

答：前列腺炎西医采用消炎疗法，对急性前列腺炎效果较好，对慢性前列腺炎效果较差，中医辨证论治采用清热解毒、活血化瘀、软坚散结、温阳补肾，通过辨证论治疗效比较理想。

2. 杨伟岸：我经常干咳，痰多，而且发冷的时候干呕，该怎么解决呢？

答：你估计有慢性咽炎，或有慢性鼻炎，这种病经常有炎性分泌物自鼻后孔向气管滴入，因此西医称为鼻后滴流综合征（PNDS），如果咳嗽剧烈，喉间有喘鸣，则叫做咳嗽变异性哮喘（CVA）。治疗上西医的抗生素有效，但不能除根，中医采用清热解毒、止咳化痰、养阴清肺等法辨证论治疗效确切。

3. 瞎子：经期已经两个月了还没来，对身体有多大危害？请帮忙调理一下？

答：如果是十六七岁豆蔻年华，那属于青春期综合征，不一定去积极治疗，船到桥头自然直，会自己好转，如果是婚后少妇，那就要详细检查，炎症、雌性激素低下等均可引起月经减少或不孕。

4. 观心如镜：本人39，男，体瘦，手心易热，不足30岁前即生白发，且有冷寒腹泻；我儿子4岁半，个子偏低、好动、盗汗磨牙，请您分析？

答：腹泻是你的主要问题，应该及时治疗，因为长期腹泻会

中国著名中西医专家医学健康微博

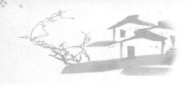

引起植物神经功能紊乱，手心烧均与此有关，当然大部分少白头和先天遗传有关；你儿子个子偏低多与遗传有关，而大多数孩子都好动，是正常的，不必当病来看。

2012年9月28日

1.穷开心：我怕冷，爱出汗，最近身上总是长疙瘩，我饮食方面该多注意什么？

答：怕冷、自汗是阳虚的主要症候，阳虚是体质的重要特征，黄帝内经说："阳气者，若天与日，失其所则折寿而不彰"说明阳气对人身体的重要性，用西医的观点看"阳气"代表了人体的免疫功能、代谢功能、植物神经功能等，这些功能都有虚损，邪气便会趁虚而入，疥疮、湿疹、扁平疣均可以"邪气"使之。这就是邪之所凑其气必虚。

2.平平：我姐剖宫产后一个半月便秘，口有异味。请问这跟剖宫产有联系么？应该怎么治疗？

答：便秘、口臭和剖宫产是有关的，剖宫产对人体来说是一次巨大的治疗措施，也是一个巨大的刺激，对人体植物神经系统来说也是一次巨大的刺激。便秘和口臭都是植物神经功能紊乱的表现。

3.好人一生平安：女，36岁，中枢性尿崩症，磁共振显示垂体柄增粗，现在靠长效尿崩停维持，中医能不能治愈？

答：尿崩症是垂体后叶抗利尿激素分泌不足的病症，目前没有很好地治疗方法。尿崩停仅有改善症状的作用，中医中药补肾壮阳、生津止渴、活血化瘀等通过辨证论治可以产生很好地疗效。

4.虎口拔牙：患者69岁，患癫痫病11年，口服抗癫痫西药控制发作，从今年开始出现癫痫性精神障碍。现在想通过中医中药治疗，给点建议？

答：中药有很多方剂治疗癫痫大多有效，这里必须指出要排除颅内器质性病变。

5.杨伟岸：经常干咳，痰多，而且发冷的时候干呕，该怎么解决呢？

答：你可能有慢性咽炎，这种病往往引起咳嗽变应性哮喘（CVA），过去称之为上气道咳嗽综合征，最早人们将此病与慢性支气管炎混同。

6.诺敏：风湿和类风湿关节炎用中医治疗效果好吗？风湿是否可以引起胸骨和肋骨连接的部位疼痛？

答：两种关节炎都和自身免疫有关，风湿最终引起心脏瓣膜改变，类风湿最终引起关节变形、活动障碍，西医采用激素及免疫抑制剂，只能治标不能治本，中医中药辨证论治具有很好的疗效。

7.唐果：手心脚心一年四季总出汗，夏天手心脚心发烫，冬天又冷得像冰块。从小到大都这样，请问有没有办法治疗？

答：这是阴阳两虚，阴虚则手心热汗，阳虚则像冰块，中医中药对此有很好的疗效，不过必须辨证施治，单纯的一方一药不行。

中国著名中西医专家装备学健康微博

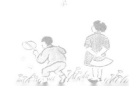

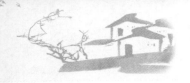

8.KITE：脖子左侧长质地硬椭圆形的东西是怎么回事？

答：那是颈部淋巴结肿大，有下列可能性：①炎性淋巴结肿大，附近有原发的炎性灶（如眼、耳、口、鼻、咽、牙齿）；②颈淋巴结核；③转移癌；④恶性淋巴瘤。

9.刘芳：我男朋友近两年在秋冬时节遇雾天头上身上起红疙瘩，一片一片的，很痒，该怎么办？

答：是荨麻疹，中药的方剂很多，还是那句老话必须辨证施治，西药抗组织胺、抗5-羟色胺药物有效可买来试试。

10.碧瑶：被蚊虫叮咬后会肿得很厉害，还会沿着血管循行扩散成一条线，能不能吃中药调理一下？

答：这是对蚊虫叮咬的过敏加炎症，一方面要抗过敏一方面要消炎，中医辨证施治疗效很好。

2012年10月8日

1.庞敏：23岁颈椎病，退行性病变伴有C5、C6突出，有什么好的治疗及保健吗？可以偶尔点点甘露醇吗？

答：颈椎病通常分为以下几型：①椎板型；②血管型；③神经型；④脊髓型，上述四型症状不同。椎板型主要症状是局部疼痛；血管型压迫椎动脉使椎基底动脉缺血引起头晕；神经型压迫神经及神经根引起机体麻木；椎管狭窄压迫脊髓使运动或感觉神经功能障碍，颈椎病不管哪一型引起颅内压增高者不多见，因此甘露醇在通常情况下不作为选择。

2.文采：我嘴周围及鼻翼两侧毛囊炎密密麻麻的白痘痘，不知有何方法可以根治？

答：鼻翼两侧的毛囊炎通常叫酒渣鼻，螨虫引起者居多，因此不能和一般的痤疮同日而语，治疗则应请专科医师诊治。

3.祝福：手感染真菌能不能彻底治愈？

答：真菌感染长在手上者叫手癣，抗真菌药物很多如酮康唑类很有效。

4.小新：扁桃体发炎，喉咙老是肿着，也不痛，打针吃药都不消肿，都过了一个月了，我应该去医院开刀切除吗？

答：扁桃腺炎是一种常见病、多发病，我的观点：急性期采用西药抗生素，慢性期采用中药辨证论治，扁桃体切除对慢性扁桃腺炎是过去经常采用的方法，但是有很多后遗症，因为扁桃腺是人体具有防卫功能的器官之一，位于呼吸、消化两大系统的入口之处形成了一道重要的防御屏障，切除过扁桃体的人免疫系统会发生紊乱，从而感冒不断。

5.小样：手常有虚汗，很凉，而且感觉浮肿，天稍冷一点脚就很僵，怎么都暖不了，请问这是什么病？

答：你应该做一系统检查，看看泌尿系统、心血管系统、免疫系统、代谢系统有无器质性病变，如果没有那就是植物神经功能紊乱了，中医中药认为"发汗后四肢拘急难以屈伸者""发汗后虽漏不止者""脉微细""四肢逆冷者"四类症状均属植物神经功能紊乱，可以用桂枝加附子汤加减调节。

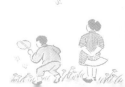

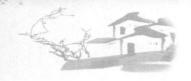

6.言微：我29岁，四年半前做过剖宫产术。现经常打喷嚏流鼻水，每次例假前后都头痛欲裂、乳房胀痛，月经量很少，颜色很暗有淤血块，时间也不规律，请问需要怎么调理？

答：你有三种病：①过敏性鼻炎；②附件炎；③月经不调。三种病都与妊娠有关，妊娠激活了机体的某些相关因子从而产生了过敏性鼻炎，妊娠激活了机体的某些炎性因子从而产生了附件炎，附件炎又导致了月经提前和经量的减少，我个人认为中医中药对你的这几种病都是强项，可通过辨证论治去解决，较之于西医的抗组织胺、抗5-羟色胺、抗生素等效果更好一些。

7.风随云动：请问对鸡胸有好的治疗吗？

答：鸡胸是孩子缺钙的表现，钙存在于正常的饮食之中尤其在肉、蛋、奶中含量丰富。应该调解孩子的饮食习惯，加强营养及户外锻炼，如果消化系统有病可进行系统治疗。

8.煮水：用苁蓉、锁阳、黄芪、党参一起熬汤可以吗？秋冬中老年怎么进补才好呢？

答：三种药可以同时煎服，但对于一个身体健壮的中老年人来说属多此一举。

9.李明明：我家小孩1岁了，最近一段时间老是发烧、流鼻涕，吃药效果不明显，输液好了以后过了十天半个月又犯了，能不能用中药调理？

答：这是小儿习惯性感冒，累及上呼吸道鼻、咽，中医中药配合抗生素治疗疗效甚好。

10.部哥：我4年前就开始有白头发，这两年剧急变白，请问是什么原因呢？有什么方法治疗吗？

答：白发的问题具有遗传因素，我不知你的年龄，如果是中年以后这一问题当属正常生理。目前对白发的治疗还真没有好办法，市面上流行的药品很多但都不够理想。

11.淡淡如水：我今年25岁，类风湿关节炎两年多了，现在两个膝关节肿的特别厉害，脚手手腕的都很疼，这可该怎么办啊？

答：激素只能解决一时的疼痛而毫无远期效果，并能使你的免疫系统深陷紊乱状态，中医中药辨证论治如能坚持长期服用大部分患者可取的较好的疗效，当然也有一部分患者势必形成关节变形、功能障碍。

12.向忆林：老婆怀孕23周，产检验血促甲状腺素值7.46，参考值为0.34～5.6。医生说数值过高要复查。请问引起促甲状腺素过高一般是什么原因？怀孕期过高会对母体和胎儿有什么影响？

答：促甲状腺素（TSH）过高说明有甲状腺功能减退，通常叫甲减，有两种可能。你在妊娠前可能就有甲减（甲状腺功能减退、桥本氏甲状腺炎），另外妊娠激活了某些生物活化因子抑制了甲状腺功能，不管是前者或者是后者这种状况对胎儿的发育都是不利的，要去内分泌科进行系统诊治。

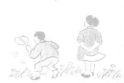

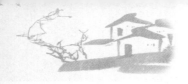

2012年10月10日

1.糖糖8645：我患有银屑病，治疗后反复发作，觉得浑身没劲，怕冷爱出汗，请您解惑。

答：银屑病是不容易治愈的，此病的发病与变态反应有关，你在日常生活中应尽量不食或少食肉蛋奶，尤其是海鲜类，才能减少复发。

2.诚实：52岁，最近十多天额头发紧，眼睛睁不开，发困，请解答？

答：你的情况可从下列三方面考虑：①高血压；②鼻副窦炎；③美尼尔氏病；到医院去做系统检查，确诊后再进行治疗。

3.冬的记忆：我的鼻子最近时不时地疼，顺着左侧鼻子一下疼到了太阳穴，这是不是出啥毛病了？

答：有两种情况：①慢性鼻炎、鼻窦炎；②鼻黏膜下毛囊炎，应尽快确诊进行治疗。

4.缘梦缘幻：我喉部好像有东西,耳鸣是什么病？

答：你可能有慢性咽炎，应尽快确定诊断进行治疗。

5.和超超：我母亲的中耳炎已多年，手术后未痊愈，希望能得到您的建议！

答：中耳炎（化脓性中耳炎）手术效果不好，大部分手术后复发，应采取中西医结合的方法，西医加强局部消炎治疗，中医调节机体的反应性，才能事半功倍，产生疗效。

6.顾影：最近我有牙齿根部碎裂情况,是否要治疗?

答：牙齿的根部是不容易碎裂的，根部容易出现牙结石，不要把牙结石的剥落认为是牙根部碎裂。

7.中西医结合治胸痹：心肌炎治疗不彻底发展为痰浊壅塞,用瓜蒌薤白半夏汤加减补气药服一月多，最近此方又加了健脾化湿药，诸证好多了，现在就还是有痰，请问西医怎么治呢?

答：心肌炎过去常见风湿性心肌炎，现在则常见病毒性心肌炎，青少年为好发年龄，最常见的症状是心律不齐，过去采用心肌酶谱，近来则采用肌钙蛋白的升高来确诊，中医中药疗效很好，瓜蒌薤白半夏汤、桃红四物汤、炙甘草汤，通过辨证论治可以产生较好的疗效，西药VitC、辅酶Q10、二磷酸果糖，均为可用之药。

8.韩梦嫣：手脱皮狠严重，满手掌都脱皮，有的地方还裂许多口子，该怎么办?

答：那是鹅掌风，也叫手癣，是真菌感染所致，抗真菌药物可治。

9.红辣椒：每次月经都有血块，颜色发黑，请问吃什么药调理?

答：中药调理最好，桃红四物汤、桂枝茯苓丸、理冲汤等方药通过辨证论治均可产生较好的疗效。

10.魏元元：请问IgA肾病建议用中医还是西医治疗好?

答：IgA肾病过去认为属难治性肾病，现在认为大部分患者均

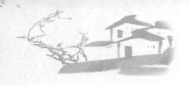

可治愈，西医采用激素及免疫抑制剂往往骑虎难下，中医中药采用辨证论治疗效较好。

11.林：我现在脚气很厉害，特别痒，有水泡得那种，怎么才能治好？

答：脚气这一名词原意是缺乏维生素B族，但在北方，称之为脚气者大部分是脚癣以及所导致的湿疹之类，治疗得看你是脚气的哪一种，如果是真正的脚气病，应改善饮食习惯，应多吃糙米、粗面；脚癣则应给予抗真菌药物，湿疹可应用黑豆馏油膏。

2012年10月12日

1.陈若冰：脚一直肿,用手按就一个一个坑,怎么回事啊？

答：这是凹陷性水肿，下列情况可产生凹陷性水肿：①心衰；②肾炎；③结缔组织病；④血管营养性水肿，营养不良；⑤神经衰弱症。

2.林鹏洲：手脚无故出汗，控制不住，手心热，有时冰冷，请问是否能用桂枝汤？

答：用西医观点说，你这是植物神经功能紊乱；用中医观点说，出汗有两种，一是自汗，二是盗汗。乏力、怕冷而汗自出谓之自汗，骨蒸潮热而五心烦热；睡眠中出汗者谓之盗汗。另外，桂枝汤可用，但必须要加减使用，伤寒论说："太阳病，恶风汗出者，可用桂枝汤"。

3.顾影：牙结石剥落要怎么办呢？

答：牙结石剥落是好事，有条件的人要定期对牙结石进行清除。

4.祝福：我有个亲戚得了中风，有什么方法治疗？

答：中风有外中风和内中风，前者是太阳病，脉缓而出汗者；后者是口眼歪斜者，中医辨证施治疗效很好。

5.泪舞：我剖宫产后15天，腿一直酸胀最近后背也开始发凉，月子里的病是不是只有在月子里才能看的好呀？

答：剖宫产和正常产一样，也是对人体一个很大的刺激，它会引起人体各系统的表现，所谓产后风就是这一震动的综合表现，最好及时治疗，时间长了就会演变成各种后遗症。

6.小梅：肝内胆管结石和胆囊炎，吃了西药效果不明显，该怎么办？

答：肝内胆管结石和胆囊炎经常合并，最好的办法就是中西医结合治疗，小柴胡汤、柴胡疏肝散、丹栀逍遥散通过辨证论治都有疗效。

7.李曾言振：头右后特别的不舒服，像着凉一样，感觉出点汗后就会好点，请问是什么原因所致呢？

答：你的情况可能有：①神经性头疼；②颈椎病；③高血压初期。确诊后再进行治疗，西药中药都有相应的好办法。

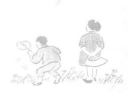

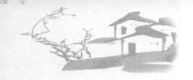

2012年10月17日

1.海水缘：胆囊结石，密集型的，而且胰腺水肿。您给分析下怎样疗效好？

答：切除胆囊对胰腺的恢复在理论上有好处，实际上并没有好处，相反的，切除了胆囊胰腺炎照常发展，我的意见是：①忌食肉蛋奶；②中药辨证论治。

2.小马哥：全身麻木四十多天，先从一条腿开始发展到全身的，运动后可缓解，颈椎腰椎、心脏、血流变查过都没事，求解答？

答：你这是多发性神经炎，理论上是维生素B族缺乏，实际上胃肠吸收功能很好的人也可能出现这种情况，中药将此称为血虚生风，治风先活血，血活风自灭，可找中医看看，通过辨证论治可能取得疗效。

3.臧传科：离预产期还有10天左右，但现在查有妊娠高血压，腿、脸、手、胳膊都肿得厉害，高压200mmHg，低压140mmHg，请问您该怎么办？

答：应该积极治疗，主要治疗妊高征，病情越好转母子越安全。

4.王银亮：小儿积食是什么症状？怎么才能治好？

答：小儿积食症状有：厌食、腹胀、颜面萎黄、大便黏滞、毛发无光泽、皮肤少弹性，中药有枳实导滞汤、枳实消痞丸、肥儿丸、平胃散通过辨证论治大部分有效。

5.落叶：我女儿7岁了，尿床是什么原因呢？

答：小儿尿床是正常现象，如果很严重则需口服中药，缩泉丸、桑螵蛸散通过辨证论治通常有效。

6.触景伤情：午后胸热，咽干舌燥，还有午后眩晕，到晚上经常目眩没精神，有小三阳，这是什么问题？

答：小三阳说明传染性不强但乙肝的症状还是有的，你所说的这些症状仍然属肝病表现，应积极进行治疗。

2012年10月18日

1.汐：中年男人查出左侧基底节脑梗死，经过治疗后右侧肢体功能较前恢复，请问有没有什么中医治疗的好方法？

答：这样的脑梗死中医疗效最好，复方丹参、维脑路通、银杏叶、绞股蓝、葛根素、毛冬青、月见草等制剂均有一定疗效，但比不上中药辨证论治，中药采用活血化瘀、通筋活络、镇肝熄风等法通过辨证论治，疗效十分显著。

2.WXY：左侧声带麻痹可以治好吗？

答：声带麻痹中药有一定疗效，清热解毒、养阴清肺、响声破笛、软坚散结、活血化瘀通过辨证论治疗效显著。

3.梦醒了：尿隐血（+），眼睛轻微浮肿，无其他临床症状，请帮忙分析一下！

答：你这是局灶型肾炎也叫膜性肾炎，要抓紧治疗，否则会

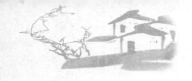

发展为慢性肾小球性肾炎，中医中药清热解毒、活血化瘀、祛风胜湿通过辨证论治可取得较好的疗效。

4.凤：脚趾麻木是什么原因引起的？

答：脚趾麻木的原因：①痛风；②末梢神经炎，要进行进一步检查才能确诊。

5.刘玉旗：我有腹痛，腹胀还有肛门下坠。肚子好咕噜响。麻烦您能予以解释？

答：腹疼腹胀、肛门下坠，你没有说明有无腹泻、有无胃疼，我只能笼统地讲一下，可能是：①痢疾；②结肠炎；③痔疮；④胃肠综合征。

6.向伟：我母亲63岁，心脏不好，医院静态心电图检查：心肌缺血、心室肥大；动态心电图：窦性心律，阵发性房颤，房性期前收缩；心脏彩超显示双房大、心律不齐。平常长期服用复方丹参滴丸、阿司匹林、硝酸异山梨酯片可以吗？

答：你母亲这是冠心病，三种药都可以服用，你母亲最好用中药，用中药就要辨证施治，总的原则是宽胸理气、活血化瘀、补气养血。

7.卧龙小星：我爸由肺大泡引起气胸，做了闭式引流术二十多天仍有渗水气体排出，该怎么办？

答：你父亲这是肺大泡破裂引起的液气胸，最怕感染，必须彻底消炎，引流并不能解决液气胸的根本问题，中医中药辨证论治仍然是宽胸理气、活血化瘀、清热解毒，有一定疗效。

8.龙腾虎跃：我母亲患中耳炎5年，听力下降，耳膜破裂，咽鼓管闭塞，有没有什么好的治疗方案？

答：西医的消炎、外滴治疗中耳炎均有疗效，中医中药采用清热解毒、活血化瘀、化腐生肌、软坚散结等法通过辨证论治疗效很好。

2012年10月22日

1.魏凌峰：嗓子有点不舒服，胸部很疼，吸气和上肢用力时疼痛很明显。从没有过这种情况，不知道什么原因？

答：你可能有慢性咽炎，感冒后咽炎症状加重并可能伴有：①上气道咳嗽综合征；②咳嗽变异性哮喘；③鼻后滴流综合征；④合并肺部感染。

2.中医养生张宏斌：小孩耳后囊肿怎么办？

答：耳后囊肿可能是皮脂腺囊肿，这种情况最多，如果很小，可不管它，如果很大，有压迫症状，可做手术。

3.赵小Q：透析是腹透好还是血透好呢？

答：腹透也叫腹膜透析，比较古老，血透比较先进，副作用较少。但最近这几年又有人主张进行腹透，认为腹透患者逆转的可能性较血透略大。

4.禅：最近半月耳鸣头晕怎么办？

答：神经性耳鸣最好的办法就是中医辨证论治，打点滴、维

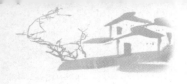

生素B$_{12}$、B$_1$片也好，均较中医辨证论治略逊一筹。

5.张三平：我妈妈60多岁，高血压，晚上睡觉呼吸常暂停，怎么治疗？

答：这叫阵发性睡眠性呼吸暂停，和动脉硬化有关，但不是完全相关，例如肥胖、打鼾等都有关系，近代实验证明这种病人容易出现猝死，有条件的医院专门设立了鼾病科，有很多方法可以减轻症状。

6.张三平：我姑娘7岁了，平常不小心就嘴唇红肿，该怎么办？

答：和过敏有关，属于唇炎之类，中药辨证施治有效，如能服以胸腺五肽等生物制剂，疗效更好。

7.蔡艺娜：我妈59岁，磁共振检查提示左侧半卵圆中心小缺血灶，颈椎间盘变性，C3/C4椎间盘变性轻度突出(后正中型)，C4/C5椎间盘轻度膨出，C3～C6椎体轻度骨质增生。她经常头晕，颈不舒服，胸口刺痛，不舒服会打嗝，该怎么办？

答：你妈妈可能有下列几种病：①腔梗（左侧半卵圆孔）；②颈椎病（血管型），椎基底动脉血流变缓；③冠心病；④慢性胃炎。

8.新浩：我儿8岁，去年在天津诊断为NK-T细胞白血病，做了两周期化疗，效果不明显，靠吃药维持至今，最近经常低烧，面苍白，无力，请问你能不能给我孩子看看？

答：NK-T属非霍中的T细胞性的恶性淋巴瘤，有20%可转化为淋巴瘤细胞白血病，经常合并鼻咽部淋巴结的肿大坏死，你可来我门诊，方便吗？

9.名秀家园：请问刚剖宫产的宝宝，能打青霉素吗？

答：一般情况下用的很少，因为胎儿在围产期自身免疫系统非常强大，对任何传染病和轻度的感染都有抵抗力，个别围产期的感染，如果很严重，也不能排除应用抗生素。

10.陈凌俊：我母亲60岁，右手无力，医院脑电图、心电图、肌电图、颈椎核磁共振都查不出什么，请问到底是怎么了？

答：《金匮要略》说"中风治未病当半身不遂，但臂不遂者名曰'痹'"就是关节疾患和末梢神经疾患之所谓，你母亲不是脑中风，所以各种检查正常。

11.江湖：我今年22岁，男性，最近睡觉至凌晨时总感觉透不过气儿，这是怎么回事？

答：你可能有下列几种情况：①低血压；②慢性鼻炎（血氧饱和度较低）；③贫血。

12.威玉：我表姐每天午后低烧，喉结有点肿，可以做哪些检查？还有可能是什么病？

答：你说的"喉结"不确切，女人是没有喉结的，是甲状腺吧？亚急性甲状腺炎（亚甲炎）可以伴有发烧，但甲状腺部位有结节，有疼痛，慢性甲状腺炎（桥本氏病），也会发烧，但它主要的症状是甲减，浮肿、脱发、皮肤弹性减退等。

13.静飞儿：我得精神分裂症6年，现在基本治愈。智商恢复了，可脑神经痛，睡觉会舒服，我应该睡吗？

答：该睡就睡。脑神经疼可找老中医治疗，在精神分裂症的

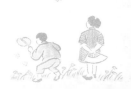

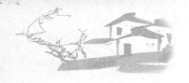

治疗上：西医治急，中医治缓。脑神经疼属缓的范畴，当以中医辨证论治为主。

中国著名中西医专家装医学健康微博

2012年10月25日

1.James：我爱人，37岁，深睡会被憋醒，疲劳了更容易发生。心电图没问题，该怎么办？

答：你这叫阵发性睡眠性呼吸暂停，据最近研究这样的病人存在着很大的危险性，死亡风险较常人高十倍以上，和肥胖、动脉硬化有关，当然还有其他一些没搞清楚的原因，不过这样的人多半伴有打鼾，目前有条件的医院专门设立了治疗打鼾的科室，叫做鼾症科，鼾症科使用一种特殊支架放入咽部，即可以减少鼾症，又可以改善呼吸暂停。

2.叶紫：女，26岁，最近几天总是头晕、困乏、眼睛胀、看东西模糊不清，是怎么回事？怎么治疗？

答：你先量量血压，如果是低血压那就是因为血压偏低所致，买几盒归脾丸、补中益气丸就可解决问题，如果不是低血压还要查查有没有贫血、妇科月经是否正常等。

3.颜子：我得了结节性红斑，还有非常严重的口腔溃疡，反反复复，中医能否根治？

答：中医治疗结节性红斑也好，口腔溃疡也好，都是其强项。结节性红斑是一个自身免疫病，口腔溃疡根据最新的研究，也属于与自身免疫有关的病种，二者的内在联系是显而易见的，如果你方便的话，可以到我的门诊来治疗。

4.凝香格格：我患荨麻疹已经10年了，只能靠苯海拉明缓解症状，请问您有什么好的治疗方法吗？

答：荨麻疹是一种变态反应，属于变态反应的第Ⅰ型，由于环境的污染，辐射物的增多，这种病的发病逐年递增，西医的抗组织胺剂（苯海拉明）、抗五-羟色胺制剂仅有一时之效，中医中药祛风胜湿、活血止痒，通过辨证论治就可产生理想疗效。

5.无言的痛：我患有唇炎5年了，希望您能让医学界加以重视唇炎！

答：唇炎患者也是一种变态反应，不知你来我这里看过没有，中医疗效较好，但复发率也高，通常采用中药辨证施治的同时，还要用一些生物制剂，如胸腺五肽等。

6.陈艳：经常吐酸水，胃胀气，是什么原因导致的？

答：你可能有慢性胃炎，也可能是浅表性胃炎合并溃疡，中医中药疗效很好，采用健脾益气、行气制酸等法辨证论治。

7.静心心境—长丹居士：双侧乳腺增生，生完宝宝10天，哺乳，可以给孩子喂奶吗？

答：乳腺增生通过哺乳可以减轻，如果采用中药治疗，既可以哺乳，又可以减轻症状可谓是砍柴磨刀两不误，如果你要采用西药抗生素及其化学药品，也可以影响哺乳。

8.北方的狼：我儿子4岁，整个舌头很红，靠近舌根处舌苔很厚经常发黄且与舌头边界清晰，而且经常支气管炎扁桃体炎发烧，还有总是消化不好口臭，请问您有什么好办法？

答：你孩子的舌象，从中医讲是一个热象，说明有炎症，扁

中国著名中西医专家装医学健康微博

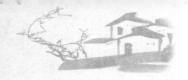
桃体炎、支气管炎就是这种热证的表现，中医认为治病必求于本，应该积极治疗扁桃体炎和气管炎，口臭和舌象均可得到改善。

2012年10月31日

1.磊：汗毛多了有什么办法消除吗？吃药能治吗？

答：汗毛在一定程度上对人体有保护作用，是皮肤屏障的一部分，中国人的汗毛比西方人少得多，消除它干吗呢？

2.马世兰：鼻咽癌放化疗后，可不可以用用中药调理一下？

答：鼻咽癌放化疗后原则上需要中药调理，因为放化疗有好多副作用和后遗症，对局部分泌腺体的破坏可以形成长期的痛苦，中医中药调理可以改善患者的生活质量，延长患者生存时间。

3.馨妈：我有个侄儿总呕吐，是什么原因？

答：呕吐的原因很多：①胃肠病变；②植物神经功能紊乱；③鼻炎部疾患。应该做系统检查，确定诊断后再进行治疗！

4.执着的未来：口臭、刷牙流血严重吗？

答：口臭可由下列原因引起：①口腔疾患，包括黏膜、牙龈和牙；②全身各系统的器质性病变，均可出现口臭，例如高烧、肿瘤、血液病等；③内分泌和植物神经功能紊乱。

5.周月华：甲状腺炎是不是喉咙下面疼痛，还有什么症状呢？

答：身免疫疾患，其中有一部分属于桥本氏病。急性甲状腺炎可以采用抗生素治疗，亚急性甲状腺炎则需配合激素治疗，此病可伴甲亢，亦可伴甲减，伴甲亢者可口服甲硫咪唑类（他巴唑），伴甲减者可服甲状腺素（优甲乐）；慢性甲状腺炎多数伴甲减症候，常伴黏液性水肿，除服用甲状腺素类药物之外，还可多对浮肿进行对症治疗。中医中药辨证施治，对上述三种甲状腺炎均有较好疗效。

2012年11月1日

1. 静飞儿：我爸看了几本医书。他弄益母草给我吃。你觉得可以吗？

答：益母草的作用有三：①活血化瘀；②利水消肿；③调理冲任，女青年常服此药按理是适合的。

2. 麦迪：我得了中耳炎，耳朵会流脓，吃什么药能好？

答：中耳炎西医有很多办法，坚持应用就能治好，中医中药也有很多办法治好，你可去门诊治疗，不是什么大病。

3. 柯虎：我爸爸胃穿孔手术今年是第25年，需要做什么样的检查，他需要注意些什么？

答：胃穿孔术后25年说明胃部功能恢复良好，如果没有什么自觉症状，不必要做多余的检查，当然做做胃镜也可让人更踏实。

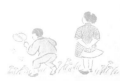

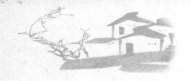

2012年11月5日

1.孟漓：气胸中医有办法调理吗？

答：气胸说明有支气管胸膜瘘，大多数缘于慢性肺部感染性疾患，首先形成肺大泡，肺大泡向胸腔破裂形成气胸。治疗气胸重在治疗其原发病变，中西医结合疗效甚好，当然张力性气胸还需胸腔减压，那就要看西医的了。

2.秦可己：心脏主动脉硬化应多注意什么？能不能有好的办法治疗？

答：心脏的动脉叫冠状动脉，冠状动脉硬化形成冠心病，此病中医叫胸痹，用宽胸理气、活血化瘀等法疗效甚好。

3.天天：我小姨今年42了，已经失眠有四五年了，同时也便秘有两年了，不知道该怎么办？

答：从西医观点看，失眠和便秘都是植物神经功能紊乱，中医认为中焦有火，火性上炎则失眠，水不济火则便干，用釜底抽薪之法，既可缓解便干，又可遏制心火，常用的方剂有三黄泻心汤。

4.绝版：我20岁，脸上痘痘不止，眼睛干涩，有没有什么好方法或者药物能控制呢？

答：这是内分泌紊乱，紊乱的实质是雄性激素的比例失调，这样的患者月经量经常偏少，如果不少说明妇科有炎症，炎症可刺激卵巢使月经量偏多，所以要治疗妇科炎症，妇科炎症少了痤疮也会减轻，中医对于痤疮的疗效较西医好。

5.泪舞：坐骨神经疼去年做过小针刀，现在生完孩子后又开始疼，想向您问一下情况？

答：小针刀治疗坐骨神经痛仅能调节患者的适应性，中医中药辨证论治对坐骨神经痛有效，西医采用手术治疗对一部分患者也能产生疗效。

6.杨贝蒂：眩晕症有什么特效药没？我妈一个月内4次出现呕心，呕吐，大汗淋漓，头晕，耳鸣。

答：眩晕症通常有下列几种：①美尼尔氏病；②耳石症；③椎基底动脉供血不全；④贫血和低血压,你母亲应该做系统检查,诊断确定再进行治疗。

2012年11月7日

1.冷杉：我中耳炎近20年了，左耳的听力远不及右耳。医生说左耳膜破裂要做手术，我该怎么办？

答：这是化脓性中耳炎的常见情况，可考虑手术，但鼓膜修补术前必须进行消炎治疗。

2.贾轶环：我大姑姐33岁，脑瘤术后两年。现在身高突然长高了5cm，是不是肿瘤复发了？一般什么位置的肿瘤会使人长高呢？

答：身高在30岁以上的女性来说，由于她骨骺已经愈合，通常是不会长高的，如果是垂体瘤复发，只能形成肢端肥大症，即

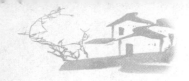

下颌骨变形，你大姑姐长了5cm从生理学上讲没有这个可能性，当然有个别妇女三十岁之后骨骺线还未愈合，那就是特殊体质的人了。

3.王耀晔：自闭症中医是怎样辨症治疗的？

答：这种症候属于抑郁症的一种类型，中医中药辨证论治较西医的镇静药（如苯二氮卓类、氯氮平类）疗效略胜一筹。中医辨证则从调节心肾不交入手，使其心肾相交，水火既济。

4.葛连香：如何治疗神经性耳鸣？

答：神经性耳鸣是当前医学界的一个难题，不管西医中医都很棘手，我治疗此病采用辨证施治，曾使一部分患者痊愈，但有部分患者也不能取得理想疗效。

5.静飞儿：中药有副作用吗？

答：任何药物都有正向作用，也有副作用，问题在于你只要能够严格遵守理法方药的统一的原则，就会使副作用减少到最低限度。

2012年11月8日

1.爱的代价：风湿性关节炎有什么好的疗法吗？

答：风湿性关节炎西医有很多药物，如阿司匹林类、氨基比林类、非甾体类，但大都伤胃，因此不宜常服。中医中药辨证论治，因为不伤胃，可以坚持常服，祛风胜湿、活血化瘀、行气止痛等方法，灵活应用，进退加减。

2.寻人：淋巴结反复肿大是什么原因？

答：淋巴结肿大是一个应该重视的问题，因为除了某脏器的炎症引起周边淋巴结反应性增大之外，还有霍奇金、非霍、淋巴细胞白血病……你应该做一个活检，如果是炎性淋巴结肿大，问题不大，可采用消炎治疗，你可以请医生为你做指导。

3.子涵：我头上起了一些小疙瘩，又痒又疼的，这是什么病？

答：头皮又痒又疼的疙瘩，多半是毛囊炎，就和脸上长的痤疮一样，和内分泌的改变有关，中医辨证论治对此疗效较好。

4.致富经：男，35岁，患脂溢性皮炎几年（头部），反复结痂，请问您有没有好办法帮忙解决？

答：脂溢性皮炎是常见病、多发病，长在头上容易引起脱发，长在脸上即可产生痤疮，中医辨证论治对此疗效较好。

5.王月霞：三黄泻心汤可以治内分泌失调吗？

答：内分泌失调种类很多，不能一概而论，三黄泻心汤中医的主证是血热火旺，该方具有清热泻火之作用，内分泌紊乱中有一种属于交感神经占优势之紊乱者可用。

2012年11月9日

1.饿狼传说：滑膜炎除了消炎药还有没有其他方法治疗？

答：滑膜炎到后来可出现关节腔积液，可以采用抽液并注射玻璃酸钠。

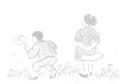

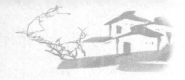

中国著名中西医专家装医学健康微博

2.静飞儿： 脑神经疼是什么原因？精神分裂症好了，用脑时间长了，脑神经就疼。睡觉会舒服缓解。

答：你说的脑神经疼正确的叫法应该是神经性头疼，精神分裂症治愈后，往往有这种后遗症，应该采用中医辨证施治，疗效是很好的。

2012年11月12日

1.孙小见： 免疫性血小板减少性紫癜患者，血小板数量常低于30×10^9/L，大剂量激素治疗过，我想咨询下中医有没有较好的治疗方法？

答：你这病标准叫法应该叫特发性血小板减少性紫癜，此病属自身免疫疾患，激素有效但不能去根，最后往往骑虎难下。中医中药是治疗此病的强项，多数病例都能治愈，你可找老中医看看。

2.毛梦洁： 胸膜积水，做结核菌术实验不确定到底是不是结核，但还是按结核治疗，服药至第三月因白细胞低至2.8×10^9/L，停药隔两月后继续服抗结核药。现检查仍有少量积水，该怎么办？

答：渗出性胸膜炎大多数都是结核性的，结核菌素试验不一定阳性，因为它是结核菌素引起的变态反应，并非结核杆菌引起之病灶，抗痨药物不一定有效，对此类患者过去不主张抗结核治疗。

3.紫涵： 骨髓水肿是怎样的一个病啊？严重不？

答：骨髓水肿不算是一种病，它是由创伤或其他内源性因素引起的反应性的骨髓征象。

4.海水缘：我胆囊已切除，脾肿大，吃些啥药好？胰腺不好，吃些啥食物有益？

答：你这叫做胆囊切除后综合征，应长期清淡饮食，即少食或不食肉、蛋、奶。

5.路月：请问左侧肾积水，2级中度严重吗？应该怎么治疗？

答：肾积水说明泌尿系统有炎症、息肉、肿瘤、畸形等，不管积水的多少，都应该查清引起积水的原因，这样有针对性的治疗才会有效！

6.熏衣草之恋：我的脸颊上长了一块像红斑一样的东西，两边都有而且是对称的。不是过敏，用酮康倍他索乳膏，不能彻底清除。想问一下是怎么回事？

答：你说得不是很清楚，但是这样的不疼不痒对称性，类似蝶形的红斑，首先要考虑盘型红斑性狼疮，其次要考虑霉菌感染。

2012年11月15日

1.幸福驿站：我做梦太多，有什么好办法吗？

答：做梦很多西医仍属植物神经功能紊乱，中医叫做心肾不交，中医的办法比西医多，柏子养心丸、天王补心丹、孔圣枕中丹等都能取得作用。

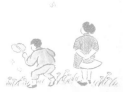

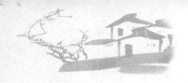

2.豆红玉：中医治疗灰指甲有什么好的方法吗？

答：中医治疗灰指甲也有许多药物可治，如苦秦皮、川楝子、白头翁、马齿苋、苦参、土茯苓等均有治霉作用，但较之于西医的酮康唑类抗真菌作用略逊一筹。

3.邓军：肺癌晚期会不会传染？

答：肺癌原则上是不传染的，即使晚期也不传染。

4.玛瑙途：我二姐43岁，卵巢癌手术局部清除术后，化疗5天后出现腿疼，该怎么办？

答：卵巢癌以囊腺癌占多数，分化低恶性程度高，术后必须化疗，部分病例尚需术前化疗，化疗是有副作用的，但副作用可以消除，不能说有副作用就不化疗。况且腿痛不一定是化疗的副作用，卵巢癌本身就可引起腿痛。

5. Jackon：我对象月经一直都不怎么正常，以前每个月或多或少都回来，但最近这个月每一个星期就来一次，每次都很少，去两个医院看，一个说子宫内膜太薄，一个说是什么多囊综合征，都说要吃几个月药，我想问这大概是什么病？

答：你女朋友的月经不调肯定是内分泌发生了紊乱，子宫内膜薄那是雌性激素少，一周来一次月经那是孕激素偏少，如果声像学发现了多囊卵巢应该考虑此病，但是根据我的经验声像学检查应多次进行才能确诊，不同的周期进行重复检查。

6.義：幽门螺旋杆菌引起的胃溃疡，三联用药一个疗程后，吹气实验已为阴性，还需要再巩固治疗吗？

答：HP阴性不等于幽门螺杆菌阴性，因为幽门螺杆菌浮游于胃肠黏膜绒毛的根部，并不是经常存在于胃液中，检查阴性还应该继续治疗一段。

2012年11月21日

1.明艳：口腔溃疡是怎么回事啊，每个月都有，不知道该怎么办？

答：关于口腔溃疡我说过多次，这不是小问题，反复发生的口腔溃疡多少带点自免性质，必须要做自免抗体的检查，如果完全正常，还需要动态观察，单纯性口腔溃疡是很少的，此病合并虹睫膜炎、下身溃疡就叫白塞氏病，合并关节炎就叫瑞特氏病，必须重视，早期治疗。

2.没有纽扣的红衬衫：我最近手掌总是出汗，晚上睡觉就鼻塞，还会打呼噜。吃了一周中药可是没有多大效果，我该怎么办？

答：估计你有慢性咽炎和慢性鼻炎，慢性鼻炎多半属过敏性，慢性咽炎也具体过敏性质，前人有见咽三分敏的说法，这样的患者经常导致感冒，形成习惯性感冒，你应注射一些免疫调节药物，如胸腺五肽等，就可增加机体抵抗力，减少鼻炎和咽炎的发作。对鼻炎和咽炎要请中医辨证论治。

3.义：头发脱落，额头上有白头粉刺，中医调理过，粉刺症状有所好转，请问有什么好的办法可以防止脱发吗？

答：你这是脂溢性皮炎，目前还没有非常有效的治疗方法，最好的选择是中医辨证论治，要坚持服药，不要三天打鱼两天晒网。

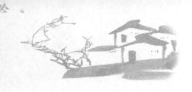

4.羲：幽门螺旋杆菌治愈的标准是什么呢？患者现在继续服用奥美拉唑肠溶片，是否还需要服用抗生素？还需服用多久？

答：幽门螺杆菌因其具有两个特点：①它游移于消化道黏膜之绒毛根部，不轻易向消化管腔游动；②它吞噬尿素后释放出氨，在其表面形成一层氨云。氨云具有两个作用，一是破坏患者消化机能，使其黏膜产生溃疡，另外对其自身有保护作用。鉴于此，胃液中HP阴性并不代表幽门螺杆菌已经治愈因此三联或四联疗法应该采取长期治疗，在胃肠道症状消失后还应坚持一段时间的治疗。

5.李红钢：请问吃不下饭。常常在吃饭时干呕怎么回事？胃不痛又不胀。

答：应该去做个胃镜，估计你有浅表性胃炎，干呕是胃肠副交感神经紧张性增强的表现，它通常说明胃中有了疾病，是什么病需做胃镜检查，最常见的初发病变是浅表性胃炎。

6.王振：甲亢10年了，这病在其他方面要注意点什么吗？

答：甲亢的治疗一定要抓紧，不管西医中医都有一些好药物和好方法，他巴唑类疗效就很好，心得安也有明显的对症作用，中医辨证论治，也同样能取得很好的疗效，坚持服药，持之以恒大部分都能治愈。如果出现了突眼就称作graves病，治疗就比较困难。

7.娟回丽影Liu：请问肾囊肿有什么好的治疗方法？

答：肾囊肿目前还没有什么很好的方法，不过这是一种先天性的病变，如果直径在3cm之内，没有相应症状就不必要去管他；如果在3cm以上，症状又明显，可以找专科医生进行诊治。

8.阳春寨： 请问中风的症状是什么样的？

答：中风是中医名词，有外中风和内中风，外中风就是感冒，内中风就是脑血管意外。

9.Meihong： 老年人颈椎骨质增生,还有慢性支气管炎，能有什么办法缓解吗？

答：你提的这两个问题都是很大的问题，今天先谈谈脊椎，老年人的颈椎病和年轻人一样，包括三个部分：①颈椎增生；②黄韧带钙化；③颈椎弧度消失。可以引起项强、手麻、头晕、步态不稳。我的意见年纪大了不要轻易采取手术治疗，因为手术的创伤形成的后遗症对老年人来说，形成的后遗症厉害，通过中药辨证论治、局部理疗、针灸、小针刀、刮痧等能缓解多少症状就患者就多少症状。至于慢性气管炎，治疗方法很多，中医辨证施治尤其有效，要坚持长期服用一段，否则它会向肺气肿、肺间质纤维化、肺心病发展。

10.黄灿标： 足跟骨增生，贴了好多药膏，请问有没有好的办法？

答：足跟疼痛，骨质增生可以引起，但更多见的是局部神经末梢的压痛，中医用补肾的方法往往能取得较好疗效。

11.闭1只眼： 我这个月1号就来月经了，但来的很少而且还很黑，但是我上个月月经量很多，现在就是一个月正常一个月不正常的。还有就是满脸是痘，白带里面又有一点黑红色，不知道怎么办了好希望您能帮助我！

答：你长的痘痘是痤疮，说明睾酮增加，雌二醇相对减少，

中国著名中西医专家装医学健康微博

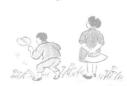

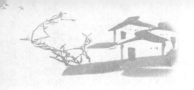

因此月经变少，是可以理解的，首先应该治疗痤疮，中医对痤疮的治疗采用清热泻火、行气活血、清热解毒等法，往往能收到相应的效果。

12.苗欢：我流产后月经就越来越少，颜色还是黑色的，以为是带环的副作用，可现在拿掉环好几个月了还是越来越少，怎么办？

答：人流特别是多次人流或者药物流产，都能使卵巢功能发生反应性衰退，你应该找中医看看，通过辨证论治恢复卵巢功能，在这方面中医的疗效远远超过HRT和IPT。

2012年11月22日

1.君礼：我从怀孕5个月起就开始晚上睡觉腰酸疼，现在小孩8个月了还是晚上睡觉会有这个症状，只是稍微减轻了一些，是什么原因呢？

答：大多数产妇一般都有这种情况，妊娠期的消耗、围产期的努力、哺乳期的劳累会造成人体各部分软组织的慢性损伤，通过休息、锻炼、营养、适当补钙会好转。

2.苏咖：长期有耳鸣，腰酸腿软，精神欠佳，有人说是肾虚所致，请问是这样吗？

答：你说的症状就是中医的肾虚症状，不过好多疾病都能引起这种症状，如妇科病、心血管病等，你应该做进一步检查。

3.苏瑞锋：我去年七月份在医院保守治疗过肠梗阻，到现在还好，只是近段时间大便特别干。请问你是不是肠道上有什么毛病还是其他原因？

答：肠梗阻是一种比较严重的病变，肠粘连、肠套叠、肠扭转都可引起肠梗阻，肠粘连引起的肠梗阻最常见，一是手术后肠粘连，二是炎症性肠粘连，这种肠粘连以结核最常见，其次是自身免疫性疾患，你的肠梗阻通过保守治疗仅仅是一时缓解，病因不清，病根没有除掉，以后一定复发，你必须做系统的检查。

4.王不留行：我父亲前段时间查出脂肪肝，住院后转氨酶降到正常值，食量也增加了，还需不需要继续吃药？

答：脂肪肝是可以引起转氨酶升高的，通过服药虽已下降，但是形成脂肪肝的条件依然存在，出院后应该：①清淡饮食；②加强运动；③适当减肥；④如有胆囊炎、高血压，可积极治疗。

5.落叶：我爸爸肚子剧痛,先诊断是胆囊结石,做彩超见后腹一肿块,人这段时间体重一下下降十几斤,该怎么确诊？

答：腹膜后的肿块是一个很重要的标志，不容小觑，应做CT、核磁、胃镜、检查肝胆、胃肠，首先排除上述器官的肿瘤，如果是恶性肿瘤治疗越早越好，争取早期治疗。

6.晓雪：阴囊湿疹用什么药？

答：阴囊湿疹较其他部位的湿疹难治，因该处经常潮湿，易感染，做好的外用药就是黑豆馏油软膏，其次是鱼肝油软膏，要持之以恒，天天外敷，勤洗内裤，禁食鱼虾蟹，必要时所有肉类、蛋类、奶类禁止食用。

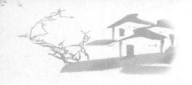
7.鱼儿：右边鼻子老是出血，有时还会头疼，是什么原因？

答：右边鼻孔出血经常见，因为鼻腔血管裸露以右侧鼻黏膜比较显著，有用手挖鼻孔习惯的人、气候干燥等都容易引起出血，如果其他地方没有出血征象（皮肤黏膜），单纯鼻孔出血找中医看就会很有疗效。

8.刘玺：我由于久坐，两边先后出现肋弓疼，后自行缓解，胃里也经常感觉老是不舒服，不停地响，请问下怎么回事？

答：应该去查查腹部B超，肋弓疼痛右边是胆囊，左边是胰腺，胰腺很少在B超上发现，如果胆囊有病变就是这个原因，久坐不会引起肋弓疼。

2012 年 11 月 26 日

1.老百姓：今天体检腹部彩超提示皱褶胆囊，请问该如何处理？

答：胆囊黏膜皱襞其实有两种可能，一种可能是因为炎症形成的胆囊萎缩，二是胆囊不规则息肉，正如苏东坡在诗中写道："横看成岭侧成峰，远近高低各不同"。皱褶胆囊如无症状可不管它。

2.任东宏：猩红热中西医结合该如何治疗？

答：猩红热这几年发病在逐渐减少，它是链球菌在全身引起的反应性疾患，具有传染性，中医药是其强项，桑菊饮、银翘散、仙方活命饮、托里透脓散、犀角地黄汤等加减进退，辨证论治。

3. 李nianfa: 天气转冷后双手掌及手指开始出现水泡（大小不一），蜕皮，反复出现至天气变暖，请问这是什么？

答：你朋友双手掌及手指出现水泡，蜕皮有两种可能：①是湿疹；②是鹅掌风，前者是过敏性疾患，后者是手癣，冬季发作，湿疹的可能性较大。

4. 张嘉霖: 我的每根手指最后一节都有一处硬白的皮肤，旁边还顺着指纹裂开，这是为什么？怎么办啊？

答：你这是慢性湿疹合并角化、皲裂，可用黑豆馏油膏、鱼肝油软膏等外用，中医辨证施治口服也可产生疗效，不过很慢，服几次药是好不了的！

5. 幸福驿站: 我今年34岁，就是月经很少，一天就完了，别的都正常，请你赐答。

答：你可能做过人流（包括药流），有这样经历的患者有可能产生卵巢早衰，卵巢早衰的主要表现是月经量明显减少，并伴有颜面黑斑及心烦、潮热等。

6. 董晓兵: 请问有什么好的方法可以降血压？

答：降血压的药物西药有钙离子阻断剂、β受体阻断剂、血管紧张素转换酶抑制剂、血管紧张素Ⅱ受体阻断剂、血管扩张剂、利尿剂；中医中药采用镇肝熄风、滋阴潜阳、活血化瘀等方法亦有显著疗效。

7. 静飞儿: 辰砂和猪心蒸来吃对我的神经性头疼有帮助没？

答：有一定作用，但不宜长服，因辰砂有小毒，能产生积累效应，每次用量不宜超过0.2g。

中国著名中西医专家送医学健康微博

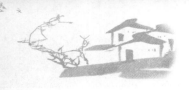

8.鹏：我是一名高三的体育生，最近检查出L5/S1椎间盘轻度突出，该如何治疗呢？

答：腰椎间盘突出主要看你目前症状如何，第5腰椎已经处于马尾神经末端，该处的椎突应该说不会有太明显症状，如果没有症状，不必要去治疗，尽管做你的体育生，如果有症状，可以采用理疗、按摩、针灸等法。

9.苏瑞铎：我在3岁时做过一次手术，距现在快有30年了，肚脐以上有20cm的疤痕，去年治疗肠梗阻时医生没有说明病因，请问是和那次手术有关系吗？请问做哪些检查才能明确病因？

答：3岁时留下一个20cm左右的瘢痕，估计可能还是肠梗阻，小儿肠梗阻以肠套叠最多见，那次手术留下了肠粘连的后遗症，也就是发展到今天你出现不全性肠梗阻的病因，如无特殊症状，就暂时不做检查，因为现在检查没有特异指标能确诊你既往病变。

10.赵龙飞：我今年23岁，股骨头那地方疼，CT显示正常，站时间长了就感觉整条腿酸疼，是怎么回事？

答：首先你应该检查有无髋关节炎，髋关节炎经常合并股骨头病变，应该去找有经验的骨伤科专家做进一步的检查。

11.兜兜里藏的糖：我今年25岁，女。4年前诊断抑郁症，期间一直掉头发，医生说我毛囊萎缩，我想问一下该怎么治？

答：你应该找有经验的中医辨证论治，治疗脱发不管是斑秃还是脂溢性脱发，中药辨证论治是其强项，如果是斑秃（圆形脱发），疗效会更好。

12.落叶：我妈63岁，有十二指肠胃溃疡和反流性食管炎，吃奥美拉唑肠溶胶囊有效吗？

答：奥美拉唑属于质子泵抑制剂类药物，具有强烈的抑制胃酸作用，对于上消化道溃疡，目前上述药物首选，你应该再检查一下幽门螺杆菌（HP），必要时采用三联疗法或四联疗法。

13.玉丽：我34岁，腰痛有三四年了，CT显示L3/L4、L4/L5椎间盘膨出，各椎体边缘不同程度的骨质增生，腰椎退行性变。有没有好的治疗方法？

答：你应该采用长卧木板床的方法，每天争取在硬板床上平卧16小时以上，这样可以使突出的椎间盘慢慢缩回。

2012年11月28日

1.SYY：腰椎间盘突出可以根治吗？髓核还能回去吗？

答：部分椎间盘突出可以痊愈，那就是要睡木板床，最少每天睡16小时，不能铺褥子，也不能垫的太厚，要脱光平睡。这样的睡法人体并不舒服，就是这个不舒服才可以反射性的使椎间隙慢慢张开，由此髓核有可能慢慢回缩，这是治疗椎突的慢办法、笨办法、也是好办法。

2.曾潮清：我做完胆结石微创手术一百多天了，有时候吃一点肉就消化不良，是为什么？

答：这就叫胆囊切除后综合征，胆囊是一个储存、调节胆汁的重要，就像洞庭湖一样，缺水季节湖水往江里流，涨水季节江

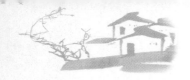

水往湖里流，对稳定长江水量大有好处，胆囊也是一样，吃了肉之后胆囊中的胆汁流向肠管，不吃肉胆汁流出的很少或者不流，你现在这种调节机制没有了，你吃了肉之后当然会觉消化不良。

3.杨岚：髋关节疼痛是髋关节炎吗？

答：髋关节疼痛当然可以称关节炎，但是要和全身联系起来，类风关节炎、强直关、退行关都可以引起髋关节炎。

4.mayue：从小我的嘴唇就黑紫,这是为什么呢？

答：从小嘴唇黑紫的人不见得是病，人的皮肤和先天遗传基因有关，如果嘴唇中途变黑，那就要看看肾上腺皮质功能有无低下。

5.张林：我媳妇生小孩后70天了，这期间母乳都正常的，昨天一下午没喂，今天母乳就不够吃了，有什么办法让她恢复吗？

答：产妇喂奶应持之以恒，不能三天打鱼两天晒网，这样对孩子和大人都好，乳腺的分泌是也有用进废退的功能，越用分泌越多，一日不喂内分泌便紊乱，需要几天才能调整过来。

2012年11月29日

1.SYY：下牙龈有一块儿肿了，整个下巴都肿了，用力按出了脓，然后下巴症状消退，但牙龈还没完全好，有时候还能挤出少许脓，这是怎么回事？

答：单纯的牙龈炎下巴是不会肿胀的，你去牙科检查一下，你可能有根尖周炎，他不仅可引起牙龈红肿化脓，同时导致齿槽炎、下颌骨髓炎。

2.草原汉子：请问中医对小儿脑积水有好的治疗方法吗？

答：小儿脑积水说明脑的导水管不通，这可能有肿瘤、畸形、先天性的脑发育异常有关。要弄清病因才能给予恰当治疗。中医在搞清脑积水病因方面并非强项。

3.薛天依：我女儿4周岁了，慢性气管炎能彻底治好吗？

答：小儿慢性气管炎要检查有无慢性咽炎、鼻炎、习惯性感冒，应该采用针对性的治疗才有疗效，不能光去消炎，时间长了对抗生素有耐药性反而不好。

4.八大山人：C5/C6骨折，手术后诱发末梢神经炎，药物治疗可以好吗？

答：颈椎手术后，经常合并的是神经根炎，药物治疗可以减轻症状，但是比较慢，应该配合理疗、按摩、针灸等疗法。

5.孙萍：我眉间长痘都有一个多月了，是怎么了呢？

答：那还是痤疮，说明雄性激素相对增长，虽然治疗很慢，坚持服药大部分都能治愈。

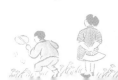

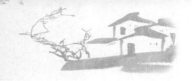

2012年11月30日

1.梧桐花开：我是红皮病患者，最近身上开始痒（特别是夜里）全身性的，痒的部位没有红肿，也没疙瘩,一直到现在，连续20多天了。是什么情况？

答：红皮病本身就属于自免病范畴，容易引起过敏，现在的皮肤发痒，可能是在来兰治病过程中遇到了新的致敏原，先用些抗过敏的西药，试试看。如马来酸苯海拉明、盐酸苯海拉明、赛庚啶等，如果不行再请中医辨证施治。

2.小草：我的小孩8岁，最近这几个月老是鼻塞还有流黄色的鼻涕，是怎么回事？

答：你的孩子是慢性鼻炎，应及时治疗，否则会导致鼻副窦炎，形成长期头疼。

3.泪舞：剖宫产两个月了奶水时多时少的怎么回事呀？

答：剖宫产的产妇，由于手术本身的影响，有一部分产妇分娩后出现内分泌功能的紊乱，乳汁分泌异常，可找中医调理。

4.谢志强：我父亲前段时间查出酒精肝，还有胆囊炎，伴有严重营养不良，全身酸疼，请问是怎么回事？

答：酒精肝合并胆囊炎，肝和胆囊都是消化系统的重要器官，全身营养吸收不良在所难免，维生素B_1、B_2的缺乏就能引起全身的酸疼、麻木，应该对酒精肝和胆囊炎进行积极治疗。

2012年12月3日

1.苏努尔：女性，20岁，13岁时发现左脸偏小，嘴和鼻子偏向左边，经常头痛，睡眠不足时加重，请问医生是怎么回事？

答：你应该拍一张颅脑CT片，如无器质性病变，正常人这样的情况也是有的，可能主要和长期不正确的睡眠姿势有关。

2.芝芝：我做CT报告：腰椎L4/L5突出，硬膜囊脂肪间陈消失，并压迫双侧神经根，现在感觉走路时小腿外侧和屁股疼痛，请问我应该怎样治疗？

答：腰椎间盘突出合并坐骨神经痛是常见的症候，首先采取保守疗法，最重要的保守疗法就是睡木板床，每天睡16小时，坚持一个月；其次理疗、按摩、针灸、推拿都有一定疗效；严重的椎突形成椎管明显狭窄者，就需手术治疗。

3.落叶：男性，64岁，B超检查有胆结石，请问如何治疗？

答：我的观点是：首先采取保守疗法，中医辨证施治效果最好。如症状消失，注意饮食调节（少食肉、蛋、奶类），手术疗法之后容易激发胆囊切除后综合征，所以不要轻易采取。

4.jack：我每次喝完酒之后感觉背部疼痛，伴心口疼痛，呼吸困难，请帮我分析下这是什么病？

答：胆囊炎的可能性很大，可首先试服消炎利胆片，如无效再做进一步检查。

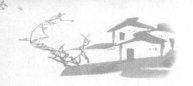

5.冬的记忆： 男性，40岁，总是不自觉地流口水，请问这是什么情况？

答：流口水是副交感神经兴奋的表现，植物神经最敏感的部位在胃肠，胃肠有病的人常出现口水增多，应该做进一步检查，确定病变再进行治疗。

6.陶敏： 26岁，男性，天气变凉时流黄涕，有多年的鼻炎史，我应该怎样去治疗，会癌变吗？

答：发展成鼻癌的可能性不大，但是引起鼻窦炎的可能性很大，中医辨证论治，用麻桂合剂（麻黄、桂枝、杏仁、生石膏、甘草、川芎、白芷、细辛、羌活、独活、防风）加苍耳子、辛夷治这种病疗效很好。

7.贾小华： 我检查双侧输卵管伞端不通，有积水，医生建议做输卵管造口术，您看中医如何治疗？

答：首先应该治疗附件的炎症，因为附件不通大多数是炎症造成的，应该先请中医辨证施治，二花、连翘、公英、败酱、地丁等辨证论治效果明显，当妇科炎症缓解后，再进行这种手术效果会比较理想。

8.泥妞鱼： 我左胁下经常隐隐作痛，喜按，有时脐周绞痛，B超检查无异常。二便正常，请问是怎么回事？

答：你很可能是慢性胰腺炎，因为轻症胰腺炎和胰腺炎的早期，影像学检查是不能发现的，你可抓紧治疗一段时间，中医在这方面是强项，用胆胰合症方辨证论治效果很好。

2012年12月5日

1.余玲玲：请问早期肺癌（鳞）术后应该如何用中药调理？

答：肺鳞癌术后应该进行常规化疗，化疗需要6个周期，费时半年许，在这半年的过程中，服用中药可大大减少化疗副作用，相应延长病人的复发期，中药以扶正固本为主，我所拟定的"兰州方"是当前配合化疗很有效的方剂，现已配置成中成药叫"生血颗粒"，你可在医师指导下服用。

2.颜卿：60岁，男性，两天前走路的时候突然晕倒，昏迷大概一个小时，有高血压、脂肪肝病史，心电图检查正常，请问该如何治疗？

答：患者有高血压病史，应及时进行检查头颅CT、MRI检查，昏睡一个多小时估计颅内有器质性病变：脑出血、脑梗死、脑栓塞等，颈椎病不可能昏迷那么长时间。诊断清楚后才能对症治疗。

3.冬的记忆：我今年38岁了，18岁患乳腺增生，现在越来越严重，钼钯检查双乳可见多处阴影，该如何治疗？

答：乳腺增生是常见病，其实它是慢性炎症的表现，应该积极治疗，否则它会引起囊样病变，包括囊性纤维瘤、腺瘤，癌变的病率较少，约占1%左右。乳腺增生的治疗以中医辨证施治最为理想，逍遥散、桂枝茯苓丸、柴山合剂、桃红四物汤、血府逐瘀汤等辨证论治，可以止痛、消炎、预防并发症的发生。

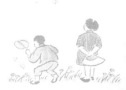

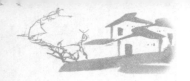

4.刘玺：我最近考研压力大，晚上睡觉总感觉背凉、躯干凉，但手和脚是热的，闭眼就感觉没手没脚的感觉，请问我这是什么情况？另外，饮食方面我应该注意什么？

答：你是太紧张引起了植物神经系统、内分泌系统紊乱，中医认为"阴胜于内，格阳于外"而产生此证。用丹栀逍遥散、知柏地黄汤通过辨证施治会产生疗效。饮食方面你应清淡饮食、加强体育锻炼、掌握劳逸结合。

5.流浪并奋斗：我的右手肘关节酸疼，手伸直平举用力时痛点明显，无红肿，活动自如。请问是什么病？

答：你这个情况多考虑退行性骨关节炎，俗称网球肘。网球运动员由于右肘关节经常用力，形成慢性劳损，而故名。一个知识分子经常写字肘关节长期用力或者保持同一姿势时间过久，就会产生这种症候。

6.爱以无悔：请问左侧背部肩胛下角痛是怎么了？

答：左侧肩胛是胰腺之功能区，胰管的痉挛或扩张会产生该处的不舒。

7.爱爱：大家都说晚上运动能减肥，是真的吗？

答：晚上减肥的说法不可靠，运动能减肥是真的，应该定出时间，每天持之以恒，进行锻炼。

8.寓言：请问脱发多由什么原因引起？

答：脱发的原因很多，主要原因如下：①一切慢性疾患；②过度劳累；③过度操心；④营养不良；⑤其他。

2012年12月10日

1.顺其自然：请问呼吸道支原体感染，咳嗽，有什么食疗的好方法？乙肝大三阳孕妇，DNA检测结果中等，孕期要如何治疗？

答：支原体是一种病原，可侵犯呼吸道，过去的非典型性肺炎就是由它引起的，这种病较少，你的咳嗽不一定是由它引起吧。乙肝大三阳说明病毒还在复制，可以怀孕，但孕妇必须做三阻断，三阻断的内容：①孕妇在妊娠七、八、九月是各注射高效免疫球蛋白200万单位；②胎儿产后24小时内注射免疫球蛋白200万单位；③胎儿出生后一、三、六月分别注射乙肝疫苗各一支。这样生的孩子95%是好孩子。

2.周欣欣：强直性脊柱炎有什么好的治疗方法吗？

答：强直性脊柱炎是一个很难治的疾患，诊断的依据：①脊柱关节、骶髂关节疼痛；②HLA-B27阳性；③激素、免疫抑制剂及所有止痛药物只有止痛作用，并无根治作用，中医辨证施治，桃红四物汤、桂枝芍药知母汤、黄芪桂枝五物汤、独活寄生汤，复方川草乌合剂等加减进退，可以使一部分患者痊愈，但必须坚持治疗，长期服药。

3.罗正鑫：请问花斑癣如何治疗？

答：花斑癣也叫汗斑，是由霉菌所致，所有的制霉西药均有疗效；中药白头翁、川楝子、苦秦皮、马齿苋均对此病有效，辨证施治效果更好。

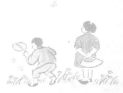

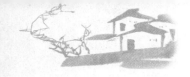

中
国
著
名
中
西
医
专
家
装
医
学
健
康
微
博

4.杜立明：我妈妈半月前车祸，卧床不起，腿骨折，颅内淤血，做头颅核磁颅内出血没有吸收，这几天一直发热，体温38.7℃左右，求你帮忙解决一下，为什么一直高烧不退？

答：外伤颅内出血是关键，如果治疗得当，半个月颅内出血多数会吸收，目前高烧说明这次外伤引起了多脏器的功能损害（MOF），由此形成瀑布效应，造成多脏器功能障碍综合征（MODS），危及生命。

2012年12月12日

1.陈英：产后两月，我得了支原体肺炎，宝宝也得了肺炎；六个月时宝宝得了幼儿急疹，检查发现支原体弱阳性，我也是阳性，我们该怎么办呢？

答：支原体引起的肺炎是真正的非典型肺炎，不要紧。支原体对四环素类比较敏感，时下阿奇霉素是常用药，可静滴10天左右，大部分都能痊愈。中医中药也有较好的疗效，麻杏石甘汤、大小青龙汤、杏苏散通过辨证论治可产生很好疗效。

2.思思：我母亲今年85岁，前两天摔了一跤，腰摔伤了，请问该怎么治疗呢？

答：应立即拍片确定有无骨折，诊断确定后积极采取治疗，老年人免疫系统稳定性极差，会出现挤压综合征，形成多脏器功能损害（MODS）。

3.触景伤情：午后目眩是什么原因？

答：引起目眩的原因很多，梅尼尔氏综合征、高血压、贫血、大病体虚等均常见，午后眩晕多无特异性，如无特殊不适，无需处理。

4.玉：女性，四季手脚冰，怕凉，是什么原因引起？

答：手脚冰凉可考虑下面情况：①低血压；②植物神经功能紊乱；③体质虚弱。

5.似水无痕：我脸上的皮肤粗糙，毛孔粗大，口干，咽干，后背跟脸上易出油，背上有小疙瘩，一抓就破，请帮我分析一下是什么情况？薏米红豆粥适合我吗？

答：你这是脂溢性皮炎合并痤疮，这个病通常和雄性激素水平较高有关，中医称为湿热，热多湿少则发病于上，湿多热少则发于下。古人有很多方剂，如黄连解毒汤、五味消毒饮、托里透脓散、石山合剂等通过辨证论治疗效很好，薏米红豆粥治疗此证一般。

6.高巧丽：宝宝两个月脸上老起疙瘩，是什么原因？有好的办法治疗吗？

答：多考虑湿疹，婴幼儿处在发育之中，免疫系统仍未发育正常，发生湿疹的比例较成人为多，目前黑豆馏油膏、鱼肝油软膏外用疗效较好。

7.玲：女孩，8岁，饮食、活动、大小便、作息都很正常，但是脸色看起来有点发青，请问孩子是否正常，需要检查治疗嘛？

答：皮肤的色泽大部分和遗传有关，当然后天的疾病对此也有影响，不能说皮肤不好看的孩子就一定有病。当然有些家长谨慎，愿意给孩子做系统检查，发现什么病及时治疗也是件好事。

中国著名中西医专家医学健康微博

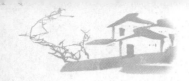

8.蒲公英：请问中医中药如何治疗多发性肌纤维瘤？

答：肌纤维瘤是良性肿瘤，如果生长部位没有出现功能障碍，体积不是很大的话可以用中药治疗，中药三棱、莪术、海藻、昆布、三七、水蛭等通过辨证论治会有疗效。

9.刘玺：男性，22岁，左下腹不适两个月，肛门排气时有油性分泌物排出，请帮我分析一下？

答：左下腹是乙状结肠之所在，也是过敏性结肠炎、溃疡性结肠炎、急慢性痢疾之重点发病部位，你所说的症候可能属于上述三种疾患之一。

10.刘芳：我妈妈泪囊炎3年，双眼流泪，偶有流脓，反复难愈，曾通鼻泪管，滴消炎眼药水，效果不佳。现医院建议妈妈手术治疗，想让您给指导一下，到底做不做手术，光靠滴眼药水保守治疗行吗？

答：泪囊炎大部分是由鼻泪管不通所致，鼻泪管之不通经常由反复上感所致之感染形成，你妈妈的问题在于，要从根本解决感冒的问题，感冒不解决，鼻泪管即使人为的通畅一次，随之即可闭塞。因此治疗应该包括消炎、疏通泪道、持续性治疗感冒，必要时注射胸腺五肽以提高免疫，防治感冒复发的综合治疗，手术效果不佳，不建议首选。

1.刘玺：我失眠多梦，遗精（连续两天晚上），胃区疼痛不适，嗳气，胃胀，屁多，医生诊断我为胃神经官能症，该如何治疗？

答：西医所谓的胃肠神经官能症，多属于中医的脾胃气虚，你可服用香砂六君丸、归脾丸、孔圣枕中丹、天王补心丹等，按说明去买，选其一二也许能见效。

2.小马哥：我想问下激素依赖性皮炎，有什么好的治疗方法？

答：皮炎的种类很多，大部分对激素都有效果，临床治疗比较困难，相对而言中医辨证施治有较好疗效。

3.liuning-雨中慢步：请问肌张力障碍——扭转痉挛如何治疗？

答：肌张力障碍并非病名，人体骨骼肌的紧张性是由锥体外系决定的，所谓锥体外系多由大脑颞叶到纹状体再到脑干和脊髓运动核，椎突外系病的代表疾患是肝豆状核变性、帕金森病，它们的肌紧张性增强，局部肌肉变硬，肢体发生震颤，目前还没有根治性方法。

4.hewen：我爸爸得了肺癌（鳞），ⅢB期，转移到纵膈，现在化疗中，副作用很大，持续咳嗽，伴血丝，请问中医如何治疗？

答：中药的强项就在于减少化疗副作用，延长患者生存期。对于诸如咳嗽、胸闷、痰中带血等症状，也有很好疗效，麻杏石甘汤、止嗽散、杏苏散、苏子降气汤、半夏厚朴汤、梅鱼三代汤（验方）、兰州方等加减进退，疗效甚佳。

中国著名中西医专家装玉学健康微博

85

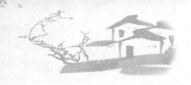

中国著名中西医专家谈医学健康微博

5.阿锋：我想问一下乙肝肝硬化在服药期间，饮食为什么要忌蛋肉奶？

答：肝硬化的主要病机就是门脉高压，门脉高压的标志除了腹水和脾大外最重要的一条是胃肠道黏膜下静脉曲张，不能吃肉蛋奶的理由是：①胃肠道不能吸收；②引起胃肠道曲张静脉破裂，形成大出血。不过用静脉输注白蛋白的方法补充蛋白是一条可取途径，建议给患者试试。

6.爱爱：慢性肠炎如何治疗？

答：慢性肠炎种类很多，有特异性和非特异性肠炎两种。特异性肠炎包括细菌性痢疾、阿米巴性痢疾、伤寒沙门菌感染等。非特异性肠炎包括溃疡性结肠炎、肠易激综合征、过敏性肠炎、克隆恩病、胃肠综合征等，我不知道你的肠炎属于那种，不能给予治疗建议。

7.不变的天空：19岁，两个月前喝啤酒后，反复恶心、呕吐，无上腹疼痛，两年前胃镜显示浅表性胃炎和胃下垂，该如何治疗？

答：你这是慢性浅表性胃炎，因喝较多啤酒而导致急性发作，中医治疗这种病应该在健脾益气的基础上芳香化浊、清热燥湿。藿香正气汤、保和汤、半夏泻心汤、香砂六君子汤、枳实消痞丸、厚朴温中汤等辨证论治，有很好疗效。

8.海水缘：怀孕后检查发现有卵巢囊肿，间断性下腹疼痛，请问对怀孕有没有影响？

答：应该说不会有很大影响，因为随着胎儿的成长，妊娠子宫越来越大，而囊肿相对越来越小，对胎儿的成长并不造成威胁。正常分娩的机会应该是很大的，你的腹痛可让产科医生做全面检查，确定原因后再进行治疗。

9.部哥：女性，20岁，久站或多走后腰痛，腰不能伸直，请问怎么回事呢？

答：这样的情况很多，应该不会有什么大问题，消瘦人群、虚弱人群容易出现这种情况，还是与相关肌肉的慢性虚损有关。

10.冬的记忆：女性，61岁，腰痛，腰椎CT提示：腰椎L4/L5节椎间盘膨出，两天前因抬东西又扭伤腰部，想问有没有可能是肾的问题？

答：患者有明显外伤史，中医叫闪腰岔气，属腰大肌之急性挫伤。当然原有之椎间盘膨出有加重，尚需做影像学检查进一步确诊，西医认为与肾脏无关。当然中医将一切腰疼均责之于肾。

11.简单幸福：颅脑外伤性出血，导致成植物人，患者八点进院CT检查头颅正常，到晚上一点多忽然意识丧失，请问这算不算医疗事故？

答：颅脑外伤当即有少量出血，这种出血会逐渐增加，当脑室积血达一定程度，颅内压超过一定界限，脑组织受压坏死病人即完全昏迷，无法挽救。有经验的医生多在脑外伤之处严密观察24小时，必要时开颅减压（颅骨打孔引流）。这是个经验问题，也是个医疗水平问题，还不能说是医疗事故。

12.浮云：我爸得了带状疱疹后遗神经痛，服什么药治疗好呢？

答：带状疱疹的后遗神经痛是一个大问题，至今还没有一个

中国著名中西医专家谈医学健康微博

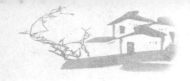

很好的解决办法，营养神经末梢的药物维生素B_1/B_{12}均无效，止痛药又不能长期服用，相对而言，中医中药尚有一定优势，柴胡疏肝散、四逆散、小续命汤、黄芪桂枝五物、川草乌、马钱子（油炸）、雷公藤、辽细辛等通过辨证论治都有一定疗效。

13.李腾鸿： 女性，32岁，已婚，有先心病病史，22岁时在武汉协和医院做房间隔与室间隔缺损修补术，但现在还有二尖瓣关闭不全。现在身体一般情况良好，可做家务，偶尔感觉心悸，心颤抖，不能运动，该如何治疗呢？能否生育？

答：先心病房损或者室损，应该是及早手术，越早越好，你之前手术做得太晚，所以留下了二尖瓣闭锁不全的后遗症，现在需不需要再手术治疗应该视闭锁不全的程度来决定。原则上严重的二尖瓣闭锁不全，尤其是合并房颤的患者是不能正常妊娠的，妊娠对大人和孩子都是一个严重的挑战，也可以说是一个危险因素。

14.子龙： 请问双足跟疼中医如何辨证治疗？

答：双足跟疼痛中医一言以蔽之——肾虚而致，论治则需大补元阳：桂附八味丸、杜仲、牛膝、川断、桑寄生、枸杞子、金毛狗脊等均为可用之药。

2012年12月20日

1.赵传钊： 我母亲49岁，左侧耳朵突发性耳聋，治疗后仍有耳鸣，高血压病史10年了，请问中医如何治疗？

答：耳鸣是很难治疗的疾病，现代医学的办法都不太理想。

中医治疗耳鸣有一定疗效，主要从补肾、活血化瘀入手：耳聋左慈丸、益气聪明汤、八珍汤、六味地黄汤、知柏地黄汤等通过辨证论治会产生一定疗效。

2.下里巴人：男性，72岁，腹胀不适。肝功检查总胆红素35.5 IU/L、直接胆红素12.4 IU/L、间接胆红素是23.09 IU/L、谷草转氨酶55.6 IU/L、总胆固醇3.29 IU/L。医院诊断：乙型病毒性肝炎（大三阳），肝硬化失代偿，腹水。请问：患者情况严重吗？怎样治疗？

答：乙肝大三阳、肝硬化失代偿，单纯西医治疗成活时间较短，经常死于大出血、电解质紊乱、感染、肝衰竭。中医中药采用疏肝健脾、利水消肿、气血阴阳大补的方法，往往能提高带病生存期（DFS），我治疗的这种病活十年八年的都是常事。这里必须要提出一点，饮食方面肉、蛋、奶类要戒吃。西医认为肝硬化就是低蛋白血症，因此他们鼓励患者食用一些有营养，富有蛋白质的食物。这恰恰促进了病人的死亡，因为肝硬化门脉高压时整个消化系统黏膜下血管处于曲张状态，不仅对高蛋白物质的吸收产生障碍，而且更重要的是这类食物容易引起血管破裂大出血。我曾看到很多肝硬化失代偿的患者就是因为这样死亡的。

3.渔：女，28岁，每年冬天发作性鼻塞、头痛，晨起鼻痒、打喷嚏，有鼻炎病史两年，且坚持早上洗冷水，要怎么治疗最有效啊？鼻炎发作时对怀孕有影响吗？

答：你是过敏性鼻炎，晨起冷水洗脸就算了吧，因为冷刺激也是过敏原。中药麻桂合剂、荆防败毒散、防风通圣散加苍耳子、辛夷辨证加减，效果佳。此外及时治疗鼻炎对怀孕就不会有大的影响，如果不治疗听之任之那就会有影响，早妊时容易引起流产，

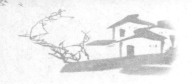

晚妊时影响胎儿发育。

4.慧杰：气管炎应该注意什么？吃什么中药对治疗气管炎有效？

答：近年来的研究成果对气管炎这个名词赋予了很多新内容，比如上气道咳嗽综合征、鼻后滴流综合征、咳嗽变异性哮喘等。它发作的因素主要是感染、感冒、粉尘、装修物件等，故应该注意避免接触这些诱发因素。中西医都有很多药物有效，西医的激素类药物、消炎药、β2受体激动剂等。中医中药麻杏石甘汤、大小青龙汤、杏苏散等辨证论治疗效佳。

5.乔梦梦：我8月份剖宫产后持续腹泻，大便稀，偶有大便成形但便质稀软，无腹痛肠鸣，1～2次/天，服用3周参苓白术丸没有好转，请医生帮忙看看？

答：你这是易激性肠病（IBD），是由于剖宫产后机体植物神经系统的不稳定形成的，中医中药附子理中丸、参苓白术散、抑脾散、卫营汤通过辨证论治均有疗效。

6.时空无礼：我白天总感觉睡眠不足，疲劳，易上火，请问该如何处理？

答：首先你应该去检查一下，在心血管、胃肠、呼吸等系统有无器质性病变，如果没有那就是植物神经功能紊乱了，补中益气汤、归脾汤、益气聪明汤、升阳益胃汤等通过辨证论治均可产生疗效。

2012年12月24日

1.李冰：请问，嘴唇干裂，肺热，怎么办？

答：肺热是中医名词，西医叫做气管炎或肺炎，口唇干裂那是唇炎所致，二者似乎没有多大关系，唇炎带有自免倾向，中医辨证论治多以祛风胜湿、清热解毒为法，通过辨证论治有较好的疗效。

2.秋燕子：我母亲三叉神经痛十多年了，以前一直射频和局部封闭治疗，但近两年好像效果非常不好，请问该病有没有办法根治？

答：三叉神经疼是一种难治病，西医的止疼药，仅有一时性止疼，无远期效果，中医中药活血化瘀、祛风胜湿、清热泻火、舒经通络通过辨证论治有一定疗效，乌蛇、蜈蚣、全蝎加入辨证方药中可使疗效加强。

3.吴姗姗：请问陈旧性肛裂反复发作，如何治疗？

答：肛裂的治疗，中医、西医都有很多外治的方法，离不开消炎、止疼、止血，大部分病人通过外治法都能见效，少数严重的肛裂外治无效，反复发作，则可考虑手术治疗。

4.杨林yl：请问肩周炎怎么办？

答：肩周炎最好的办法就是推拿按摩，当然一半次是不行的，应该持之以恒，治疗一段时间，一般疗效较好。

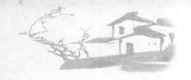

5.李一彬：我母亲患高血压，这几天感觉头重不适，眼睑及双手肿胀，请问她现在是什么问题？

答：单纯的高血压，脸和手是不会浮肿的，应该检查泌尿系统有无尿蛋白、潜血，肾动脉硬化不能排除，因为高血压大多合并不同程度的动脉硬化，心、脑、肾是动脉硬化最容易发生的部位。

6.张军：头发油腻，脸上起大小不等的红色疙瘩，疼痛，如何治疗？

答：你这是痤疮，痤疮和脂溢性皮炎不容易分开，是雄性激素占优势的内分泌表现。用侧柏叶泡水洗头可以缓解头发油腻，另外，中药五味消毒饮、托里透脓散、黄连解毒汤等辨证治疗对痤疮疗效显著。

7.shi玉莹：我父亲轻度脂肪肝，查甘油三酯升高，从治疗上要怎么治疗才好？

答：这种病很常见，首先应清淡饮食；其次是加强运动，调整生活节奏；普伐他汀、瑞舒伐他汀等降脂药物可酌情使用。

8.曾海阳：失眠、多梦、口干一个多月，请帮忙分析是什么情况？

答：失眠、多梦、口干是植物神经功能紊乱的表现，各种疾病都能引起这种病变，首先要排除体内各系统的器质性病变，如果没有器质性病变则应采取中药辨证论治的办法进行调理，天王补心丹、朱砂安神丸、复方酸枣仁汤、生铁落饮等辨证论证疗效很好。

9.似水流年：经常咳嗽有痰，胸部X线片显示左肺阴影，已排除肺结核，怎么治疗？

答：如果阴影排除不是结核，那就是感染，应采用西药消炎的方法，中医化痰止咳，清热解毒，宣通理肺等法，用银翘散、杏苏散、止嗽散、半夏厚朴汤通过辨证论治会产生疗效。

10.周桂林：我腹胀、肛门坠胀、右胁胀满，B超诊断胆囊炎，曾有胃肠炎病史，请问该怎么治疗？

答：胆囊炎长期不治就会影响到小肠、结肠，中医将此称为肝木克土，肝胃不合，许多方剂如逍遥散，柴胡疏肝散，附子理中通过辨证论治均能治疗此病。

11.王睿：感冒之后干咳，拍胸片正常，有什么好的治疗方法吗？

答：你估计有慢性咽炎或慢性鼻炎史，你的情况估计是上气道咳嗽综合征，或者是咳嗽变应性哮喘，中医中药麻杏石甘汤，大小青龙汤，养阴清肺汤，止嗽散、百合固金汤通过辨证论治有效。

12.静飞儿：请问吃精神分裂症的药，会损伤神经吗？有没有什么治疗精神分裂症的好药吗？

答：精神分裂症的药有很多副作用，会影响神经。精神分裂症中医有很多方法，祛痰开窍、活血化瘀、镇肝熄风、温肾健脾，通过用生铁落饮、天王补心丸、朱砂安神丸等辨证论治可使症状减轻。

13.小艺：我父亲62岁，感觉脚部肌肉疼痛，久行加重，动脉造影检查显示动脉血管阻塞，有糖尿病、白内障史，我们该怎样做？

答：糖尿病最大的并发症就是动脉硬化，动脉硬化发生的器

中国著名中西医专家养生学健康微博

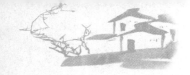

官是心脑肾，应该进一步检查，高血压、高血糖、高血黏、高血脂、高尿酸应积极服药对上述"五高"及时控制，才能延年益寿。

14.泥妞鱼：我朋友流鼻涕，头疼，经常鼻塞，易感冒，有风或者冷天会加重，观察鼻腔内有一个突起的肿物，请问是怎么回事，该怎么治疗呢？

答：你朋友这是鼻息肉伴慢性鼻炎，首先及时去做手术治疗鼻息肉，其次控制鼻炎。

2012年12月25日

1.綦祺：请问治疗肾结石选择手术好还是保守治疗好？

答：治疗肾结石第一选择不是手术，首先选择碎石加中药，碎石后遗症通过中药可以完全克服，从而达到理想疗效。

2.犀利哥：男，22岁，反酸，胃脘不适，胃镜检查：浅表性胃炎并胃窦糜烂，吃了泮托拉唑会好转，但停药后病情又反复，该怎么办？

答：你的病情诊断已经很明确，就是浅表性胃炎并胃窦糜烂，这个病吃西药只能治标不治本，建议你还是找中医看看，用香砂六君汤、半夏泻心汤、黄连解毒汤等辨证论治效果非常理想。

3.owen：肾结石碎石后8年，现在肾内还有小结石，有少量肾积水，怎么治疗？

答：肾结石手术治疗不是第一选择，因为手术后有很多后遗症，中医治疗肾结石是其强项：金钱草、鸡内金、海金沙、冬葵子、滑石等具有显著溶石碎石作用，如果通过辨证论治来组方，80%患者均能取得很好效果。

4.八字没一丿：您知道寒冷性红斑怎么治么？

答：红斑有结节性红斑、多形红斑、蝶形红斑、湿疹样红斑，寒冷对于任何红斑来说都是一个激活因素。有一种叫做寒冷性荨麻疹的是不是你说的寒冷性红斑，还需要进一步研究。不过上述所述红斑均带有自免相关性，西医采用激素、众多免疫抑制剂、5-羟色胺及组织胺抑制剂治疗；中医中药治疗此病采用祛风胜湿、活血化瘀、清热解毒、消肿透斑通过辨证论治疗效显著。

5.mylife：糖尿病患者，体检发现主动脉球部钙化，该怎么办？

答：主动脉钙化是老年人常见的组织学改变，也是动脉硬化最常见的组织改变，糖尿病患者这种情况更多见，如果没有出现特殊的症状，就不必管它。

6.黄灿标：脊椎关节病引起右脚跟痛，应如何治疗？

答：脚跟痛由下列几种原因引起：①跟骨骨刺；②跟骨骨膜炎；③跟骨神经痛。不同的疼痛有不同的治法，需进一步明确诊断后再进行治疗，例如X光片、RF、抗O等检查。

7.刘凌宇：裴老师您好，我是在校中医学生，希望您能推荐几本书专业书籍？

答：中医是一个经验医学，它的理论来自临床实践，其实都是经验的进一步归类，要选择有临床经验作者的论著拜读，临床经验越丰富，他的论著就越能指导临床。张仲景、孙思邈、陈修园、吴鞠通、王孟英、张锡纯、唐容川、蒲辅周、余无言等人著

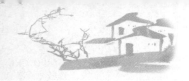

作都是振聋发聩之作。其中《伤寒》、《金匮》要熟读精读，必要时重要的经文要能通背。《千金方》、《千金翼方》、《陈修园医书》、《温病条辨》、《温热经纬》、《医学衷中参西录》、《血证论》、《蒲辅周医案》、《伤寒金匮新意》等，可在一生中逐步阅读，重点记忆。

2012年12月27日

1.mylife：我爸56岁，糖尿病史10年，今年体检出主动脉球部钙化，血压149/95mmHg，现在口服拜阿司匹林，洛伐他汀，糖尿病打胰岛素，每年打一次血栓通粉针，还需要什么治疗吗？

答：你爸爸糖尿病、高血压、动脉硬化，你说的治疗很正确也比较恰当，如果全身没有什么不适，这个治疗还是比较全面的。如果有心前区不适、头疼、头晕、浮肿等，还需做进一步检查以提供其他的治疗方法。

2.shawn：我姐姐怀孕一个多月，最近她胃不舒服，食欲缺乏，反酸，嗳气，腹胀，有许多药物都是孕妇禁忌吃的，该怎么办？

答：你姐姐是妊娠反应，西药的确有很多禁忌，但是中药治疗妊娠反应还是蛮好的，如香砂六君汤、旋覆代赭汤、橘皮竹茹汤等，通过对症加减可取得很好疗效。

3.黄灿标：今天检查双腿轻微骨质增生，骨质疏松，请问增生要不要动手术？

答：骨质疏松经常见于以下情况：①妊娠妇女；②更年期妇女、缺少运动或非户外工作的中老年人；③重大的慢性病患者。

缺钙的患者容易出现骨质疏松，骨质疏松的患者容易出现骨质增生，一般应该内科保守治疗，如口服钙剂、维生素AD等，无需进行手术。

4.LYL：冬季身上换下来的衣服里面会沾了象头皮屑一样的东西，请问这是不是银屑病，该怎么治好呢？

答：那不是银屑病，银屑病也就是牛皮癣，它是一种原因不明的难治的皮肤疾患，具有下列三个特点：①银屑；②揭开银屑，其底面有钉板样物；③皮肤底面发红，有出血点。

5.贾小华：我媳妇做了输卵管造影，显示两侧输卵管都堵塞，还有积水，已做过开腹造口手术，我想问下中医有什么治疗法防止以后再次粘连？

答：输卵管闭塞手术接通是一种办法，但大多数病人随之又出现不通，主要还是局部的炎症在作怪，所以中医辨证论治控制炎症的发展，有时候可以解决再次粘连的问题。

6.凡人：请问高血压有几种辨证类型？

答：中医治疗高血压疗效非常理想，但必须辨证论治。过去有人将高血压分为：①肝肾阴虚型；②阴虚阳亢型；③气滞血瘀型；④肝风内动型，但这四种类型仍然不能涵盖所有的高血压类型。

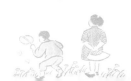

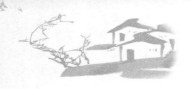

2013年1月5日

1.薄彩霞：青春期功血，每天注射一支25mg丙酸睾酮，连续注射5天，会不会对身体产生很大的伤害？

答：青春期功血一般不需要注射丙酸睾酮，这会对少女的内分泌造成很大伤害，中医的丹栀逍遥散、桂枝茯苓丸、桃红四物汤、理冲汤、固冲汤通过辨证论治都能产生立竿见影的疗效。

2.刘德玲：请问慢性结肠炎能治好吗？

答：慢性结肠炎有特异性的和非特异性的，前者有痢疾、阿米巴痢疾、肠结核；后者有过敏性结肠炎、溃疡性结肠炎、肠易激综合征。前者治愈比较容易，后者治愈虽然困难但也能有效，中医中药对此病的疗效尤其突出。

3.然6106：我呕吐，腹泻两天了，黄色水样便，平均每3小时一次，口渴，饭后胃胀，吃着肠炎宁，效果不好，如何治疗？

答：引起上吐下泻的原因很多：①急性胃肠炎；②胃肠综合征；③食物中毒；④严重的植物神经功能紊乱；⑤胃肠道肿瘤，每一种治疗方法都不同，我不太明确你具体的得病原因，很难进一步分析治疗。

4.张飞：男，25岁，健忘，怕冷，手脚怕凉，注意力不集中，性生活时间短，记忆力减退，尿不尽，夜尿频，烦躁，脱发，耳鸣，胳膊腿酸软，疲乏，请问我是怎么了？

答：从你的症状来说，在中医你属于典型的肾阳虚的表现，你应该去检查有无高血压、有无前列腺疾患。

5.杜丽霞：我朋友得了肝肿瘤，如何治疗？

答：肝肿瘤有：①良性肝血管瘤、肝囊肿；②肝癌。前者如果没有任何症状，体积不大可以不管它，如超体积很大造成了含着的不舒，可考虑手术，肝癌是一种严重疾患，当今世界对肝癌的治疗已经形成了一些共识，如手术、介入、肝移植，当然还有多维适形调强放疗、靶向治疗、化疗等。

6.子涵：12岁的小孩子高烧不退，持续3天，输液（不详）不管用，查血象正常，请问是为什么？

答：说明你的药物不对症，小儿发烧三天一般是上感所致吗？所谓上感就是上呼吸道的感染，包括咽炎、鼻炎、中耳炎、腮腺炎、扁桃腺炎、气管炎等，应该找有经验的大夫进行正规的治疗。

7.晶么晶：请问裴医生有没有治疗冻疮的好方法？

答：冻疮的治疗要按照情况而定，如果光是红肿，用鱼肝油软膏；如果是起泡、流水，用紫草水换药，当然具体情况要具体确定。

8.黄灿标：我伯伯，每天早上九点到下午三四点胸口都会刺痛，请问这是为什么？要做什么检查？

答：你伯伯的问题多考虑冠心病，建议给他测血压、血脂，必要时做冠状动脉造影，确诊有无冠心病。此外根据他的疼痛时间，若刺痛在饭后多发生的话，还要考虑十二指肠疾患和胰腺疾患，建议先做腹部B超初步诊断或者鉴别诊断。

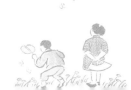

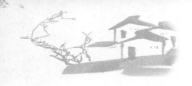

中国著名中西医专家医学健康微博

9.金玉霞：脑鸣，自觉嗡嗡响近两月，右耳鸣，睡眠差，嘴里感觉很甜，拍颈椎X线片诊断颈椎退行性变。请帮我分析一下这个是什么情况？

答：你这是颈椎病，颈椎病一般分为椎板型、血管型、神经型、脊髓型，你有脑鸣、耳鸣属血管型的可能性大，是椎动脉受压所致。推拿、按摩及药物配合治疗有效果。

10. 点点：女孩，4岁，查出幽门螺旋杆菌阳性，在西医的指导吃了半个月抑菌药，接下来我想给女儿吃中药，想征求你的建议？

答：幽门螺杆菌阳性，应该针对HP进行三联或四联疗法，如果胃部还有症状可找中医调理，如无症状则不一定去治疗，因为4岁小儿得慢性胃病的可能性较小。

2013年1月10日

1.芝芝：腰椎CT片子报告：L4/L5椎间盘向后超出椎体后缘，硬膜囊受压变形，囊前脂肪间隙消失，双侧神经根受压，余椎间盘未见异常，这情况严重吗？

答：你这是典型的腰椎间盘突出症，它压迫坐骨神经引起坐骨神经痛，你目前的情况不算严重，但必须抓紧治疗。通常的办法是坚持睡半年的木板床，平均每天16小时，这样可以松弛椎间韧带，使脱出的椎间盘髓核缓慢复位，如果再配合药物治疗，疗效会更好，按摩、理疗、针灸也会产生疗效。但不是所有的椎突都能治好，一部分难治患者还要责之手术治疗。

2.下里巴人： 我爸上腹胀痛，伴颜面萎黄、尿黄。CT及腹部B超均提示：胆总管扩张。请问这是什么病？

答：你爸爸这是胆道梗阻，梗阻部位偏下，接近胆管壶腹部位，这样的梗阻癌症居多，但是蛔虫、胆石、炎症都有可能引起，检查方法以ERCP（十二指肠、胰、胆管造影）、MRCP（十二指肠、胰、胆管成像）为最好。

3.小小的石头： 垂体瘤引起眼睑下垂的情况，是不是只能手术治疗？

答：垂体位于视神经交叉之上方，一部分垂体瘤压迫视神经可以产生眼睑下垂，但垂体瘤的症状主要表现在内分泌方面，如影响到甲状腺、肾上腺、性腺等，故建议及早进行手术治疗。

4.黄灿标： 男，19岁，医院诊断肾病综合征一个月。眼睑及双下肢浮肿，血压140/75mmHg。要检查什么？中医治疗好，还是西医较好？

答：肾病综合征一般血压不高，你的血压高，慢性肾小球肾炎的可能性较大。你要做系统检查：反复检查尿蛋白、反复测量血压、血脂、血钙、肾功能、血象。治疗方面：西医主要用激素和免疫抑制剂，短期效果较好，长期效果较差，中医辨证论治疗效相对较好。

5.狠狠妞： 我结婚一年没怀孕，有很严重的痛经，中医治疗痛经可以吗？

答：中医治疗痛经是其强项，如无输卵管堵塞，男女双方都无其他疾患，通过中医治疗，应该是可以怀孕的。

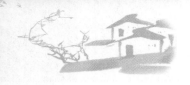

6.王帆：唇旁、下巴反复长痘痘，饥饿时伴有轻微胃痛，总是很口渴，不吃上火的东西却总是长口腔溃疡，嘴唇干燥起皮，冬天手脚冰冷（女）。请问有以上的症状是什么原因？

答：反复发作的口腔溃疡大多数具有免疫相关性，你除痤疮外，其余表现均属顽固性溃疡的并发症。

7.曹茜茜：我外公今年72岁了，他感觉胸椎疼痛，伴腰椎和肩胛骨疼痛，希望老师帮助解答一下？

答：老年人患腰背疼痛者多，大部分属退行性骨关节炎，一部分属强直性脊柱炎，应该检查HLA-B27、C-RP、血沉、血象等，以帮助诊断。

8.张国梁：孩子反复发烧，该怎么办？

答：发热高烧不退，应该查明引起发烧的致病菌是什么，再做药敏试验，找到对其敏感的抗生素，当然还有一些细菌即所谓的超级致病菌，如抗甲氧西林金黄色葡萄球菌（MRSA）、鲍曼不动杆菌等对绝大部分抗生素都有耐药性，待查明病菌后再进行对症治疗，效果会好。

9.扣妹：9岁女孩，有黄色白带，请问是怎么回事？

答：说明孩子妇科有感染，大体有三种可能：①细菌感染；②霉菌感染；③滴虫感染，后二者可引起瘙痒。

2013年1月14日

1.ailian：我妈妈每年冬天受凉后会高烧、发冷、咳嗽，她有支气管炎病史30年了，请问有什么好的治疗方药？

答：30年支气管炎病史，估计你母亲已有轻度肺气肿，要赶紧治疗，否则到老年后会变成肺心病。中医药辨证论证治疗肺心病疗效甚好，麻黄桂枝合剂、止嗽散、麻杏石甘汤、杏苏散、银翘散、五味消毒饮等通过辨证论治效果很好。

2.狠狠妞：我痛经，结婚一年多未孕，医院B超检查：子宫内膜增厚，中医能否治疗？

答：子宫内膜增厚，严重的痛经，都不利于怀孕，治这类病中医疗效较好，二者都需要活血化瘀，如桂枝茯苓丸、少腹逐瘀汤、桃红四物汤等通过辨证论治都能产生很好疗效。

3.下里巴人：请问胆管壶腹癌怎样治疗好？

答：胆管壶腹癌恶性程度高，发展快，死亡率高，原则上是尽快手术，术后可采用放疗（适形调强）、化疗；中药疏肝利胆、清热解毒、软肝散结通过辨证论治配合上述治疗可延长生存期。

4.马玉平：我父亲眼胀并轻度黄疸，无其他特殊不适，X线检查：胆囊有点阴影。请问像这种情况该如何治疗？

答：首先要检查甲状腺功能全项，排除甲亢；另外，要检查总胆红素、结合胆红素、直接胆红素、网织红细胞、乳酸脱氢酶，排除溶贫，等确诊之后再进行治疗。

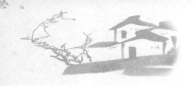

5.张春兰：心悸、心慌、气短、胸痛、睡眠差、耳鸣、胃脘疼痛、伴恶心，心电图检查正常，社区医院诊断为预激综合征，请问应该怎么治疗？

答：预激综合征大部分人没有症状，少部分人就有这种症状，它经常和胃肠疾患相联系，在治疗方面首先要治疗胃病，胃好了植物神经紊乱的问题就会减轻大半，预激综合征也会好转，起码你上述症状会减轻，中医辨证论治常用方药有生脉散、真武汤、二加龙骨牡蛎汤、天王补心丹、归脾丸、柴胡加龙骨牡蛎汤等，效果明显。

6.赵灵：那些原因会导致坐骨神经疼？

答：坐骨神经痛一半是由椎突、椎膨引起，部分由腰椎增生、黄韧带钙化引起，小部分是由坐骨神经炎所致。

7.熙熙：持续咳嗽是什么原因引起？

答：咳嗽的问题原因很多，起码在教科书上有下列几种：慢性咽炎、慢性鼻炎、咳嗽变应性哮喘、鼻后滴流综合征、上气道咳嗽综合征、嗜酸性粒细胞气管炎、百日咳、慢阻肺、肺癌等。

2013年1月16日

1.玉丽：儿子7岁，这两年睡觉时爱流口水，从小不吃肉、蛋、奶，我想问问是什么原因？

答：孩子7岁了，应该不经常流口水，你的孩子胃肠植物神经系统尚未发育健全，正因如此，孩子才不吃肉、蛋、奶，中医在这方面有优势，可以采用健脾、和胃、疏肝等方法，通过辨证论治可达到较好的疗效。

2.慕祺：女性，31岁，产后五个月出现膝关节内侧疼痛，压痛明显，干活、受凉后加重，X线片检查正常，请分析一下这是什么情况？跟生孩子有关系吗？

答：你这是反应性关节炎，当然和围产期的机体变化有关，要知道生孩子对女人来是一件大事，它会引起全身各系统的变化，妊娠后的关节痛、全身麻木中医叫做"产后风"，实际上就是西医的多发性神经炎和反应性关节炎。反应性关节炎是过渡性诊断，它可以发展为退行性关节炎、风湿性关节炎、类风湿性关节炎和强直性关节炎。

3.张检妹：甲沟炎怎么治呀？

答：甲沟炎还真不好治，因为指甲部位是最容易感染的地方，所以容易反复发作，西医有涂抹龙胆紫、红药水等治疗方法，中医中药也有一些方法，阳和汤、托里透脓散、仙方活命饮、五味消毒饮等通过辨证论治可以产生很好疗效。

4.baishi：中耳炎术后，听力严重下降伴耳鸣，有什么药可以治疗？

答：中医中药对中耳炎很有疗效，耳聋左慈丸、六味地黄丸、小续命汤、柴胡疏肝散、逍遥丸通过辨证论治均有一定疗效。

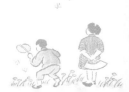

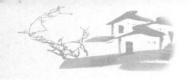

中国著名中西医专家装医学健康微博

2013年1月21日

1.曹青月：请问骨髓炎能治好吗？

答：骨髓炎要看情况而定，西医的办法就是清创、换药、消炎；中医的办法就是托里、排脓、祛腐、生肌，前者适合于骨髓炎的急性期；后者适合于骨髓炎的慢性期。相对而言，中医治疗骨髓炎疗效较西医略胜一筹。

2.花儿：淋巴能转移性腺癌，未找到原发病灶，化疗一次，正在接受中药调制，这病严重吗，请帮忙分析？

答：确诊是癌症的话病情就比较重，虽然你说的情况简单，我也可以帮你分析一下，找不到原因的转移腺大部分来源于肺，可对肺脏做反复检查，确定原发灶对治疗大有好处，盲目的化疗一方面药物可能不对症，另一方面疗效不确切。

3.嘟嘟：女性，22岁，近来一直咳嗽，手脚浮肿，医院去检查诊断为肺水肿，请帮忙分析诊断？

答：肺水肿只有在左心衰竭时才发生，那叫急性肺水肿，可见端坐呼吸、心性哮喘、咳嗽吐痰、咯血胸痛，要按照急性心衰紧急抢救。近来一直咳嗽，要请专科医生检查，引起慢性咳嗽的原因很多，如：慢性咽炎、慢性鼻炎、鼻后滴流综合征、咳嗽变应性哮喘、上气道咳嗽综合征、嗜酸细胞性支气管炎等。

4.兰：嘴唇发黑，脱皮是怎么回事？

答：嘴唇发黑、脱皮常见下列原因：①唇炎；②肾上腺皮质激素低下（阿迪森氏病）；③缺氧（心肺疾患）；④维生素缺乏。

5.黄灿标：我做肾活性检诊断：1～2期膜性肾病。服用强的松12粒，请问还有更好治疗方法吗？

答：膜性肾病也叫基底膜性肾病，应该在尿常规检查时有尿蛋白、尿潜血之类，一部分病人有浮肿和血压偏高，大量激素是一种治法，但不是最好的治法，因为它常常容易骑虎难下，不易停药，相对而言中医辨证论治对此病的疗效比较理想。

6.净化心灵：请问面瘫是怎么引起的？中西医如何治疗？

答：面瘫是面神经炎、三叉神经炎的后遗症，西医用激素、维生素治疗此症，中医牵正散、小续命汤通过辨证论治也能取的很好效果。

7.述谎–属于我们的未来：请问荨麻疹中医治疗效果如何？

答：中医对荨麻疹有很好疗效，但必须辨证论治，说某方某药能治疗荨麻疹是对中医的曲解，荨麻疹一般通过望闻问切辨证，分为风热、风寒、湿热、血热、血瘀等证型。不同证型有不同理、法、方、药。

8.石颜慧：我母亲迎风流泪，寒冷天加重，泪水白色浑浊，容易粘到眼睫毛，如何治疗？

答：首先去检查有无沙眼，然后看看有无泪囊炎，除此之外引起迎风流泪的还有卡他性结膜炎。要有确切的诊断才能对症治疗。

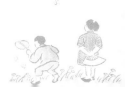

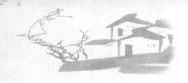

中国著名中西医专家装正学健康微博

9.兰研：求医生推荐下股癣用什么药？

答：股癣也是体癣之一，由真菌引起，最好的抗真菌药物目前有酮康唑类、棘白霉素类，市售的斯皮仁诺疗效很好。

10.余蓉：我妈妈47岁，间歇性的流鼻血三个月，鼻黏膜检查正常，月经周期紊乱，请问她可能是什么病？

答：流鼻血首先要考虑血小板有无减少，其次要考虑鼻黏膜血管有无畸形，再次要考虑患者的血压、凝血机制等。月经周期植物神经功能紊乱，使鼻黏膜血管的通透性发生改变也可引起鼻出血，通常叫做倒经，中医叫热入血室。

11.下里巴人：十二指肠乳头状癌肝转，医生说不能做根治手术，只能做扩张胆管退黄和改善进食的手术，这个情况一点治疗办法都没有了吗？怎样治疗才能延长生命呢？

答：是的，他现在情况只能做胆肠吻合以达到退黄作用，任何恶性肿瘤一旦发生肝转，对原位癌的手术便失去了临床意义。他现在可以通过化疗配合中医药治疗的办法，能适当的延长生命。

2013年1月23日

1.标准风味：男，胸痛，天热加重，疲乏，肺部X线片正常。请问我是什么病？

答：你首先应该测量一下血压，其次你要查血脂、血黏度、血尿酸，因为心前区的闷疼不适，在气温升高时症状明显首先考虑高血压、冠心病；也有一部分低血压患者也可以产生动脉硬化冠心病；低血压患者不合并动脉硬化也可以出现上述症状，因为血压降低之后冠状动脉供血不足也可以引起；如果都不是上述情况，那么严重的植物神经功能紊乱也会出现你的那种表现。

2.黄灿标：膜性肾病，治疗一般需要多长时间？复发率高不高吧？医生说中药一定不能治疗我这个病，一定要吃激素才行，我现在已经住院半个月，病情未见好转，该怎么办？

答：首先说中医不能治疗此病的观点，属于个别医生对中医认识的偏见，其实中医治疗这种病是其强项，当然要找水平高的、经验丰富的中医。这种病用激素治疗后的复发率是100%，所以西医对本病十分棘手，而中医治疗此病只要辨证准确，施治得当，应该说治愈率在50%左右，你不要问什么时候能好，任何一个大夫都不能给你肯定什么时候好，只有认真长期吃药才能见疗效。

3.马小兵：我母亲黄斑前膜病变，伴有水肿、视物变形，手术剥离前膜后水肿依然，麻烦您看看中药如何调治？

答：这是眼底动脉硬化黄斑病变，通常是高血压全身动脉硬化的一部分，西医对此病的治疗有降脂、抗凝、抗氧化等方法，中医中药杞菊地黄汤、丹栀逍遥散、桂枝茯苓丸等通过辨证论治有一定疗效，但是对眼底黄斑病变从根本上仍然没有好办法。

4.松松：15岁患者，突发耳鸣5年，请问先生这是什么情况？

答：这是神经系统的紊乱，属于青春期综合征的范畴，有一部分较严重的患者，还可以听到别人和自己说话，中医中药柴胡加龙骨牡蛎汤、孔圣枕中丹、莲子清心饮、生铁落饮通过辨证论治对此病有效。

中国著名中西医专家医学健康微博

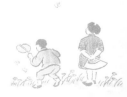

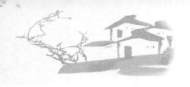

中国著名中西医专家装匹学健康微博

5.腊梅：父亲53岁，脑出血术后十月余，失语、四肢活动不利，请问这种情况有没可能好起来？

答：有可能好起来。从你父亲不能说话说明出血部位在左侧基底节附近，手术就是清除残留血块，但是遗留的凝血仍然存在，这需要慢慢吸收，一方面要降压、降脂、改善血黏度、抗氧化；中医中药对于脑出血后遗症具有独到疗效，活血化瘀、软坚散结、镇肝熄风，使用冠心Ⅱ号、地黄饮子、补阳还五汤、镇肝熄风汤等通过辨证论治能达到很好疗效。

6.淡淡幽梦：19岁，男性，反复面瘫，请问能治好吗？

答：面瘫是可以治好的，不过要治疗方法对头；中医中药治疗此病是强项，西医西药善于使用激素，有一点早期疗效，殊不知经常骑虎难下，停药后大部分病人容易反跳。中医采用活血化瘀、祛风胜湿及虫类药物通过辨证论治往往能产生很好疗效。

2013年1月24日

1.张培宏：肺气肿患者，痰黄粘不宜咳出，自觉心中大热，大便5日未行，用以下方药可以服用吗？

苏子15g 芥子15g 莱菔子15g 北五味子12g 姜半夏8g 白术12g 茯苓12g 陈皮12g 前胡12g 白前12g 丹参12g 川芎12g 黄芪10g 火麻仁g 炙天南星8g 甘草8g

答：此方为苏子降气汤加味，外加三子养亲汤，可以治疗慢支、肺气肿，但须临证加减辨证施治，使之更适合个体需要，否则不会产生显著疗效。

2.下里巴人：我妈妈无论吃饭与否总感觉饥饿，曾有浅表性胃炎，这是什么原因啊？怎样治疗呢？

答：浅表性胃炎就有这种症状，中医将此称为"胃热善饥"，香砂六君子汤、半夏泻心汤可使症状减轻。

3.下里巴人：十二指肠乳头癌已发生肝转，已做胆肠吻合术，中医中药治疗有用吗？

答：胆肠吻合术是姑息性手术，通常为了缓解胆汁反流，其实这种手术后，患者的胃肠道症状仍然很多，因为癌症还在进展，为了改善生存质量，延长生存时间（OS），服用中药还是非常必要的。

4.菊芳：男，19岁，检查确诊前列腺炎，请问这种病能治好吗？

答：建议患者检查衣原体和支原体，19岁的孩子是不容易得前列腺炎的，一旦有此病，如是普通感染，经过消炎治疗后会很快好转，如果是衣原体和支原体的感染，叫做"非淋"，治疗就非常顽固，不易治好。

5.青青子衿-小青：产后一月摔伤臀部，皮肤青紫伴疼痛，治疗两月后仍有疼痛，请问该怎么办？

答：要及时治疗，产后身体虚弱，轻微创伤会引起较大的反应，及时治疗会使之停在萌芽状态。

6.赵志龙：女，手脚汗多，间断腹泻，颜面痤疮，如何治疗？

答：三个问题其实都是一个问题，出汗和腹泻是副交感神经兴奋增强，脸上长痘痘是雌性激素偏少，前者植物神经功能紊乱，

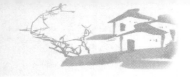

后者是内分泌功能紊乱，二者可互为因果、相得益彰，中医补中益气汤、附子理中汤、丹栀逍遥散、五味消毒饮通过辨证调节寒热（阴阳）可取得效果。

7.小电工： 男，61岁，左侧大脑基底节出血，术前出血量约为120ml，引流术后四月，术后近一个月恢复意识，但不能说话，左侧肢体瘫痪，大小便及饮食正常，如何治疗？

答：要耐心对待，坚持中西药治疗，大多数病人通过一两年的调治，可达到显著疗效，个别病人还可走向工作岗位，中医药地黄饮子、补阳还五汤等辨证论治可协助患者恢复。

8.李媚媚： 5岁孩子，反复发热，体温高于38.5℃后抽搐，意识丧失，多次住院结果为细菌、病毒及支原体感染，该怎么治疗？

答：支原体的感染就是传统的非典型性肺炎（并非前几年的非典），这种病主要是高烧显著，高烧时抽搐叫做高烧惊厥，治疗时必须中西医结合，中医麻杏石甘汤、桑菊饮、银翘散、羚角钩藤汤通过辨证论治疗效好；。

9.酸菜佬： 动脉硬化患者能用三七和丹参吗？

答：动脉硬化这两种药是可以服用的。

10.犀利哥： 男性，22岁，患有无菌性前列腺炎，阴茎左侧有条索样突起，无其他症状，不影响勃起，请问这是不是阴茎硬结症啊？

答：无菌性前列腺炎没有这种说法，年轻人的前列腺炎多有细菌感染，只有中老年的前列腺肥大，感染成分较少，你说的阴茎左面的突起物并不清楚，不好回答。

2013年1月28日

1.田会娟：男性，30岁，间断鼻衄，天气干燥会加重，请问是什么原因？

答：流鼻血的患者很多，除了全身病变如血液病、风湿病、自免病等之外，鼻腔血管裸露、鼻中隔弯曲、鼻甲肥大均可引起鼻衄，中医中药对后者具有较好疗效，西医的激光、热焊也有一定疗效，顽固性鼻衄还需针对情况进行手术治疗。

2.玉丽：淋浴后乳房疼痛两月余，请问这是怎么回事？

答：你有乳腺增生，乳腺增生属于慢性炎症范畴，平常没有症状，遇到各种刺激就会产生疼痛，在月经前后也常有疼痛。

3.犀利哥：女性，反复颜面部痤疮，请问有什么药常规吃可以治疗这种病，长期避孕药行吗？

答：吃避孕药的最大缺点就是抑制雌激素的分泌，雌激素分泌低下相对的雄性激素会增加，其特点就是长痘，所以建议以后不要再吃避孕药了，有些妇女会引起卵巢早衰，30岁左右就会变成黄脸婆。

4.思：我父亲乏力、厌食、怕冷，睡觉时最甚，请问这是为什么？

答：任何慢性病都可以引起这种症状，这在西医就是植物神经功能紊乱，中医就是阳虚症候群，说明人体的阳气不足，"邪之所凑，其气必虚"，所谓慢性病也属于邪气之范畴，它会伤害人

中国著名中西医专家谈医学健康微博

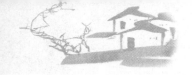

体之元气，阳气乃元气的主要成分。

5.viking：我母亲患有糖尿病、高血压，请问怎么治疗？

答：糖尿病患者（尤其是2型糖尿病）经常合并高血压、动脉硬化，面对这样的病人，首先要控制血糖，血糖控制好了，动脉硬化的发展就会慢下来，控制血糖最理想的药物还是胰岛素，胰岛素要早打，越早越好，目前上海罗氏公司把世界最好的胰岛素制剂及时的引入国内，你可根据病情在医生指导下去进行治疗。

6.qiren：遗传性低血压怎样治疗？

答：只能说血压低和遗传有关，在诊断学上还没有遗传性低血压的名词。西药的功效太专一，它们的升压药大半是抢救休克的，用于一般的低血压会弊大于利；相对之下中医的归脾丸、升陷汤、补中益气汤、升阳益胃汤等通过辨证论治疗效较好。

7.陈美：男性，40岁，心绞痛，食后呕吐，嗜酒，不饮酒上述症状会加重，如何治疗？

答：长期大量饮酒能促进高血压动脉硬化，对酒精有很大依赖性，容易成瘾，成瘾后如不饮酒植物神经系统就会紊乱，可促进冠心病的发作，这就是"成也萧何败也萧何"。这种冠心病的治疗是比较复杂的，心理因素必须解除，戒酒要慢慢来，不能急于求成。

8.先生：男性，22岁，长跑后脸色苍白，然后变红，请问是什么原因？

答：你这属于周围血管适应功能低下，其实质是血压下降，但是还没有下降到休克程度，俗称"虚脱"。说明你的体质较差，心血管的代偿功能不十分理想，但也不算病，你以后要加强锻炼，逐步提高心血管的适应能力。

9.呵呵：高空摔下致髋臼骨折，骨折现已愈合，请问怎么预防股骨头坏死？

答：首先必须要正确处理这次骨折，正确地完成骨折恢复期功能锻炼，同时要补钙，多晒太阳，每日要有室外活动计划。

10.下里巴人：我父亲十二指肠乳头癌肝转，做胆肠吻合姑息性手术。想问下可以做放化疗吗？他一直低钾是为什么？

答：你父亲这种病做胆肠吻合术目的是为了解决黄疸、梗阻、疼痛，其实对癌症本身没有任何作用，反而会促进癌症发展。一般放化疗的原则是：癌症肝转则不宜放化疗，但最近也有人在这方面试探，还没有可靠的定论。这样的病人电解质紊乱，以低钾最显著，都是由于消化吸收障碍引起，术前的恶心、呕吐不仅会造成低钾，还会引起低钠，补钾是一种办法，但有些病人不一定会奏效，因为有些患者到最后是细胞内缺钾，单纯输钾很难纠正。

11.ailian：剖宫产术后颜面部痤疮，进食辛辣刺激食物后加重，便秘，请问是什么原因？

答：手术可以圆满解决某些疾病的治疗问题，但是它对人体而言确实是个巨大刺激，这种刺激对一部分患者会造成机体功能的紊乱，如内分泌、代谢、植物神经等。你手术后肯定形成了月经紊乱，一般是月经量变少，那是雌性激素减少，雌性激素的减少就暗示雄性激素增加，一个女孩子雄性激素增加就会产生痤疮。西医替代疗法（HRT）带来的月经那是"戏子的胡子"，并不能治疗粉刺痤疮；中医中药辨证论治有很好疗效。

中国著名中西医专家装医学健康微博

115

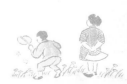

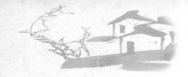

2013年2月1日

1.林雪峰：胰腺炎患者，已经治愈，饮食应该注意什么，能根治吗？

答：胰腺炎的治疗应该是长期的工作，主要在饮食方面需要长期调理，肉、蛋、奶等高蛋白食物应长期少食或不食，如有疼痛还需药物治疗。

2.鸣：体检发现乙型病毒性肝炎（大三阳），生化检查肝功正常，无特殊不适，请问这个要治疗吗？

答：这要治疗，主要是抗病毒治疗。你可以服用核苷类似物、阿德福韦酯、拉米夫定、恩替卡韦，三者之中任一种或任两种。每日一次，每服一粒，半年为一疗程。

3.陈凌俊：我母亲右手没力气，医院诊断为运动型神经疾患，不知诊断是否正确？

答：西医有"运动神经元"疾病，这个病不是一般病，它必须具有明显的肌萎缩，不知你母亲有没有肌萎缩，如果没有只能叫做关节疾患或末梢神经疾患。

4.莎莎：长辈说怀孕初期不能吃羊肉，不然孩子会得羊痫疯。这种说法对吗？

答：长辈的话是应该听的，但是这个话不对。怀孕期间原则上什么肉都能吃，当然平素有过敏性疾患的人最好不要食用海鲜、菌类等食物。

2013 年 3 月 21 日

1.段誉：请问阴囊潮湿瘙痒有什么好办法治疗吗？

答：阴囊部位的潮湿正常人也存在，因为这是保暖最好、汗液不易蒸发的地方，如果有瘙痒那就是过敏。过敏实质是组织胺和5-羟色胺的分泌增加，用抗组织胺和抗5-羟色胺的药物就会缓解。

2.陈珍：我爸爸今年1月在工作时被一小铁丝弹中眼睛，手术后一直头疼，眼睛发炎，中、西医都看过了，还是没好转。教授可以帮帮忙吗？

答：你爸爸这个要看具体情况了，角膜、晶体、虹膜、眼底等哪些部位受到了损伤。

3.初秋：我26岁，因为背痛经常吃药，导致现在闭经三四个月。请问有什么药能治疗闭经吗？

答：引起后背疼痛的原因很多：①胆胰；②颈椎；③肌肉等，这些病和月经不调之间没有直接关系。关于你月经不调的原因应该从各方面去考虑，你没有提供你吃的具体药物，原因不清的话，治疗就没有针对性，也无法给你提供相应药物。

4.泪舞：分娩后一直胸口疼，深呼吸就咳嗽。请问这是怎么回事？

答：胸痛和呼吸性咳嗽，说明气管和肺有感染，或者有残留的炎症，你应该拍一个胸部X线片，必要时拍胸部CT，便于明确

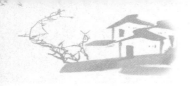

诊断治疗。

5.刘小兵：去年我脸上长了好多痘痘，现在好多了，但是留下了很多痘印。请问什么办法能让痘印消失？

答：对一个瘢痕体质的人来说，你所说的痘印那就叫做瘢痕，甚至会长成瘢痕疙瘩，那就是一个大问题。如果没有瘢痕体质，就不用管它。

6.1019146186：我月子时没补气血，现在宝宝快4个月了，感觉腰部酸痛，头发掉得很厉害，脸色发黑有斑点。请问这是气血不足的表现吗？要怎么补啊？产后大便一直干燥，几天排一次，有便血是怎么回事？

答：也可以这样说，但其实质是哺乳期对自身的保养不甚理想，引起了代谢、内分泌、植物神经系统的紊乱。这种情况通过中医辨证调理会产生较好的疗效。哺乳期的调养要因人而异，不可一概而论，这也是辨证论治的问题。

7.茯苓：我爸爸手上有湿疹，已经十几年了，看过不少大夫，都是治标不治本。请问有什么好的治疗方法吗？

答：湿疹是很难治的，我曾经多次向网友推荐过黑豆馏油膏这个外用药，你可试试。

8.卿雪：我额头上总是会出小痘痘，挤压会有白色和黄色的像虫卵一样的东西出来。请问这要怎么办？

答：这是粉刺，也叫痤疮，又叫青春痘，和雄性激素分泌过多有关。如果你是女性，雌性激素会分泌减少，颜面就出现黑斑，中医中药有很多有用的方药，但是需要辨证论治。

9.烟雨楼主：请问肥胖症状是脾失运化的原因吗？

答：肥胖者脾虚的多。《金匮要略》说："夫尊荣人，骨弱肌肤盛"，"骨弱"就是肾虚的表现，"肌肤盛"就指肥胖。由此可见，古人将肥胖首先责之于肾虚。但脾和肾的关系是相辅相成、先天和后天的关系，先天靠后天的濡养，后天靠先天的禀赋，因此，肥胖者在肾虚的同时，也常见脾气不足。

10.叶柳：我妈今年五十多岁，最近总莫名的突然一下一下地冒汗，冒汗的瞬间感觉很热，白天晚上都会。请问这是怎么回事？有什么药物可以治疗？

答：这是更年期的表现，正如《金匮要略》所说："妇人年五十所，咽干口燥，手足烦热……"，更年期综合征是一个常见的问题，也需要认真辨证论治，中医对此有很好的疗效，你可找老中医治疗。

11.初秋：每晚睡到半夜起来整个背就痛得难受，我去过很多医院，也找很多中医看过，一直都没好。请问这是怎么回事？

答：这是风湿性多肌痛，羌活胜湿汤、九味羌活汤、大秦艽汤等通过辨证论治都能治疗这种病。

12.乖乖女：女性，21岁，有时早上醒来会觉得背部中心骨骼隐隐酸痛，脖子后仰也会痛，伴有肩胛痛。请问这是什么原因引起的？

答：这是肌肉的慢性劳损，你可能是一个长期坐着工作的同志，背阔肌、斜方肌、肩胛上肌形成了慢性劳损。每一个人都有属于自己的慢性肌损伤，这样的疾患推拿按摩最容易见效。

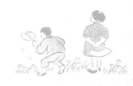

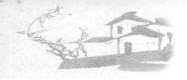

13. 乖乖女：请问中耳炎吃什么药效果比较好？

答：中耳炎有卡他性和化脓性之分，后者可合并鼓膜穿孔、耳内流脓等症状，最好去五官科正规治疗，否则严重者会形成耳聋，贻误终生。

14. 孙浩洋：我叔叔快50岁了，血压高，头晕、胸闷，吃药、打针都不管用。您能给我推荐几种好的药吗？

答：治疗高血压的药，西医有钙离子阻断剂如硝苯地平、β受体阻断剂如倍他乐克、血管紧张素 Ⅰ 转换酶抑制剂如卡托普利、血管紧张素 Ⅱ 受体拮抗剂如代文。还有很便宜的北京降压零和复方降压片。

15. 晨曦：请问射精无力、时间短是为什么？

答：时间短就是早泄，射精无力就是阳痿。你要找专科医生好好诊治。根据我的经验：中医辨证论治疗效很好。

16. 蓝色水晶：我有一段时间晚上睡觉的时候右肩膀痛，白天就不痛了，但是总是使不上劲。请问这是什么问题？要怎么才能彻底治好？

答：你这是肩周炎，以50岁左右的人多发，所以老百姓称之为"五十肩"。这种病以推拿按摩最有效。

2013年3月25日

1. 琚：我爸爸得了鼻咽癌。请问哪里有治疗鼻咽癌好点的中医？

答：鼻咽癌治疗的首选方法是放疗，中医治疗只有两个目的：

一是消除放疗后遗症，二是提高机体的免疫功能，延缓复发，当然为了达到这两个目的，你需要找有经验的名老中医。

2.活法：我25岁，经常打呼噜。请问这是什么原因引起的？

答：这个问题之前我们有很多相关回答，这里再给你说一下，一般肥胖者、高血压、动脉硬化、神经衰弱都是打呼噜的高危人群。本病现在有专门病名叫鼾症，省级大医院都设立了鼾病科，国外流行一种特殊的鼻咽部支架，在临睡前自行放入，则可减少打鼾。

3.等待中：请问强直加椎突用电烤有作用吗？

答：强直性脊柱炎和椎突本是两个病，也有两病同发者，椎突一般有椎膨、椎脱、椎突。椎脱需要手术治疗。椎膨、椎突需要睡木板床，每天睡16小时以上，坚持半年，大部分患者上述病症可自行恢复。强直性脊柱炎则需药物治疗，此病病程缓慢需要有耐心，中西医都有一些办法，但没有一种办法可使其在短期内痊愈。

4.晨曦：请问癫痫病除用药物控制外还有什么好的办法吗？

答：原发性癫痫是可以用药物控制的，尤其是中医，在服用一段药物后大部分癫痫可以治愈，再不复发。继发性癫痫要看颅内原发性疾患的转归而决定预后。

5.万宝路：我脚掌有发黄色疙瘩。请问能除掉吗？

答：脚掌长出现结缔组织的异常增生，这种增生有鸡眼（向里长），扁平疣或寻常疣（向外长），胼胝（向周围长），你的情况可能属于上面的某一种。上述三种病有很多土办法和洋办法，土

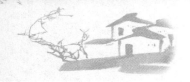

办法有鸡眼膏、鸡眼酊，洋办法有激光、射频等，你可以试试。

6.唐莹莹：50多岁，有高血压和肾功不全，晚上睡不着觉。请问吃什么药能缓解？

答：高血压、肾功能衰竭都可以引起失眠，首先要治疗高血压、肾衰。这就不是一两句话可以解决的问题，尤其是肾功能衰竭，要先确定是什么原因引起的高血压、肾衰，建议去住院全面检查。诊断明确后在进行治疗，光是治疗睡眠不好是不能解决问题的。

2013年3月27日

1.刘玉旗：近一年我右腹部及脐周有压痛感，右侧腰间（胯骨上面部位）也有压痛，检查是胆囊炎。请问这是怎么回事？

答：胆囊炎在个别人也能引起右髋及腰痛，所以你这是胆囊炎的表现，中西医都有很多有效的方法。你应该去医院检查治疗。

2.梁斌：新生婴儿（24小时）总是用口呼吸，不停地哭，明显感觉鼻子通气不畅。请问这该怎么办？

答：新生儿呼吸不畅应该检查有无鼻息肉、鼻甲肥大、鼻内结构畸形等，需慎重对待。

3.郭元超：口干，口苦，口臭，舌苔厚。请问这是什么问题？

答：说明消化系统有病变，应该首先检查胃肠，其次检查肝胆。女性还应该检查妇科有无炎症。

4.博儿妈咪：我产后得了骶髂关节炎，强直的症状都有。请问这情况严重吗？喝补气养血汤药能治愈吗？

答：你应该首先检查HLA-B27，这是强直性脊柱炎的一个诊断指标，首先排除强直性脊柱炎。这种病很难治，妇女妊娠后发作此病者为数较多，是因为妇女在妊娠期间机体应激能力的改变催生了本病的产生，如果不是这个病一般的产后风通过治疗是会痊愈的。补气养血汤药可以预防这种病的发生，但是治疗本病不理想。

5.陈刘其：我患有慢性胆囊炎，有消化不良、嗳气、腹胀症状，但无胆区疼痛。请问我该如何治疗？

答：胆囊炎未必都疼痛，有部分胆囊炎主要反应在消化不良，影响到胃而形成胆汁反流性胃炎，如果症状不明显你可以服一些逍遥丸、柴胡疏肝丸等成药。

6.在水一方：我叔叔的病灶距肛门8cm，手术造口了。请问是静脉点滴化疗好，还是点滴与口服药物配合化疗好？口服药物化疗在试验阶段，还是已用于临床？

答：直肠癌的标准化疗方案是FOLFOX（奥沙利铂、5-FU，亚叶酸钙），有人将5-FU改为希罗达或替吉奥两种口服剂，这样的化疗在做，但是疗效有无原方案好暂无定论。

7.HSX：我患有酒精性脂肪肝、腰椎间盘膨出、膝关节骨质增生、胆囊炎，现在下楼时膝盖痛。请问该怎样治疗？

答：你的这几个病原则上讲互无联系，在治疗上西医要去找不同科室，中医则可以通过望闻问切辨证施治，融各病于一方，

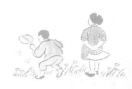

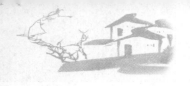
采用统筹兼顾的方法疗效也不错，你可以去中医门诊治疗，方便且疗效不亚于西医。

8.若水：请问小孩指甲有白点是怎么回事？

答：说明小孩钙磷代谢有些微失调，不管也可以，如果想要管的话就给孩子补补钙，加强肉蛋奶的食用，当然不能太过火，过分食用也是错误的。

9.文乔：因烤火过多，小腿两侧留下了木炭疤痕。请问怎么才能把它除掉？

答：你这个不用管了，随着时间的流逝瘢痕会逐渐淡化。

10.铁梨花：孩子5岁，后背一出小疹子就咳嗽，还挠痒，睡也睡不好。请问这是什么病？

答：小儿风疹出疹而咳嗽，幼儿急疹烧退而疹出。

11.博儿妈咪：人类白细胞抗原－B27测定是0.21，抗－O是200，做CT结果是骶髂关节炎。请问这达到强直了吗？

答：你这可以诊断强直性脊柱炎并风湿，要积极治疗。

12.鱼儿：双肾都有小结石，左肾曾碎石，现在起夜后双肾区很疼。请问这是怎么回事？

答：你这就是双肾结石，之前我说过小于1cm的石头中医通过辨证施治可以溶石排石，大于1cm的石头可以碎石加中药治疗。

2013年3月28日

1.谜团：我从记事起右眼就看不清楚，不用左眼我几乎很难看到东西，也去很多医院检查过，医院有说是弱视，也有说是眼底黄斑病变。请问中医怎么治疗这个病？

答：弱视是一种先天性眼病，目前确实还没有很好的治疗办法。中医中药明目地黄丸、杞菊地黄丸、逍遥丸辨证施治，可以产生疗效。眼底黄斑病变大部分是后天形成，为糖尿病、动脉硬化、代谢综合征常见的并发症。你从小就有这种病，弱视的可能性较大。

2.求医问药：我妻子是乙肝小三阳，表面抗原140，e抗体1.58，乙肝核心抗体3.18，转氨酶都正常，总蛋白95，球蛋白53，其他检查都正常。请问中医有没有治疗此病的方法？

答：你这是乙型慢活肝，由于白球蛋白比例失调，有无早期肝硬化？还要看脾脏的大小（主要看厚度），如超过4.0cm，则应考虑肝硬化。中西医治疗肝硬化的方法都有很多，你应慎重对待，做系统检查和治疗。

3.陈刘其：请问四逆散、逍遥散和柴胡疏肝散这三个药方哪个是治疗慢性胆囊炎的首选？各自的利弊是什么？

答：三者都能作为治疗慢性胆囊炎的主方，至于加减进退，则应根据患者的具体情况而言，也就是要根据四诊收集的资料进行加减，这样形成的方剂疗效更好。

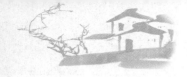

4.lir：请问乙肝携带者应怎样治疗？注意什么？

答："乙肝携带者"这个名词并不科学，因此早为学界所摒弃。现在就看他的DNA，如果小于2×10^2次方（世界肝病学会2012年肝病诊治指南），说明病毒不复制，无传染性。

5.我的国：妈妈头上一块一块的没有头发，去医院检查说是斑秃，吃药之后一直不见好，现在秃的面积越来越多。我觉得妈妈的体质偏热，因为冬天的时候她的脚热的必须放到被子外。请问这与脱发有关系吗？

答：斑秃是可以治愈的，中医治疗斑秃是其强项，你可就近找老中医辨证施治。体质偏热的人有脱发，体质偏寒的人也有脱发。

6.fengxiaoxiao：坐着屁股和大腿外侧发凉，站立就不凉了，有腰椎间盘突出。请问这该如何治疗？

答：腰椎间盘突出就有这种表现，腰椎间盘突出治好了，这种发凉症状也许就会消失。

7.晨曦：我发现中国风湿病太多。请问治疗这个病有没有好的办法？

答：你说的是风湿性关节炎吧！这种病在我国的发病率是比较多，但是近几十年来这种病的发病率已经明显减少。风湿的最终产物就是风湿性心脏病，50年前，中国的心脏病大多数是这种；50年后的今天，中国的心脏病多是冠心病、高心病，风湿性心脏病显著减少。

8.晨曦：请问中国能不能手术治疗癫痫？

答：癫痫分继发性和特发性两种，继发性癫痫如果是脑瘤引起者可以手术治疗；特发性癫痫是不能手术治疗的。

9.老土：请问鼻子常出血有害吗？

答：这是一种病，要及时诊断、治疗。如果是鼻黏膜局部的问题，局部处理就可。如果是全身疾患（血液病、自免病等）的症状之一，必须认真对待，系统诊断、治疗。

10.丽莎：怀孕4个月了，腰疼，身上没劲，腿也乏力。请问我可以喝气血双补的口服液吗？

答：妊娠期最忌乱服药物，不管你服用啥药，都要经过医生的许可，气血双补的中药很多，用之不当也会伤害胎儿。

11.杨扬：女儿刚2岁，手脚指甲边都脱皮。请问这是怎么回事？该怎么办？

答：指甲边脱皮和维生素、微量元素的缺乏有关。2岁的小儿应注意营养调配，绝不能偏食、零食，应该规范喂养，一般的乳制品、蔬菜、面粉、大米合理搭配，孩子的营养状况就能达到上乘。

12.霞：经常头晕，血压正常。请问这是怎么了？到医院找哪个科室呢？

答：先去五官科检查，排除耳源性眩晕。再去血液科检查，排除贫血。必要时去心血管科，因为血压的观察，一两次不能说明问题。

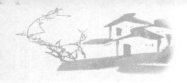

13.珊儿：我26岁，已婚，已生子，带节孕器后月经总是七八天不干净，同房后会有少量出血，三四天才干净，有时小腹还难受，吃过药也不见好。请问这是大问题吗？刚带节育器五个月，这种情况有三个月了，吃药可以吗？

答：节育器对一部分妇女来说就会产生这种症状，通过中医中药的治疗这种情况大部分都能好转，极少数不能好转的妇女可以去掉节育器。

2013年3月31日

1.Simple：26岁，已婚，月经前几天开始牙龈肿痛，一直到月经结束才消退，已有半年时间了。请问是怎么回事？该吃什么药？

答：对女性来说，每次月经来潮都是一次重大的内分泌活动，大部分女性都能适应这种活动，但一部分女性可以引起全身各系统如植物神经系统、代谢系统、循环系统、骨骼肌系统……的反应性改变。你就属于这种类型。中医将此称为"经痛"、"经风"、"经热"……采用辨证施治，疗效很好。

2.开心宝贝：我曾患盆腔结核，现在好了。请问有这种病的人是不是没有怀孕的可能？

答：从理论上讲，结核痊愈就可以怀孕。但是结核的后遗症可造成盆腔脏器的粘连、输卵管的欠通等，因此，大部分患者仍然不能怀孕。

3.张婷：今年24岁，生过小孩，现在经常很难入睡，睡着后不停的做梦，醒来后感觉更累，面黄肌瘦，脸上经常长痘痘。请问这是什么问题？有没有什么方法可以改善？

答：女性长痘痘是雄性激素偏高，当然，雌性激素就相对偏低。这样的内分泌状态就容易引起烦躁、入睡困难。中医辨证施治效果很好，丹栀逍遥散、天王补心丹、柏子养心丸等有效。

4.泪舞：27岁，女，患腰椎间盘突出和颈椎病。请问此病用小针刀治疗效果好吗？容易复发吗？

答：小针刀治疗在一定程度上可以减少疼痛、缓解症状，要根治还是比较困难的，因为它的机理主要是提高局部的适应性。

5.诗景尘：新疆哈密M2a患者，2012年9月发病至2013年2月22日在新疆医学院化疗共5次，期间腰穿做不上，颅内一直没给药，医生说我发病时白细胞为1.0×10^9/L，不做腰穿也行。2013年3月19日开始吃装教授的药，有10天了，最近两天头颅左侧太阳穴上方隐约有点间歇疼。请问这是什么原因引起的？

答：儿童白血病容易脑转，成人白血病M1、ALL有脑转的报告，M2脑转的相对较少。脑转的主要表现：比较剧烈的头痛、呕吐、颈项强直，建议你到当地医院血液科进一步检查。中药继续服用。

6.陈卫平：母亲65岁，从去年开始腰腹部自觉发热发烫（但用手摸皮肤并不热），范围越来越大，现在发展到大腿、背部。军区总院检查有腰椎增生、严重的骨质疏松，但服药、补钙未见任何效果，吃了中药也未见效。求您指点治疗！

答：骨质增生和缺钙就能引起这些症候，治疗起来需要一段

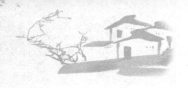
时间。活络效灵丹、大小活络丹、独活寄生丸通过辨证论治都能治疗这种病。

7.黄玲：手背上长了些血点点样的东西，压之褪去，过后又复原，但是没痛没痒。请问这是什么问题？

答：你有无肝病？如果有肝病史，这就是蜘蛛痣。

8.鱼儿：请问肋软骨炎疼痛会引起胸前疼吗？疼痛时可以吃什么药？

答：肋软骨炎的主要症状就是胸前疼。

9.花儿：爸爸右下腹有轻微疼痛，彩超无异常。请问该如何诊断治疗？

答：男人右下腹部疼痛大部分是阑尾炎，如果合并腹痛、腹泻还要考虑慢性结肠炎。

10.郑昆鹏：24岁，曾患鼻炎，经常复发，不知因为这个病还是吃药的原因，左耳从之前的轻度耳聋已发张为中度耳聋。请问我这还有的治吗？

答：耳聋和慢性鼻炎有关。因为鼻炎患者大多数合并咽炎，鼻咽管与咽鼓管相通，鼻咽疾患治疗不及时会引起咽鼓管炎、咽鼓管不通，导致鼓膜下陷、听力下降。中医中药对此病有很好的疗效，你可就近找有经验的老中医诊治。

11.崔雪：妈妈50岁，失眠有三四年了，有时候还耳鸣。请问是怎么回事？

答：需要检查有无心脑血管疾患，高血压、动脉硬化早期都是这种表现。

12. 杨兆云：我患慢性无菌性前列腺炎有7年了，现在吃活血化瘀、补肾的中药，时好时坏。请问是没用对药吗？

答：前列腺炎说白了就是前列腺增生，无菌可杀、无炎可消。中医治疗以补虚为正治，桂附八味丸、小茴香合剂、大将军、土鳖虫、琥珀屑通过辨证论治都有良好效果。

2013年4月1日

1. 南连之恋：由于雄性激素过高，导致不来月经，吃了很多药不见好转。请问吃什么中药能治好？

答：女性雄性激素过高是由雌性激素不足所引起，这样的患者月经推后或偏少，甚至绝经，颜面出现黑斑或痤疮，西医诊断为卵巢早衰，西药激素替代疗法可产生一时之效，但有远期副作用，中以中药相对比较好，可用活血化瘀、疏肝健脾、调节冲任的方法。使卵巢功能恢复，雌性激素上升，雄性激素相对下降，全身症状消失，继而病情缓解。

2. 杜晓慧：我25岁，听力下降14年了，现在基本上什么都听不清，检查说是神经性耳聋，因为上学时过度用脑。请问这有什么好的调理方法吗？

答：治疗神经性耳聋的方法很多，但是从我个人的观点针灸加中药疗效最好，针灸以下穴位：听宫、听会、听府、翳风等，中药方剂要根据病情辨证论治。

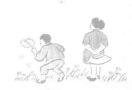

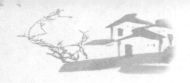

3.晴朗天空：我的腰椎下部总是感觉特别凉，按摩一段时间没效果。请问会是致密骨炎吗？治疗用什么药比较好？

答：腰椎常见的病是骨质增生，致密性骨炎是骨质增生的基础，治疗骨质增生西医除补钙之外，还真的没有什么好办法，中医中药活络小灵丹、大小活络丹等都能治疗骨质增生，当然辨证论治疗效最好。

4.黄晓辉：我们孩子现在吃了美素丽儿的问题奶粉，晚上老是不好好睡觉，个子也偏矮小。请问如果孩子长时间食用这种蛋白质严重不达标的过期奶粉会出现什么问题，会留下后遗症吗？

答：不知道你给孩子吃这种问题奶粉吃了多长时间了？如果吃的时间比较短，发现后立即停止，改换其他奶粉，随着孩子的发育，当初的影响就会逐渐消除。

5.谢桃丽：我耳垂里面长了好几个像暗疮的东西，而且还有肿大的迹象，很痛，发热，请问这是怎么了？

答：你这个可能是皮脂腺炎，应该及时治疗，延误治疗会变成小的皮脂腺囊肿，中医中药对皮脂腺炎有很多方法，如：三黄汤、黄连解毒汤、仙方活命饮、托里透脓散等，但需辨证论治效果才好。

6.YYS：我女儿5岁，有鼻窦炎、扁桃体肥大，睡觉打呼噜。请问该怎么办？

答：鼻窦炎和扁桃体腺炎的治疗，中医中药有很好的方法，桑菊饮、银翘散、麻黄桂枝合剂、苍耳子散、养阴清肺汤等通过辨证论治效果均很好，如果能加西药抗生素，中西结合治疗效果更好。

7.糖糖Oo：我对好多东西过敏，洗脸时轻轻洗一下，脸部就又红又肿，半小时才能下去。去年因为哮喘去做变态试敏16针，有13针过敏。中、西药吃了很多，就是不见好。请问这是什么原因造成的？能治好吗？

答：你是个过敏体质，再不要去找过敏原，大千世界因素太多，无法去找。对于你而言首先在饮食方面，所以肉类尤其是海鲜几乎都可能是过敏原，加上菌类、各种化妆品都应该杜绝，过段时间看看过敏有无好转，必要时再服用中药，中药必须辨证施治，因为中药中也有过敏原，辨证施治就可能减少中药的过敏。

8.平：我妈妈60岁，走路走多了脚面就会很疼，医生说软组织退化。请问这病有办法治疗吗？

答：这还是属于退行性骨关节炎，这种病的治疗是很慢的，中医中药活血化瘀、软坚散结、祛风胜湿通过辨证施治都有效果，同时用药渣局部热敷也有疗效。

9.杨兆云：尿频，尿急，小肚子胀、有时痛，尿道刺痛。请问这是什么病？

答：看你的网名像是位女性，因为这种病要根据性别来分析，泌尿系感染是肯定的。有无妇科炎症？由于你提供的资料有限我们无法深入分析，泌尿系感染合并妇科炎症之后引起小腹胀痛者比较多见，单纯小腹坠胀还要考虑非淋性感染。

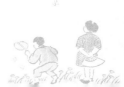

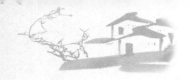

2013年4月3日

1.张氏：女，21岁，左胸内下方有抽痛的现象，每个月都会痛七八天，这种情况有两年了。请问会是什么问题？

答：你这个情况有三种可能：①可能是乳腺疾病；②慢性胰腺炎；③冠心病。由于你提供资料有限，我们只能如此分析。

2.唯我毒尊：请问尖锐湿疣该用什么药？

答：尖锐湿疣虽系病毒感染，但因它是性生活传染，现已定为性病。西医的激光、冷冻等都不能从根本上解决问题，中医中药辨证论治有效。

3.宋慧贤：请问转氨酶过高是不是肝病？肝病除了转氨酶过高还有其他的症状吗？

答：肝病的肝功能损害后转氨酶上升是被大家公认的，有一些非特异性的炎症如胆囊炎、胰腺炎、盆腔炎等也可以引起转氨酶升高。肝病的症状很多，厌食、腹胀、肝区痛、疲乏无力、黄疸、肝脾肿大等都是肝病最常见的症状体征。

4.万里达：我42岁，农民，2009年冬突发脑出血，留下了右半身不遂的后遗症。现头晕，右手腕冰冷，手指僵直，右腿抬不高。求救治之法？

答：你这是脑出血后遗症，估计出血部位在左侧基底节部，该部位的出血应该还有不同程度语言障碍，不知道你有没有？你很年轻，应该耐心治疗，完全恢复的可能性是有的，中医中药补阳还五汤、地黄饮子、冠心Ⅱ号等通过辨证论治有很好疗效，但必须坚持服药半年以上。

5.文子：不知从什么时候开始我原本光滑饱满的手指甲，有几个凹陷下去了，脚趾甲更是没有一个完整的了，泡脚后整个指甲是松的，好像随时可以拿掉一样。请问这是怎么回事？

答：你这是缺乏维生素AD所造成的钙代谢障碍，你应该多吃些肉、蛋、奶类，更应该多在户外活动晒晒太阳。

6.朱元辉：早上小便后躺在床上感觉耻骨后有酸痛。请问这是前列腺炎吗？

答：请问你多大年龄？如果是中年以后就要考虑前列腺炎，如果是青少年时代就要考虑前列腺及泌尿系感染。

7.马鹏程：我母亲52岁，脑部有毛细血管堵塞，心肌供血不足，吃各种中、西药半年了，不见好转。现身体一直发胖，怀疑是西药的副作用。恳请您给我母亲开个药方啊！

答：毛细血管的堵塞一般是不能察觉的，心肌供血不足估计是存在的。你母亲这个病很可能是冠心病，应该按照冠心病去治疗，中、西两种医学对冠心病的治疗可以说各有千秋。我的意见如果是一般的胸闷、胸痛症候，可以采用中医中药辨证论治疗效很好，如果是三级血管的堵塞、建议去做心脏介入治疗。

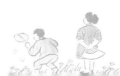

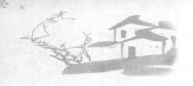

2013年4月8日

1.幸福快乐：我爸患冠心病、心肌梗死，做了支架，现在呼吸困难。请问治疗这病有什么好药吗？

答：冠心病介入治疗后并不是把所有的问题都能解决，许多病人仍然残留胸闷、心慌、气短等不适，因此还是需要服用：①降脂药；②抗凝药；③改善心脏血循环的药物：血管紧张素类、钙离子阻滞剂类、β受体阻断剂、利尿药等。中医中药活血化瘀、宽胸理气亦为有效之法。

2.广寒宫主：我母亲50岁，有二十多年失眠的病史。请问有没有好的调节办法？

答：50岁的女性处于围绝经期，常有围绝经期综合征，只吃安眠药物是不行的，要针对机体的内分泌功能紊乱、植物神经功能的紊乱、代谢功能紊乱等综合用药，才能药中病的，最好请有临床经验的老中医治疗。

3.张继刚：我父亲56岁，这五六年来，每年总有几个月感到浑身无力、疲乏，或者腿无力，不想和别人说话，过几个月就会好好的。已经去过医院做过检查，没有查出什么病。请问这是怎么回事？

答：你父亲应该进行系统检查，首先是心脑血管系统，早期动脉硬化的患者往往具有你说的这些症候，尤其是腿软，走路不快是老年性动脉硬化初期的最常见表现，故民间有"狗老嘴，人老腿"的说法。

4.七七：我的背两侧起了几个小米粒似的痘痘，越抓越多，现在已经一片了，白天不怎么痒，夜里就很痒。因为怀孕了不能吃药打针。请问怎样可以改善？

答：你这是痒疹，是过敏引起的。部分妊娠患者的过敏是由胎气所致，不要轻易使用内服药物，以免伤害胎儿，可外用药物缓症状。

5.兰增贵：请问血管神经性头痛中医治疗有什么好的方法？

答：血管性神经头痛中医疗效很好，活血化瘀为其正治，祛风胜湿为其辅助，必要时镇肝熄风是对合并高血压和动脉硬化的治疗。

6.阿平：我老公因车祸导致右眼受伤，什么都看不清楚。医生说现在瞳孔有点变形，视神经受损程度还不能确定，整个眼睛内积了血，必须先散血才可以进一步治疗，但是住院已经8天了，病情没有好转。请问还需要继续等待下去吗？

答：你是否住在眼科？如果你是住在骨伤科或者外科的话，应该请眼科及时会诊，有经验的眼科医生是会对你的眼球损伤做出正确评价，处理这种问题具有很强的专业性，也具有很强的实践性，请你不要错过时机。

7.生活DIY：我22岁，平时老是感觉口干舌燥，眼睛也干涩，嗓子也不舒服。请问这是怎么回事？

答：首先要考虑你患有慢性咽炎，北方人尤其是大西北的人，由于气候原因，慢性咽炎发病率很高，此病可以影响眼、耳、口、鼻，从而产生干燥不适症候；如果不是慢性咽炎，那就要考虑干燥综合征，这是一种自免病，发病较低。

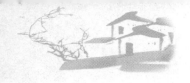

8.小帅1221：我经常胸闷、头晕，去医院做了冠脉造影，医生说心脏没问题，可我就是一会一会的胸闷，有一次喘不上气、全身抽搐。我想知道是什么原因，和头部有联系吗？

答：冠脉造影是检查冠心病的主要方法，但是有部分冠心病冠脉造影是阴性，这种冠心病的病因主要是冠状血管痉挛，当然没有动脉硬化的话，痉挛是很少出现的。同时，冠状动脉痉挛时也会出现头部疼痛。

9.陈翔：女性，失眠，有时晚上胃疼。请问是哪些原因引起的？平常要注意些什么？

答：胃疼就会引起植物神经功能紊乱，因为植物神经最敏感的部位就在胃肠。植物神经功能紊乱就会引起失眠，必须从胃论治，失眠才能治好。中医最讲究这种观点，你可找有经验的老中医辨证施治。

10.求医问药：请问乙型慢活肝该怎样治疗？有没有生命危险？网上说吃富硒的食品效果好，可以吃吗？富硒的茶叶可以喝吗？

答：你不要道听途说，乙型慢活肝需进行认真保肝治疗，如果有病毒复制，还需进行抗病毒治疗，如果有肝功能损害需进行降酶治疗。经过长时期认真治疗，大部分都能治好。目前无生命危险，如果不注意饮食如，过食肥甘，大量饮酒；常生气；繁重劳动就会形成急性发作，届时方有生命危险。

11.流星雨：请问精子里有晶状体是怎么回事？怎么治疗呢？

答：是精液里有晶状体，不是精子里。精液通过尿道排出体外，尿中的无机盐（晶状体）有时可以掺混其中，这个没有特殊症状不需要治疗。

12.敏：我爸爸56岁，患高血压十多年了，一直没断过降压药。这段时间他反复出口腔溃疡，吃什么泻火药都不见效，请问这是怎么回事？

答：我之前曾多次说过，过去所谓的单纯性口腔溃疡其实也不简单，要及早治疗。这种病大部分具有自免相关性，因此病程漫长，疗效不著。

13.上善若水：女儿9岁，两个月内连续三次出现下巴瘀紫。3月1日第二次出现，查了血常规显示正常。昨天晚上又突发瘀紫，今天血常规：单核细胞百分比偏高，红细胞和血小板宽度偏低。尿检：蛋白质偏高，胆红素和隐血偏高。另每次症状前，孩子都会不同程度的腹痛，然后孩子平时眼底都会有黑色素沉着，眼神不是很有神，面色和唇色都偏白，比较多的白发。经常会有胃疼的症状，吃些药自行消退。胃口还是挺好，长得也健壮，身高140cm，体重35kg。请问这些情况会不会也和瘀紫出现有关联？

答：孩子的这种情况很可能是过敏性紫癜的一种类型（腹型）。此病属于自免病，西医用激素、免疫抑制剂有效，但无远期疗效，中医中药辨证论治疗效确切，但需治疗较长的时间，大部分患者可以治愈，还有一小部分患者反复发作，成为疑难杂症。

14.不变的天空：20岁，没有春梦的遗精正常吗？

答：偶尔遗精是正常现象，如果太频繁那就是病了。有梦遗精谓之相火妄动，无梦谓之清精自溢，前者属于情志之紊乱，后者属于肾阳不足。

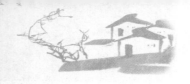

15.仔仔：青光眼眼压高。请问喝中药有效吗？

答：中药治疗青光眼也是有效的，但必须辨证施治，找有经验的中医去治疗，没有经验的中医会把麻黄、桂枝、细辛之类的药物开上就不好了，这些药物正好不适合青光眼。

16.乖乖：27岁，经期小腹及右下腹疼痛，而且运动后下腹也会痛。我打算今年要孩子，请教授帮我看看！

答：你有附件炎合并痛经，要好好治疗，附件炎好了痛经也就好了。

17.枫叶：我40刚过，女，偏瘦，经常大便溏稀，腹胀、腹痛、里急后重，脐周老感觉凉。请问我这是什么病？

答：你可能有以下情况：①慢性痢疾；②慢性结肠炎；中、西医对这种病都有很多办法，希望抓紧治疗。

18.华君哲：我过一段时间就觉得气短。请问这是什么原因造成的？

答：你可能有：①低血压；②肺气肿；③心脏病，建议去医院检查治疗。

19.孙颖：我父亲47岁，糖尿病一直没有吃药治疗，只是饮食控制。现在他越来越瘦，坐着时手和脑袋总颤。请问这是怎么回事？怎么治疗？

答：糖尿病要是非常轻微，在医生的指导下饮食控制治疗是可以的，如果你不知道糖尿病的发病程度，也不了解当日的血糖状态，盲目的饮食控制往往延误病机，使病情加重，届时就会产生你所说的上述症候。你必须到医院内分泌科系统检查，知己知彼才能产生合理的治疗方案。

20.杨明明：我23岁，总感觉左下腹胀气，无痛，每天早上起来舌头上有厚厚一层白苔。请问这是怎么回事？

答：你很可能是过敏性结肠炎，应该去医院检查治疗。中医辨证论治也能产生很好疗效。

21.江湖：我23岁，男，记忆力差，每次睡觉都做梦，有时要从梦中挣扎醒来，不然会有出不了气的感觉。请问这是怎么回事？

答：你可能有：①低血压；②植物神经功能高度紊乱。

22.雪：请问颈椎退行性变并椎管狭窄和黄韧带增厚有什么好的治疗方法吗？

答：这种病药物治疗仅仅是一个方面，可以选择按摩、推拿、理疗、小针刀等治疗，病情严重的还需要手术治疗。

23.郭坤：女孩，7岁，三月中旬患扁桃体炎，发烧。3月末全身起红疹，疙瘩状，躯干、四肢、头皮都有，被诊断为牛皮癣。请问这种病能治好吗？

答：银屑病前期往往是免疫功能的紊乱，这时就会产生感染（扁桃体腺炎），银屑病是一个不好治疗的疾病，中西两种医学都有很多办法，但都没有特效的方法。

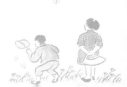

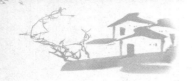

2012年4月9日

1.爱没有出口： 女性，已婚，20岁，肛门周围总是感觉瘙痒，特别是夜间休息时候，总是湿湿的，我觉得是湿疹，可是用药之后没有明显好转，还有阴阜也是同样症状。请问这要怎么处理？

答：你这是肛周湿疹，中药有很好的坐浴方剂，如：蛇床子、明矾、苦参、黄柏之类，煎药取汁温热坐浴，平素可用黑豆馏油膏局部涂擦。

2.董兄成： 请问白血病中医治疗效果好吗？

答：白血病采用中西医结合治疗方法可以使大多数病人延长生存时间，少数病人可以完全治愈，我在45年前用中西医结合方法治愈一例M5，该例患者的治愈在1974年苏州血液病会议上得到肯定，将治疗该患者的主方命名为"兰州方"，多少年来在全国各大医院使用，效果很好，此后我治疗过很多白血病，大部分都能成活3~5年以上，又有3例患者完全治愈。

3.尤思： 请问顽固性贫血该怎么治疗？

答：顽固性贫血不是诊断名词，是再障？巨幼贫？缺铁？癌症继发？肾病继发？

4.枫叶： 我弟很瘦，抵抗力差，天气稍变就感冒，最近连续发热，挂了3天水，稍好又加重，到医院查血和肝功能都正常。请问教授这种情况中药如何调理？

答：你弟弟是上感，应该检查有无慢性咽炎、慢性鼻炎。这样的人最容易感冒。反复的感冒就能使人免疫系统的抗病功能每况愈下。消瘦不是病，消瘦的人抵抗力未必不如胖人。

5.江上渔者：小孩出生五个月头上就出了红斑，不痒不痛，没脓点，不高于皮肤表面，中、西医治疗多年都没好。请问教授这是什么病？该怎么治疗？

答：你这不是红斑，是蔓状血管瘤，属先天性，不必治疗。随着年龄的增长，有一部分小儿会自行消失。

6.youyou：我一位男性朋友是乙肝携带者，请问他能要孩子吗？

答：乙肝携带者是过去的叫法，这个名称现在已被废弃，目前的叫法是乙型慢迁肝，无病毒复制，也就是大家俗称的"小三阳"。这样的患者可以结婚生子，且孩子健康。

7.顺仔尼克号：我是一名学生，患股癣有半年了，现在还在搽药。请问这样治疗可以吗？

答：股癣属于体癣之一，为真菌感染所致，市售的斯皮仁诺疗效最好，只需要服用几片即可。服法：每次100mg，每天2次，连服3d。

8.顺仔尼克号：我17岁，身高1.58m，父母都没有1.6m。请问我还会长吗？吃生长激素有用吗？

答：你是男的还是女的？如果是女的，1.58m已经够可以了，17岁还可以长，说不定还是个大个子。生长激素切不可服用，否则会导致内分泌紊乱，留下的后遗症，造成的伤害是不可估量的。

中国著名中西医专家装么学健康微博

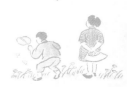

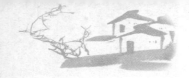

9.曾潮卿：我前几天体检，空腹血糖是6.95mmol/L，请问这个值高吗？应该怎么应对？

答：这是糖尿病前期表现，应去医院糖尿病专科做系统检查。

10.淡蓝街：我妈妈有五十多岁了，以前颈椎病引起头痛，打针就能治好，现在头痛越来越频繁了，而且程度也加重了。请问要怎么治疗呢？

答：颈椎病是可以引起头痛的，但是不会引起像你妈妈这样严重的头痛。你妈妈的头痛估计是神经性头痛，也叫偏头痛，麦角新碱对这种头痛立竿见影，试着用用，也是个火力侦察嘛。

11.快乐永驻：鱼鳞病男与牛皮癣女能结婚吗？他们的子女会得相同的病吗？

答：鱼鳞病和牛皮癣是两码事，和先天有关，但与基因的关系目前还没有研究报告。从现有理论看，只有获得性才能遗传。什么叫做获得性呢？即机体适应外界条件，在几百年甚至几千年过程中所形成的变异。不论鱼鳞病还是牛皮癣，都不属于这种变异，因此，它没有遗传性。

12.牵手：请问植物神经功能紊乱怎么治疗？必须辨证论治吗？

答：你的问题范围太大了，每一个器官的植物神经紊乱都有不同的表现。这是一个相当复杂的问题，西医对此还只有纲领性的阐述，中医中药也只能摸着石头过河，叫做辨证施治。

13.桂香朝夕：我40岁，常年干咳。最近老毛病又犯了，还有腹胀、乏力。请问要怎么治疗？

答：首先检查有无慢性咽炎、慢性鼻炎。这两种病往往是干咳之源，它们所引起的咳嗽叫鼻后滴流综合征、上气道咳嗽综合征、咳嗽变稍应型哮喘。长期咳嗽就会引起植物神经功能的紊乱，胃肠是植物神经最敏感的部位，胃肠植物神经功能紊乱就会产生腹胀、乏力，中医常采用调理胃肠的方法治疗咳嗽，称此为"培土生金法"。

14.阳光Boy：外伤骨折行钢板取出术后，愈合的伤口处不时可挤出红白色脓液，并发现内层羊肠线，自行抽出后伤口慢慢愈合。现还有两处（大腿内外各一处）约0.5cm一直未愈合，至今已130d。请问该如何处置？

答：说明还有异物（羊肠线、死骨……）或深层炎症，除采用西医引流、换药外，中医的托里透脓、祛腐生肌药物具有较好的效果。

15.慧慧：我的胃镜检查结果是慢性浅表性胃炎伴糜烂和十二指肠球部溃疡。请问先吃杀幽门螺杆菌的药好，还是先吃奥美拉唑和麦滋林好？

答：这样的患者应该采用三联法或四联法，在抑制幽门螺杆菌的同时采用中药治疗，香砂六君子、半夏泻心汤、枳实消痞丸等通过辨证论治可产生较好疗效。

16.香草草莓：我24岁，每次月经提前好多天，经前5～6d肚子就开始痛了，来的时候痛得很厉害，而且腰也酸痛，还会呕吐，有忽冷忽热的感觉，医院做了B超是好的，吃了很多中药也没有效果。请您帮帮我！

答：你这是典型的痛经，合并月经不调，估计还有程度不等的附件炎症。中医认为"经前属热"，又有"热入血室"之谓，丹

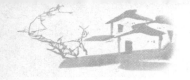

栀逍遥丸、小柴胡汤、桂枝茯苓丸、桃红四物汤、少腹逐瘀汤、金铃子散等通过辨证论治就能解决问题。

17.美美姐：我月经量少，颜色暗红，有时发黑。请问这是什么病？

答：月经量少是雌性激素偏少。中医认为此证属寒，谓"冲任虚寒"，色黑属水，水者，亦寒也。寒主收引，收引则不通，不通则血瘀，中医用温经散寒、活血化瘀之法治疗。

18.向伟：我母亲64岁，心脏不好，血压正常，医生说很可能是冠心病，经常有轻微的胸闷和头晕，心脏有时候跳的特别厉害，心律不齐。现在吃松参养心胶囊、硝酸异酸梨脂、阿司匹林，心跳厉害时吃复方丹参滴丸没有效果。请问这种病吃哪些药好？

答：冠心病估计是存在的。冠心病患者七成血压高，三成血压不高，中医中药有很好的疗效，但必须辨证论治。

19.阅微草堂：我儿子4岁，总是便干，口臭，舌红、苔厚，晚上睡觉频繁翻身蹬被，服了老中医的四十付汤药还是原样。服药期间因感冒夹积，连发两次高烧，最近不怎么吃饭。请问我该怎么办？

答：小儿疾患热多寒少，中医谓婴幼儿为"纯阳之体"，外感多为风热，少有风寒，每次感冒热都会引起胃肠道的植物神经功能紊乱，从而形成消化不良、吸收不良、排空不良。中医辨证论治是治疗此病之首选，问题是中医也有水平高低之分。

20.等待中：我右胯特别疼，脚一踮，胯里就痉挛，膝盖也疼，抽的足底也疼，一步路都不能走，腿也抬不起来。请问我该怎么办？

答：你这是典型的强直性脊柱炎。此病之所以厉害，就在于它能引起神经根和神经末梢的病变，应该做系统治疗，最好去风湿骨病专科住院治疗。

21.樱花草：34岁，经常感冒，后背沉重，夜里胸前有汗，失眠多梦，喝水和餐后有燥热感。心电图，心肌酶正常，抗-O 237，类风湿因子41。请问我是怎么了？该怎样寻医问药？

答：你这属于风湿和类风湿初期表现，应该动态观察RF、抗-O，必要时还要检查血象、C反应蛋白、降钙素、血沉。

2013年4月11日

1.云队长：我老家有一种消炎的苦草，中间长小黄花，老家有一妇女做了乳腺癌手术，每年都喝苦草代替透析药，疗效甚好，我想知道它的学名叫什么？

答：你说的这个很可能是败酱草，有明显的消炎作用，可以治疗阑尾炎、胆囊炎等。另外，乳腺癌术后是不需要透析的。

2.苗晶：女性，23岁，最近几天胸闷气短，失眠多梦，健忘食少，总是提不起精神来。您看能开点药吗？

答：不好意思，方子是不能开的。情况知道的还不是很详细，没有望闻问切的基础，怎么能开方呢，但是可以帮你分析一下：

中国著名中西医专家装医学健康微博

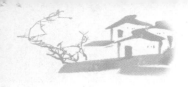
23岁女性，胸闷气短、失眠多梦等大部分属心脾两虚证，患心脾两虚证者低血压十居其七，属中医归脾汤证。

3.张冬博：请问再生障碍性贫血有什么好的治疗方法吗？

答：再障是中医的强项，坚持治疗大部分患者都有疗效，但是必须要有望闻问切的基础才能治疗。

4邱新毅：男，20岁，最近左胸有酸痛感。请问这是什么原因引起的？

答：左胸酸痛有下列几种情况：①上呼吸道感染；②肋软骨炎；③肋间神经痛；④冠心病；⑤慢性胰腺炎；⑥癌症骨转。

5.饶玲：我是一名中西医结合专业的学生，21岁，女，从去年十一月开始间断性眼角开裂，之前是右眼外眼角，最近一个月变成左眼内眼角，还有脱皮，这两天嘴唇也有脱皮的现象，特别容易累，每个月天气一变化就爱感冒。请问我该吃点什么药？

答：这不是吃点什么药的问题，首先考虑有无甲亢、Graves病，要去内分泌科检查。

6.一心依泽：我左脚踝有点肿，且有酸胀感，一两个月了，无外伤史。做尿液和血沉检查未发现异常，医生说是关节软组织损伤，吃了10天双氯芬酸钠双释放肠溶胶囊和氨基葡萄糖胶囊，吃药期间酸胀感有所缓解，停药后如旧。请问这是什么病？

答：血沉的正常只说明病变不是活动期，尿液正常不能说明什么问题。你应该急查抗-O、RF、血尿酸，如果都正常，就要考虑退行关、创伤关。

7.lisi：我血小板没有，现在口腔出血。请您帮助我可以吗？

答：特发性血小板减少性紫癜（ITP）的可能性最大，再障、白血病都有血小板减少的可能，但一般不会使血小板减少至0。

8.呵呵：我半年前不慎从高处摔落导致右髋臼粉碎性骨折，股骨头中心脱位，采取了复位内固定术，拍片显示有一块碎骨游离。骨折现已愈合，但是现在骨化性肌炎有点严重。请问您在这方面有什么好办法吗？

答：骨化性肌炎只是问题的一方面，最重要的是游离死骨还没有取出，关节腔的损坏就不容易修复，你要去三级甲等医院骨伤科做系统检查、正规治疗。

9.咄咄嘀嘀：我父亲右侧肢体颤抖已经有6年了，先从右下肢开始，现在左手也有症状，吃过安坦、息宁、美多巴、森福罗，但都效果不明显，而且副作用很大。请问这种病中医能治疗吗？

答：不要一见肢体颤抖都当成帕金森氏病治疗，首先应该系统检查，排除心脑血管等疾病，明确诊断后治疗，才能有的放矢。

10.张培宏：请问萎缩性胃炎怎么治疗？预后怎么样？会不会变为胃癌？

答：萎缩性胃炎虽然疗程较长、疗效较慢，但是是可以治好的，尤其是中医辨证论治在这方面具有优势。若合并肠化或不典型增生，称为癌前病变，这时只要坚持中医治疗，如果治疗得当仍然可使病变逆转、治愈。

11.下个路口见：请问脚气有什么特效药治疗吗？

答：你所说的脚气不一定是脚气。北方人的脚气大多是脚癣

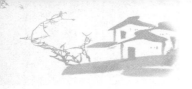

合并湿疹。

12.会好好的：我几乎每个月要来月经的前十天都会出现暴饮暴食的现象，看到什么都想吃，无法克制自己食欲，不知是否跟月经有关系？另要来月经的前几天乳房都会胀痛，麻烦你帮我分析一下这是怎么回事，要怎么样才能改善？

答：你这是排卵期引起的植物神经功能紊乱，中医叫做"热入血室"，冲脉上隶阳明，血海有热则胃热，胃热者，善饥也。经前乳房胀痛乃脾土侮木也。

13.叶申：我腰L5/S1骶1椎间盘突出压迫神经，两大腿前面的肉一直抖不停，膝关节以下里面感觉火辣辣的，外面感觉冰凉，现在颈椎间盘也有点突出的感觉，两个小拇指发麻。请问这该如何调治？

答：椎间盘突出引起神经末梢病变是常见症候，应抓紧椎突的治疗，神经病变可逐步减轻。

14.乐斗战神：20岁，男，学生，晚上难以入睡，且有手心、脚心出汗的症状，即使是睡着了也经常做一些奇怪的梦，上课注意力不集中。请问这种情况该如何治疗？

答：你这是青春期综合征，虽然此病女孩较多，但男孩亦常有之。

15.李川：我的左胸偏上处不经意时总有一种骨头卡疼的感觉，一会就好了！请问这是怎么了？

答：首先你要检查有无低血压，低血压患者可出现一过性的冠脉供血不全（不是冠心病），心前区出现短暂疼痛。

2013年4月12日

1.xiaoLi姐：二十几岁，男，偏瘦，有时刚睡着全身出汗，晚上喝了汤特明显。请问这是什么问题？

答：这是盗汗，是阴虚主要症候之一。阴虚则火旺，虽是虚火，也说明你的体内有一种属于热性的病灶，热易伤阴，故见阴虚。用西医的观点说就是你的身体局部有个病变，引起了全身的植物神经功能紊乱。

2.国辉：请问退行性骨关节炎与半月板损伤有何区别？

答：半月板损伤往往是急性跌打损伤所致，退行关是慢性磨损，当然严重的慢性磨损也能引起半月板损害，但这是极少数。

3.陈梵：请问尿酸680mmol/L对身体有影响吗？

答：尿酸680mmol/L要赶快治疗，即便你的耐受性较强，没有引起痛风症候、关节症候、心包症候，也要赶快治疗。因为尿酸的沉积终究会引起肾功能衰竭，形成不治之症。

4.张慧：我亲戚确诊患有肝脏良性肿瘤。请问如何治疗为佳？

答：常见的肝脏良性肿瘤有肝囊肿、肝血管瘤，如果直径在2cm之内，无需治疗。

5.伏笔：女性，21岁，从小手脚僵冷，不分季节。请问这能用中药治愈吗？

答：骨关节疾患最常见症候就是晨僵，有晨僵症候者有风湿

中国著名中西医专家装医学健康微博

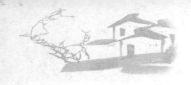

关、类风关、强直关，晨僵严重患者可发展为全身关节僵硬，一部分混合性自身免疫病亦可见全身关节僵直。你应到大的医院做系统检查，才不会耽误病情。

6.西瓜壳子： 我有一个女生朋友体质比较虚弱，今年春天特别怕冷。请问能通过药膳调理吗？

答：短期怕冷是外感的表现，长期怕冷是阳虚的表现，青年女性长期怕冷首先要检查有无内分泌紊乱、有无月经不调。

7.天晴： 我23岁，月经点滴不净，十多天来一次，一直有黑眼圈。去医院做了B超、彩超和激素水平检查，医生说是内分泌失调、孕酮低，开了达英35和桂枝茯苓胶囊，还有汤药，吃了几个疗程好了。停药三个月后又和之前一样了。请问怎样能彻底治好？可以把药名写出来吗？

答：你这是内分泌紊乱形成的月经不调，中医谓"漏证"，属气不统血，归脾汤、丹栀逍遥散、桂枝茯苓丸、胶艾四物汤、大温经汤、理冲汤等通过辨证论治会产生很好的疗效。

8.凌波冷玉： 能推荐一些治疗慢性肾炎的中药方剂或中成药及中医的治疗方案吗？

答：不能乱推荐。因为慢性肾小球肾炎是一种病机复杂、变化多样、预后不好的疾患，中医治疗此病必须辨证论治，不对证的药物是会损害肾脏的。

9.媛来如此： 我儿子四个月，鼻子里一直有黏鼻涕，乳白色的。请问这是感冒了吗？该怎么办？

答：你孩子有鼻黏膜卡他症状，属慢性过敏性鼻炎的范畴，用抗过敏的滴鼻剂试试。

10.敏：九个月男婴，流鼻涕有一个月了，睡眠不好，手脚心热，吃夜奶，爱蹬被子，舌苔不均匀、又厚又白。上月感冒积食，吐泻发烧，吃了很多药才好。请帮忙分析一下孩子是什么问题！

答：孩子有上感，没有经过有效治疗，有残留慢性鼻炎的可能。中医中药可以将上感与慢性鼻炎的治疗熔于一方，充分显示其优越性。西医西药则治了鼻炎留了感冒，治了感冒留了鼻炎。

2013年4月15日

1.笑看风云：我睡眠不好，早上起来头蒙，没精神，医生说是神经衰弱。请问我该吃什么西药？

答：西药有很多药，苯巴比妥类、二氮卓类是最常用的安眠药，后者比前者副作用更小。

2.一半欢喜一半忧：30岁，男性，最近老有想小便的感觉，做了B超没什么问题，尿检隐血（+），医生说是有轻微炎症，开了两盒隆闭舒，吃了没效果。请问我这情况严重吗？中医有没有什么好的方子？

答：老想小便叫尿频，尿检隐血（+）说明病变在上尿路。量量血压高不高，如果血压不高，局灶性肾炎的可能性大；如果血压高，合并浮肿，那就应该诊断慢性肾小球肾炎了。你应该去中医门诊进行辨证施治。

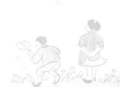

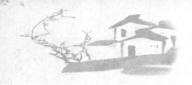

3.蓝色水晶： 我孩子刚满80天，由于奶水很多，孩子吃不完，没有及时挤出来就结块了，用热水敷也没什么效果。请问应该吃什么药？

答：买一个质量上乘的吸奶器，剩余的奶水每天吸干净，保持奶水不滞留，是目前防止乳腺炎的最好方法，不能用回奶药。

4.邱新毅： 请问百合泡开水可以润肺吗？经常上火喝什么茶好？

答：百合可以润肺，《金匮要略》中的"百合洗方"就是很好的润肺方。经常上火喝绿茶、菊花茶、龙井茶。

5.部哥： 我22岁，少白头，这两年急剧加重，还有点男科病，有点腰痛。请问中医怎么调理？去医院该看哪个科？

答：发为血之余，迅速白头是血虚的表现。如果合并阳痿早泄则属气血阴阳俱虚，桂附八味汤、知柏地黄汤、麦味地黄汤、十全大补汤等通过辨证论治可产生疗效，但病程很长，疗效很慢，必须持之以恒，方能见效。

6.叶柳： 请问腰椎间盘突出会引起髋骨疼吗？有什么药可以治腰突？

答：腰椎间盘突出最常见的是坐骨神经痛，髋关节疼痛是强直性脊柱炎的常见症候。

7.西瓜壳子： 我胸口中间突然压迫性疼痛，身体动一下痛得更厉害，我有颈椎病，脖子向左右稍微歪时胸口疼痛也会加剧。请问我该怎么办？

答：颈椎病可以引起头晕、头痛、手足麻木，一般不会引起胸口疼痛。胸口疼痛首先要考虑冠心病，其次考虑肋间神经痛、肋软骨炎、胆胰疾患等。你提供的资料不全，我无法再分析。

8.石灰抓石斑：我表哥双手一冷，手指就发黑疼痛。请问这是什么情况？能治愈吗？

答：这种情况最多见于雷诺氏病，属于自身免疫疾患，是上肢动脉痉挛所致，女性多于男性。还有一种叫做肢端青紫症，也是上肢动脉痉挛所致，但程度较轻，尚未列入自免病范畴。

9.指点：我眼白上有一个黄斑。请问怎么祛除？

答：那是结膜病变，一般是结膜炎的后遗症。如果没有结膜刺激症状，又不影响视力，就不必管它了。

10.上善若水：我患有腰椎间盘膨出，现在一直睡木板床。请问双脚并拢睡好，还是自然睡效果好？

答：自然睡，但是必须平躺。每天要坚持16小时以上，这就够你受了，如果固定一个姿势，你能受得了吗！

11.杜伟：我24岁，手脚凉，怕冷，全身无力，善太息，阳痿早泄，脉沉细，苔白。请问我该怎么治疗？

答：你这是典型的阳虚症候，具有这种症候的人通过系统检查，一般在体内会发现一种器质性病变，你应做系统检查，不能掉以轻心。

12.魏凌峰：H7N9禽流感越来越厉害。请问普通老百姓应该怎么预防？

答：H7N9是家禽、飞禽中传播的一种病毒性传染病，截至今天，我国发现的60个病例都是直接来自于禽类的传播，还没有发

中国著名中西医专家装医学健康微博

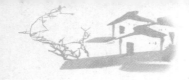
现人与人之间的传播。鉴于此，预防此病的主要手段就是截断病禽与人的接触。北京发现的一例是家禽饲养户，上海发现的病例均有病禽接触史。

13.天使也忧伤q：我妹25岁，总是手脚麻木冰凉，怕冷，月经量很少，颜色很淡，吃了很多中药不见效。请问这是怎么回事？

答：经少、色淡，中医辨证属冲任虚寒，手脚麻木、冰凉、怕冷亦为冲任虚寒使然。用西医观点看，此与雌激素水平低下有关。大温经汤、桂附八味丸、八珍益母丸等通过辨证论治都可产生疗效。

14.不变的天空：我在用利福平眼药水治疗沙眼。请问这会不会影响转氨酶值？

答：一般不会。在抗结核药中利福平较吡嗪酰胺、卡那霉素、乙胺丁醇的副作用小，况且是外用，不是内服。

2013年4月16日

1.朗儿乖：女，35岁，检查出胆囊充满型结石。请问中药可以治疗吗？

答：充满型结石疼痛症状比较少，如无任何不舒，可暂时不给予处理，如有疼痛，可采用中西医结合治疗。这样的结石泥沙样居多，通过中西医结合排石治疗，有可能完全治愈。

2.叶柳：我患有椎突，腰腿疼病，现已引起屁部及腿部肌肉的萎缩。请问有什么办法治疗吗？

答：椎突经常合并坐骨神经痛，坐骨神经痛日久可形成相关肌肉萎缩，首先要解决椎突的问题，使疼痛缓解，肌肉萎缩会缓慢恢复。

3.May：我眼睛长了霰粒肿，每次去医院都要割。请问有什么方法能除根吗？

答：霰粒肿是慢性睑毛毛囊炎症，有别于麦粒肿，后者是急性睑毛毛囊炎。麦粒肿需要局部切开引流、消炎，而霰粒肿如无不舒，可暂时不管，让其自然消退，这样可防止局部瘢痕形成而影响美观。

4.雪中情：我27岁，得了肾结石，有结石下行到输尿管，医生让我多喝水，多运动。我买了肾石通颗粒，又买的跳绳。请问通过这些方法能把结石排出体外吗？

答：其实中医治疗肾结石是其强项，通过辨证论治疗效会更好，直径在1cm以内的大部分肾结石都会排出。

5.郁志明：我舌头齿痕明显，中间有几道较深的裂痕，舌质红，基本无苔。请问这是什么问题？

答：舌象是反应机体内部疾患有价值的指标，但也有假阳性，不是百分之百准确，必须要参合四诊，才能做出比较正确的结论。

6.苦言：我失眠、焦虑两年了，用氯氮平、七叶安神片没什么效果。现在整天精神萎靡，头重，记忆力下降，反应迟钝。请问这该怎么治疗？

答：失眠仅仅是一种症状，人体各系统疾患都能引起失眠，不问表里寒热，一味的镇静，并不是治疗失眠的好办法。你说的上面这两种药，充其量只是个镇静剂，缺乏治本的功效，因此疗

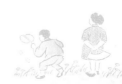

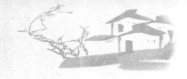

效较差，中医辨证论治兼顾标本，统筹内外，常常有较好疗效。

7.刘飞：请问轻微的冠心病怎么治疗？平时饮食应该注意些什么？

答：轻型冠心病可以采用中成药，如麝香保心丸、速效救心丸、丹参滴丸、心宝丸等，如果无效可找中医辨证论治。饮食方面还应该以清淡饮食为主。

8.好好的：我有乙肝，心口下面那块总觉得很闷，有时隐疼，气喘不过来，失眠很严重。请问我的病是不是严重了？应该怎么办？

答：你应该查查胆囊，肝病常合并胆囊炎性病变。当然肝病本身也可引起心下满闷，需要系统治疗，不是一两句话就能将治疗说完的。

9.张少强：我妹四十多岁，肺癌已经转移到脑和锁骨上淋巴结。请问化疗有效吗？要做几次？

答：这要根据具体情况来定，主要看病人的耐受性。现在肿瘤的治疗特别强调个性化，个性化的病理基础就是基因的多态性。

10.小柯：我冬天手脚心发冷、夏天发热，头晕耳鸣，抵抗力差，经常感冒。请问这是什么原因引起的？该怎么解决？

答：你这是正气虚损，正气包括先天肾气和后天中气。邪之所凑、其气必虚。正气存内，邪不可干。你经常感冒就印证了这一点。

2013年4月17日

1.南连之恋： 我有个朋友月经不调，有时两个月不来，有时一个月来两次，量都很少，检查结果是多囊卵巢综合征。请问吃什么中药或者西药能治好？

答：多囊卵巢综合征的患者雌性激素不足，大部分患者月经量少，可出现多毛、肥胖，貌似库欣氏综合征。当然你的朋友是不是真正的多囊卵巢综合征还要进一步确认。

2.山贼： 我朋友手心大量出汗，吃中药不见效。请问有什么好的治疗方法吗？

答：手心多汗是植物神经功能紊乱的表现。体内的某脏器的器质性病变，就会引起全身植物神经功能紊乱，治疗时必须标本兼顾才能药中病的。你吃的中药可能只是止汗，对体内固有的疾患或全然不知、或兼顾不够。

3.盛泉音： 女性，23岁，学生。经常失眠，做噩梦，有时头疼，蹲下起来时发晕，常觉口干、唇干，手脚凉，舌尖红，舌根部和中间有裂，苔白。请问中医辨证为什么？吃点什么药？

答：你这是心脾两虚，失眠多梦是心血虚，乏力舌白是脾气虚。心脾两虚的代表方药是归脾汤，当然还要看你有无器质性病变，标本兼治才能有效。

4.杜伟： 请问肾阳虚该检查什么啊？

答：肾阳虚是一个中医症候群，具体表现为头晕、眼花、耳

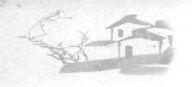

鸣、腰酸、腿困、怕冷、自汗等症状。四十年前，我国著名中西医结合专家沈自尹教授发现肾阳虚患者肾上腺皮17-羟-17酮普遍下降，从而认为此证与肾上腺皮质功能减退相关，但是目前还没有指标作为肾阳虚的常规检查项目。

5.羊厅竹翠：我母亲55岁，近几个月血压有点偏高，前几天查了血糖也有点偏高。请问该吃点什么药呢？另外她还有甲减，经过治疗已基本正常，就是脖子还有点肿，现在还在服用优甲乐，这对血压、血糖有影响吗？

答：你母亲2型糖尿病是肯定的。该病最常见的并发症就是高血压、动脉硬化。甲减大多数是由亚甲炎或慢性滤泡性甲状腺炎所引起，后者引起甲减的更多，将其称为桥本氏病。优甲乐其实就是甲状腺素，增加机体代谢，对血糖血压没有直接影响，但有间接影响，因为增加代谢就能增加低血糖的发生率，糖尿病患者每发生一次低血糖，病情就要向前发展一步。

6.枫叶：请问怎样祛除中下焦寒湿？有没有中成药或者方子？

答：中焦寒湿就是脾胃虚寒，下焦寒湿就是寒滞肝经。脾胃虚寒是指慢性胃部疾患，寒滞肝经是指前列腺、膀胱、睾丸疾患。治疗脾胃虚寒的代表方剂是香砂六君汤，治疗寒滞肝经的代表方剂是暖肝煎。

7.编号20671：我后腰和前胸两侧肋骨总是阵痛，还有头晕症状。请问这是为什么呢？

答：你首先应该检查肝、胆、胰、胃，这四个脏器都可引起两胁和腰部疼痛。

2013年4月18日

1.May：请问酒渣鼻怎么治疗？

答：酒渣鼻其实和饮酒关系不大，大部分酒渣鼻是螨虫引起的小血管和毛细血管炎，一部分病例合并湿疹。不管是中医还是西医治疗此病均比较困难，当然，中医辨证施治疗效较好，如通窍活血汤可辨证选用。

2.郭蒲：我吃点饭就胃疼，喝水也疼。请问这是什么问题？吃胃舒平可以吗？

答：你这可能是浅表性胃炎，饮食不当引起急性发作，属中医伤食范畴，保和丸加味通过辨证论治是较好的选择。

3.幸福洋溢：宝宝一岁八个月，流清涕，有时夹黄涕，嗓子哑，晚上睡觉时头上爱出汗，舌头中间有硬币大的黄白舌苔。请问怎么调理才能好呢？

答：你的小孩可能有轻度的上呼吸道感染。小儿上呼吸道感染经常合并过敏因素，中医将此称为风，辨证属风寒夹热，大小青龙汤为辨证之基础方。

4.浅浅：我是个孕妇，前几天检查说宝宝大脑内供脑脊液的左侧脉络丛有囊肿，右侧也有，但很小。我想问下这个严重吗？我应该怎么办呢？

答：脉络丛囊肿如果很小会没有任何症状，随着小儿的发育，长大后再做处理。

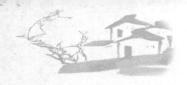

5.张培宏：脂肪肝中医叫肝浊，血脂异常叫血浊，您觉得这样的叫法对吗？贫血属中医什么范畴？

答：古人由于没有先进的仪器，不可能发现脂肪肝，也不可能发现高脂血症，因此，传统中医没有肝浊和血浊之称谓，如果有就是后人强加上去的。贫血的症候大多属心脾两虚，有一部分属肝肾阴虚，还有一部分属于脾肾阳虚。

6.宋秀杰：我爸老是饥饿，怎么吃都饿，检查不出什么问题。请问这是怎么回事？

答：首先要排除糖尿病，其次要排除甲亢，如果都不是，中医谓"胃热善饥"。

7.兰增贵：请问纤维肌痛综合征有什么好的治疗方法吗？

答：纤维肌痛综合征（FMS）可见全身骨骼肌疼痛、僵硬、睡眠障碍，分为原发性和继发性两种。本病原因不明，继发性见于各种自免病，原发性有人认为和自免亦有关系。目前还没有特定的治疗方法，中医治疗此病常用柴葛解肌汤。

8.xiaoLi姐：我耳朵时常痒痛，里面长过几次东西，每次位置不同，一碰周围就很痛，用万金油涂耳内外，症状见好。请问我耳朵是怎么了？

答：你这可能是外耳道湿疹，黑豆馏油膏外用有一定疗效。

9.xiaoLi姐：我近来睡眠不好，梦多，有腰椎间盘突出病史。请问有什么方法调节吗？

答：椎间盘突出可能是你梦多的主要原因，椎突患者由于不同程度的腰疼影响睡眠，从而引起多梦，你首先应该治疗椎突。

10.陈凌俊：我朋友饭后窝在床上坐一会儿胃就难受。请问这是怎么回事？

答：胃疼大半是这样。窝在床上不利于胃的排空，所以古人有饭后百步走，活到九十九的说法。

11.SYY：我们中医老师说睡觉流口水、舌头边缘上有齿印是脾虚的表现，是这样吗？我有时候在起床时感觉胸骨上段后部有压榨感、胸闷，但几小时后就消失了。请问这是什么问题？该怎么办？

答：是的，说脾虚是对的。起床后的胸闷其实也是脾虚，属心脾两虚，这样的患者经常合并血压偏低。睡眠中复交感神经占优势，血压就会更低，猛然起床冠状血管供血不好，就会出现心绞痛样症状，常服香砂六君子汤、归脾汤、补中益气汤等有效。

12.万强：我同学23岁，性生活频繁，现在膝盖酸软，怕冷，早泄，失眠，掉头发，消化也不怎么好。请问这是怎么回事？该吃些什么药啊？

答：你这是典型的脾肾两虚，具体属脾肾阳虚证，常服香砂六君子丸、六味地黄丸、桂附八味丸有效。

13.咫尺天涯：26岁，女，因自卑心理，精神一度紧张，头发掉的很严重，现在头顶很稀薄。请问如果系统治疗，应该做哪方面的检查？

答：这个不好说，从中医角度说，你这属于心脾两虚，如果没有重大的器质性病变（自觉无明显痛苦）就不需要做系统检查，

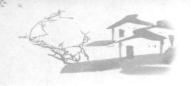

进行中医辨证施治就行。

2013年4月19日

1. 叶柳：请问正骨手法能治愈腰椎间盘突出引发的腰腿痛吗？

答：椎突的常用保守治疗方法是睡木板床，每日16小时，坚持半年，80%的患者都能自动恢复，坐骨神经疼也随之治愈。手法按摩切忌急于求成，超力按摩并非万全之策，当然有一部分按摩师经验丰富，此当别论。

2. 吴金玉：我患有血栓性浅静脉炎有半个多月了，现在已形成条索状硬块，西医说可以不用治疗了。请问中医可以治愈吗？

答：深层血栓性浅静脉炎多属自免病，应进行系统治疗，如果是因静脉点滴药物刺激所形成的浅层静脉炎，有逐步自然恢复的可能。

3. 镰羽：我母亲皮肤痒。请问该如何治疗？

答：瘙痒是过敏所致，属于变态反应的第Ⅰ型。西药用抗组织胺、抗5-羟色胺类有效；中医谓"痒者风也"，除风止痒剂通过辨证论治疗效很好。

4. 袁梦：我有时候早上猛咳会有浑浊得黑痰吐出来，这样的情况持续1年了，我基本不抽烟。请问这是怎么回事？该怎么办？

答：这是由于空气污染，吸入了烟尘，一般咳出来就好了，如还有咳嗽，则说明有上呼吸道炎症，应服药治疗。

5.陈亚如：请问目前治疗强脊炎的办法有哪些？

答：治疗此病的方法有很多、药物也很多，但是都没有根治效果。西药水杨酸类、苯胺类、非甾体类、灭酸类、激素类都能止痛，但无远期效果，还有一定副作用。中医采用祛风胜湿、活血化瘀、消肿止痛等辨证论治，大部分病人都有效，小部分病人可以痊愈。

6.七七：我怀孕后脸色发黄，嗓子里感觉有东西，吐不出来。请问这是咽炎吗？

答：你的体质较弱，妊娠反应较重，脸黄属妊娠反应范畴。你可能有慢性咽炎，妊娠后咽中有物症状更加明显了。

7.龚雪：我得了甲亢，吃甲巯咪唑6个星期了，现在胖了十多斤，可是脖子还和以前一样，只是有些软了。请问胖了十多斤是好转的迹象吗？

答：甲亢使代谢加快，身体消瘦，服用他巴唑可使代谢变慢，甲亢症状缓解。身体发胖，如果胖得非常厉害，那还要考虑有无甲减（黏液性水肿）。因此，甲亢患者在治疗过程中应该动态观察TSH，及时调节甲巯咪唑的用量。

8.诺敏：请问内痔合并瘘管是不是手术治疗最好？中医能不能治好？

答：内痔失治，感染化脓，破溃成瘘，最好的办法是手术治疗。中药托里透脓、清热解毒等也有效。

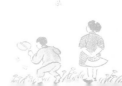

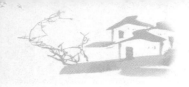

9.下一站幸福：25岁，女性，活动好久都不出汗。请问这是体寒吗？

答：如无其他不适，则属体质较好的表现，无需无病呻吟、庸人自扰。

10.玲玲：请问类风湿用什么药才能治好？

答：治疗类风湿的西药有激素、甲氨蝶呤、环孢素（免疫抑制剂）等，有短期疗效，远期疗效堪忧。中医中药采用活血化瘀、祛风胜湿、消肿止痛等方法辨证论治，疗效甚好。雷公藤、川草乌、辽细辛、马钱子可根据病情投入，乌蛇、全蝎、蜈蚣等虫类药物亦可伺机加减。

11.中医杜天武：患癫痫病18年，发作时先自觉左手有异常感觉，接着出现头部向左方抽动，然后四肢开始抽动，口吐白沫，意识丧失，跌倒，约2到5分后恢复，发作后疲乏无力。请问该怎么治疗？

答：此为癫痫，中医谓"阳则狂，阴则癫，阴阳交错则为痫"，痫者，风也。治风先活血，血活风自灭，桃红四物汤加祛风解痉之僵蚕、全蝎、蜈蚣有效。

12.朗儿乖：我35岁，女性，患胆囊充满型结石，现在没有症状，可以服药排石吗？如果可以，服用什么药物呢？

答：这样的结石暂时可不管，它对人体的危害并不显著，如果切掉胆囊反而有害，吃药排石也无必要。

2013年4月22日

1.夏日阳光明媚：我21岁，月经量少，一般3天就没了，但时间比较准。去大医院检查了，医生说我的检查情况月经应该多才是。请问这是什么情况？

答：女孩子在青春期因先天禀赋的不同、后天发育的差异，月经可多可少，都属于正常。

2.一民：我朋友下楼梯时摔伤，双膝关节下约4cm处小腿骨伤痛，皮肤青紫。请问有什么方法能快速愈合？

答：首先应该拍一张X光片，看看有无骨折的情况。如无骨骼受损，则诊断软组织挫伤，软组织挫伤的治疗是所有的医生都比较熟悉的小问题，你可到当地医院就诊。

3.米粒：我头疼多年，吃药也不管用。请问有啥好办法治吗？

答：头痛的种类很多，我不知道你的性别、年龄等，只能泛泛的回答：①高血压；②神经性头痛；③贫血；④鼻窦炎；⑤植物神经功能紊乱；⑥颅内疾患。根据具体情况明确诊断后才能治疗。

4.万强：我同事脱发很严重，头发稀软、油多，爱出汗，老感觉有内火，有时难入睡。请问该怎么治疗？

答：他这个脱发是脂溢性脱发，出汗、烦躁属于植物神经功能的紊乱。中医辨证属阴虚火旺范畴，天王补心丹、大补阴丸、三才封髓丹等通过辨证论治有效。

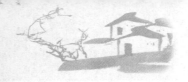

5.从0开始：请问颈椎增生引起头晕、恶心严重吗？什么治疗方法较好？

答：你的颈椎增生有没有椎突？有没有黄韧带变性？是否诊断过颈椎病？如果是颈椎病伴头晕、恶心属血管型，应系统检查，确诊后才能提出正确的治疗方法。

6.华丽转身：病人卵巢癌伴腹水，没有手术，吃您开的古圣Ⅱ号一个半月，效果不错。请问这个药可以长期服用吗？有没有副作用？

答：古圣2号仅仅有利水作用，对卵巢癌还必须：①手术；②放疗；③化疗；④中药；⑤生物制剂，你可根据病人具体情况给予治疗。

7.芊厅竹翠：请问2型糖尿病服用什么药物呢？

答：2型糖尿病应首选胰岛素，最常用的预混人工基因重组胰岛素（诺和灵、诺和锐），另外还有双胍类（二甲双胍）、磺脲类（格列齐特、格列本脲），除此之外，中医辨证论治也有疗效。当然还要特别提到饮食控制和加强运动的问题。

8.LI：我儿子6岁，年前患扁桃体炎，反复几次后，两边颈部淋巴结肿大，左边大的有21mm，右边有一堆小的，现在吃中药，没啥效果。请问治疗这种病西药好还是中药好？

答：西药除了消炎外就是扁桃体腺切除，这会给患儿留下后遗症，中医中药辨证论治疗效较好，颈部淋巴结也可缩小甚至消失。

9.May：我手腕上经常很痒，抓一会儿后，就会出现点点，第二天就变成血色，像是抓伤后的感觉。请问这是什么病啊？该怎么治疗呢？

答：你这是荨麻疹，属于过敏反应中最常见者，你可先服一点抗组织胺、抗5-HT制剂，外用激素类软膏试试。

10.圣居：男，26岁，经常睡觉时腹部胀痛，呼吸也疼，起床后就没事了，做胃镜说是浅表性胃炎。请问这是什么问题？

答：由于你的病情为呼吸疼痛、睡觉疼痛，所以应该考虑横隔膜有无炎症。横膈膜的炎症经常在重症患者才会出现，经常是由于肺部、胆囊、胰腺的炎症影响所导致，如果以上情况均排除，那么就只能归咎于植物神经功能紊乱了。

11.织锦：我父亲精索静脉曲张，还有积液，开西药吃了一阵了，时好时坏。请问吃点中药能见效吗？

答：你父亲的这种情况可考虑手术（积液翻转术，精索静脉结扎术），手术常有后遗症，服中药治疗病程长，疗效慢，你可根据具体情况选择治疗方式。

12.康文峰：我两年前膝盖受伤，当时检查有积水，现在一运动就疼。请问这是怎么回事？

答：你这是创伤性关节炎，它和退行性骨关节炎的病理是相同的，前者是急性损伤，后者是慢性磨损。中西医均有很好的方法，必须及时进行治疗，否则关节会有大量积液，最后关节功能障碍，影响正常活动。

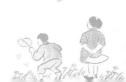

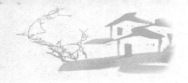

13.旅途：我奶奶70岁，7年前做了白内障手术，现在检查出糖尿病和"三高"，视力越来越差，做了手术的那只眼睛几乎看不见了。请问这是否与糖尿病对维生素A产生吸收障碍有关？

答：糖尿病本身就能合并白内障，白内障手术后视力逐渐丧失是糖尿病的眼底病变，和维生素的吸收关系不大。

14.云：我父亲65岁，有高血压，最近一周左右，早晨醒后总是舌头发干。请问这是怎么回事？

答：高血压本身就能引起口干舌燥，应该对高血压、动脉硬化进行系统干预，这样他的舌干就会自然好转。

15.FNC陌上花开：请问为什么说发生低血糖是糖尿病病程发展的表现？

答：每次低血糖时患者都需要过量的糖、淀粉类食物去缓解，这就增加了胰岛的负担，使胰岛功能在短期内发生紊乱，这种紊乱会影响此后的正常治疗，如果是连续发生，则会使糖尿病在短期内恶化。

2012年4月23日

1.双双：请问抑郁症可以通过中医辨证施治吗？这种病在医院一般需要做哪些检查？

答：抑郁症的检查采用排除法，把所有器质性病变排除以后，则可诊断此病。目前来说中医辨证论治仍然是治疗此病的最好选择。

2.熊晋：我鼻子通气不畅已有几年了。请问我这是什么情况？我应该怎么治疗？

答：首先要考虑慢性鼻炎。可外用滴鼻剂，内服川芎茶调散、苍耳子散等成药试试，不行可通过辨证施治。

3.武圣怡：请问清胃毒、去胃火的中药有哪些？

答：有清胃散、半夏泻心汤、甘草泻心汤、附子泻心汤、生姜泻心汤、黄连汤等。

4.格桑燕：我父亲患有类风关好多年了，吃了很多药，可是不见效果，受天气影响大。现在胃不大好。不知道怎么办，裴医师能给点意见吗？

答：类风湿性关节炎很难治，西医的止疼药尤其是灭酸类和非甾体都能伤胃，不能坚持久服。中医药辨证论治疗效较好，但也要时时注重顾护胃气的问题，因为这种病需要长期服药治疗。

5.枫叶：肝上的问题，已经做过介入手术，现在老打嗝，而且发热。请问有什么办法能减轻痛苦吗？

答：肝病常常合并胃的病变，从中医角度看这是肝木克土，从西医角度看胆汁排泄的障碍就会引起胃的胆汁反流，将其叫做胆汁反流性胃炎或胆汁反流性食管炎。

6.花儿：身体上有十几个脂肪瘤，挺大的。请问用不用手术切除？

答：是不是脂肪瘤？如果有局部疼痛伴全身不适，还应该考虑脂膜炎。脂膜炎不是一般病，它属自身免疫病，应做全身系统

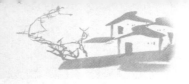

检查，排除了脂膜炎才可考虑多发性脂肪瘤。多发性脂肪瘤如无不适可不考虑治疗，瘤体过大则可以考虑手术。

7.睿：病人一直不通气、腹痛、呕吐，检查后说是肠梗阻、阑尾炎。请问中医上有什么好的治疗方法吗？

答：你说的到底是肠梗阻还是阑尾炎？阑尾炎可单独出现，肠梗阻可分为肠扭转、肠套叠、肠粘连，急性发作，称为急腹症，需立即手术。如果曾经做过手术，腹腔内能形成肠粘连，属于慢性，中医辨证论治有效。

8.jack：我有小三阳，经常感觉肝区疼痛。请问疼痛是小三阳引起的吗？

答：小三阳患者如果肝功正常，肝区一般是不痛的。如果疼痛，合并胆囊炎的可能性较大，你去查个B超就清楚了。

9.BUT：我妈妈患有腱鞘炎，已经三四个月了。请问用什么方法治疗？

答：治疗腱鞘炎的方法有很多，以推拿按摩疗效最好。当然，西医的各类止痛药：水杨酸类、苯胺类、灭酸类、非甾体类、激素类均有一定的止痛效果。

10.朱元辉：我肠胃不好，怕吃生冷的东西，特别是天冷的时候，喝矿泉水都有可能腹泻。请问这是什么问题？用什么药？

答：中医叫脾胃虚寒，香砂六君子丸、健脾丸、附子理中丸等中成药长期服用可产生疗效。

11.小可： 我老感觉嗓子有块东西，咽也咽不下去，堵得慌，半夜醒来就感觉好多了，但白天又是原来那样了。请问我这是不是咽炎？应该怎么治疗？

答：这是"梅核气"，中医认为肝气郁结，逆气冲咽，则见此证。大部分"梅核气"都与慢性咽炎相关，养阴清肺、半夏厚朴、四七汤等方剂都有疗效。

12.王元元： 24岁，女性，经常便秘，西药吃了管用，停了又不好了。洗澡时如果水不太热，或洗好出来不穿保暖衣物，身上会特别痒，四季如此。请问我该怎么办？

答：便秘应多食纤维类食物，如芹菜、韭菜、粗粮等。皮肤发痒是过敏的表现，平时应少食海鲜、鱼虾，鸡蛋、鸡肉、木耳等也容易引起过敏反应。

13.周光华： 我是痿症患者，现在手的虎口处也开始萎缩了，而且全身多处肌跳得厉害。请问我该怎么办？

答：肌肉萎缩常见于运动神经元病变，如脊髓侧索硬化症。有一部分神经根炎、周围神经炎患者也可以出现局部肌肉萎缩，你应做系统检查。

14.May： 21岁，女性，洗完澡躺床上总感觉乳房比较疼，且乳头比同龄人的大些。请问这是什么原因引起的？我该怎么办？

答：最常见的就是乳腺增生，应及时治疗。中医、西医都有很多药物可产生疗效。

中国著名中西医专家谈医学健康微博

173

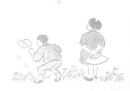

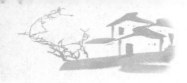

15.桦：20岁，女，背部长期有种红色的小颗粒，近两年前胸也开始长了。患病5年了，吃药一直不见好。请问这到底是什么病？该怎么治？

答：如无疼无痒，血管痣的可能性较大，无需管它，因为大多数人都有这种皮肤血管痣。

16.雅各：我母亲结肠切除术后一年，现在总是身体发热，全身没劲，但体温正常。请问这该怎么办？

答：你母亲是结肠癌吧？此病的发病近年呈持续上升势态，发病率从原来的第六位上升到第二位，男人仅次于肺癌，女人仅次于乳腺癌。结肠癌术后一般要进行6个周期的化疗（FOLFOX方案），这种化疗往往导致植物神经功能紊乱，从而产生内热证（中医谓之阴虚生内热）。

17.冷月清风：我妈妈胃病很多年了，前几天喝酒后呕吐，吐出物带血。请问该怎么办？

答：胃病患者应该严格戒酒。酒会增加胃黏膜的糜烂，从而导致疼痛加重、出血。一两个偏方难以解决问题，赶快去医院就诊。

2013年4月24日

1.日月易：我偶尔头晕，医生说是毛细血管微堵。请问我这种情况常吃盐酸氟桂利秦胶囊和藻酸双酯钠片可以吗？

答：毛细血管微堵的说法是不确切的，你应该查查血压、血脂、血液流变学，必要时查头颅CT，最后才能得出比较确切的诊断。诊断明确后才能准确用药。

2.杜伟：我肾阳虚，脉沉细。请问吃还少丹可以吗？

答：还少丹不要乱吃。过去的还少丹是专为那些老夫少妻预备的，其中常含有激素成分。

3.雨润：我从3年前生完小孩月经量就变少了，经后吃一些补药（如乌鸡白凤丸等）周期就会推迟半个月左右，不吃推迟一周左右。3年了都怀不上（没避过孕），医院也没检查出什么。请问这是啥问题？

答：月经量少是雌性激素水平偏低，这样的妇女怀孕的几率较少。中医治疗此病疗效较好，应该通过望闻问切进行辨证施治。乱吃中药不仅不能治病，反而影响以后的治疗。

4.三口饭：女性，65岁，有高血压病史，并有植物神经紊乱。口服戴力新与倍他乐克3年多，血压稳定，潮热也轻微。戴力新减半（半粒）后，胸口及两臂的潮热症状如同涂抹大量风油精后发散出的热浪，无汗出，面部也不红。请问这是什么情况？

答：胸口的潮热应该和冠状动脉的供血相联系，高血压的患者都有不同程度的冠状动脉硬化，冠状动脉硬化会影响心脏供血，虽然没有达到冠心病的诊断标准，但是服用治疗冠心病的药物仍然可以产生疗效。建议你服用丹参滴丸、复方丹参片、麝香保心丸等中成药试试，必要时采用血府逐瘀汤辨证加减。

5.缘：请问对破伤风疫苗过敏咋办？

答：如果你必须注射破伤风疫苗，就必须进行脱敏。脱敏试

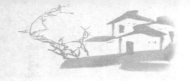
验是由极少量开始，逐步增加剂量，这还是个复杂的问题，必须要有这方面的专家指导实施。

6.悠悠岁月：我做了多导睡眠监测，说是阻塞性睡眠呼吸暂停，血氧75。请问中药怎样治疗？

答：血氧75，那是个问题，慢性鼻炎、鼻窦炎、慢性气管炎、支气管哮喘、喘息性支气管炎、肺气肿、高原病才能出现这种状况。阻塞性睡眠呼吸暂停综合征常出现于过度肥胖、脑动脉硬化的患者，这样的患者阻塞性睡眠呼吸暂停是长寿的危险因素。你应系统检查（主要查呼吸系统、循环系统），明确诊断后进行系统治疗，这不是一两个单方所能解决的问题。

2013年4月25日

1.不变的天空：22岁，房事时间很短。请问有可以延长性爱时间的药吗？

答：你这是早泄，应该及时治疗，中医在这方面具有很好的疗效，当然最好是辨证施治，目前这方面的成药还没有可供推荐的。

2.丹丹：请问怎样辨别痔疮？如果是，该如何治疗？

答：你可到专科就诊确诊。关于它的治疗，我主张手术。这种手术创面小，恢复快，应该作为首选，术后有些遗留症可内服汤药调节。

3.平淡：每晚睡觉流口水，白天不，有几年了。请您帮帮我！

答：流口水是副交感神经兴奋的表现，胃肠的植物神经最敏感，你可能患有胃部疾患，需检查确诊后再做治疗。

4.周金莉：我23岁，女，刚排卵的第二天查B超，子宫内膜厚10mm，每次来例假肚子都痛的受不了，之前一来就吐，现在好点了，但还恶心。请问这是子宫内膜炎造成的还是有其他的问题啊？我该怎样治疗？

答：你这是子宫内膜增生症，应该是痛经加月经增多。西医采用清宫的方法，中医则用辨证论治的方法治疗，相对而言后者较前者方便安全，疗效好。

5.曹雪：请问长痘痘是因为雌激素偏少吗？如果是，提升雌激素、降低雄激素就会好吗？

答：青春痘也叫青年痤疮，不论男女，均是因为雄激素偏高引起，雌激素的减少仅是相对而言。雄激素的偏高仅仅是问题的一个方面，更重要的一方面是毛囊的炎性改变，炎症与雄激素的关系目前还没有完全搞清楚，因此降低雄激素也罢，增加雌激素也罢，对痤疮的疗效都不是很鲜明。

6.戴月天：我的腰总是酸痛，阑尾手术后更严重了，久坐或久站就胀痛、僵硬。我想知道为什么？

答：你是男性还是女性？女人的腰疼大多和妇科有关，男人的腰疼除了腰肌劳损就是腰椎病变，你提供的资料有限，我只能给你这么说。

7.giugiu：我一着凉就会流鼻涕，打喷嚏，早上起床的时候最严重。请问这是什么情况？

答：你有慢性鼻炎，过敏性鼻炎的可能性大，这种鼻炎一遇

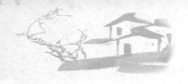

冷空气就会发作。

8.xiaoLi姐：去年我右尾指长了一颗小黑痣，无触感，脸上似乎也多了一些小痣，颜色没那么深。请问有没什么问题？怎么会这样？

答：要确诊一下你是血管瘤还是黑色素瘤，这需要你有准确的描述，如果是血管瘤就不去管它，如果是黑色素瘤就要尽快地手术切除，因为他的变癌率很高。

9.阿成：我媳妇得了盆腔结核，医生没给做通水试验，说只能做试管。请问您怎么看？

答：所谓的盆腔结核一般是子宫内膜结核，中医叫"干血痨"，生孩子的几率较小，试管婴儿也不易成功。

10.婷：我生完孩子后例假一直时间长，看了很多医生，吃了两年中药，还是十一二天才能干净，检查各方面都没什么问题。请问这能治好吗？

答：如果在哺乳期这是正常现象，如果已经超出了哺乳期，这是内分泌紊乱的表现，应尽快请中医调理，中医在调经方面有很好的疗效。

11.城市路人：我有鼻甲肥大，晚上睡觉交替鼻塞，身体感觉很虚弱。请问该怎么治疗？

答：手术是第一选择，切除肥大的鼻甲才能保持鼻道通畅，否则，除了通气不畅外还会引起反复感染，形成鼻窦炎、习惯性感冒。一部分病人可因通气不良，长期血氧饱和度低下，甚至产生代偿性的右室肥大，形成肺心病。

12.yuan：我25岁，未婚，脸上有晒斑和红血丝，月经很少，4天就结束了。请问这该怎么办？

答：红血丝与月经少无关。你说的晒斑如果是黄褐斑，和月经偏少有一定关系，它是雌性激素减少所致，说明你的内分泌有不同程度的紊乱。对于25岁的女性来说，这种紊乱大多源自妇科的炎症，炎症的表现就是白带多、少腹时有不适。

13.张培宏：请问在没有带教的情况下怎样学好中医？科室没有水平好的中医师，辨证用药都靠自己，舌苔脉象把握不准！

答：人的智商不同，理解力也不同，张锡纯、唐容川都是自学成才。当然，大多数人如有好的老师很快便能抓住要点进入临床。至于如何学习，第一要有兴趣，第二要很用功，第三要勤向周围的同行请教。

14.清风：患神经性头疼20年，是遗传性的，现在越来越严重，有时痛的呕吐。请问怎么才能治好？

答：神经性疼痛也叫"偏头痛"，和遗传有关，不好治疗，曾有"病人头痛，医生也头痛"之说。中医中药川芎茶调散、清上蠲疼汤通过辨证论治都有很好的疗效。近代名医朱良春提倡用虫类药物乌蛇、全蝎、蜈蚣等治疗头痛，谓"巅顶之上，唯风可到"是有一定道理的。

15.小鱼：我儿子快9个月了，两周前发烧三天，烧退出疹，出疹第三天就退了，一直到现在身上散发小红疹，疹子中心发白，我摸了好像没有高出皮面。请问这是怎么回事？

答：烧退而疹出，婴幼儿急疹的可能性较大，这种病往往引

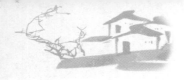

起枕后淋巴结和耳后淋巴结的一过性肿大，预后较好。

16.悠悠岁月： 男，40岁，身高170cm，体重75kg，胸闷，晚上做噩梦，检查有呼吸暂停现象，吃中药时好时坏。请问我该怎么办？

答：呼吸暂停综合征的患者经常合并打鼾，此为鼾病，国内大的医院都设立了鼾病科，你如属此类，更有特制的会厌夹在睡前放置，就可减少呼吸暂停。

17.冰雨： 请问甲状腺结节与甲状腺瘤有何区别？

答：多发性的甲状腺结节与地方性甲状腺肿都是缺碘所致，甲状腺腺瘤就不同了，那是一种良性肿瘤。

18.小胖鼠： 宝宝从出生两个月起一直腹泻现在已经五个月了，前三个月西医治疗不见好转，后找中医治疗了两个月，还是未愈。现在宝宝肝功能谷草、谷丙有点高。请问是因为中药京半夏和法半夏造成的吗？

答：中药的半夏是治疗宝宝消化不良的好药，不会引起转氨酶升高。没有治愈说明辨证还不够精当，继续找好的中医治疗，通常一两幅药就能见效。

2013年4月26日

1.李文礼： 我很欣赏您的学习态度，我有你的两本书，但未看到有关生男孩的方子。您能否给我讲解一下？

答：生男生女从古到今还没有方子，如果有了这样的方子，那倒是祸害，人口男女比例失调，用中医的行话说，这也算阴阳失调。内经谓："阴平阳秘，精神乃至；阴阳离决，精气乃绝"。

2.木林森：2岁的小儿腹股沟斜疝，目前突出不是很多。请问可以用中药来治疗吗？

答：中药的疗效有限。可以观察两年再说，因为随着年龄的增长一部分小儿斜疝会自然恢复，如果不恢复，届时手术也不迟。

3.双双：左肩胛骨骨缝经常发胀，如果敲打此部位就打嗝。请问这是什么问题？

答：你要检查有无胆囊炎、胰腺炎。轻中度胰腺炎B超是看不见的，因为左侧肩胛骨发胀，如果有胆囊炎就说明胰腺炎的可能性较大。胰腺炎最容易引起胆汁反流性胃炎，敲打左肩胛骨引起打嗝就是这个道理。

4.乖乖女：22岁，早上起来眼睛红，过一会就消失了，而且刚睁开眼时感觉眼睛有点胀。请问这是什么原因？

答：这是卡他性结膜炎，和过敏有关。

5.owen：我患有肾结石和肾积水，但是积水和结石都不是很多，平时没有啥不舒服，每次体检时都是这样，肌酐是200，好几年都是这个数。请问我该咋办？

答：你要重视起来，肌酐是200μol/L，说明有肾后性慢性肾功能衰竭（CRF),应该去大医院系统检查治疗。

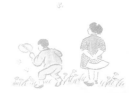

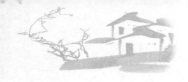

6.冰雨：我姐姐得甲亢3年了，3年前B超是弥漫性甲状腺肿大，上个月检查是甲状腺结节（瘤），大小8mm×7mm。请问这是甲状腺结节还是甲状腺瘤？听说单个甲状腺结节（瘤），更容易癌变，现在很担心！

答：甲状腺结节可能是腺瘤或甲状腺肿，也可能是甲状腺癌。不疼不痒，光滑，活动度好，属良性，查甲状腺全套，必要时做活检。

2013年5月2日

1.姜雪萍：请问肝切除三分之一对身体有影响吗？

答：肝脏的代偿能力是很强的，单从切除意义讲，肝脏功能完全能够代偿，能够正常生活。如果是因为肝癌而切除，那就不是代偿的问题了。

2.那个美女是我妻：胃部隐痛、腹胀、腹泻、嗳气、恶心两年了。第一次胃镜检查是溃疡，二次检查溃疡好了却又发现十二指肠糜烂，今年二月再次检查糜烂好了却又发现得了疣氏胃炎伴糜烂。一直在治疗，症状没有好转过。请问我该如何治疗？

答：你不光是个胃的问题，更重要的是胃的病变引起了肠的功能紊乱，这就叫胃肠综合征，肠的病变叫做易激性肠病（IBD）。治疗要胃肠兼顾，缺一不可，中医在这方面有优势，你可找老中医辨证治疗。

3.对zheng下药：请问49岁功能性子宫出血怎么治疗？

答：功能性子宫出血也叫功血，中医疗效最好，有气不统血、血热妄行、脉络瘀阻三种类型，通过辨证论治基本都可见效。我的意见不要轻率的使用丙酸睾酮之类。

4.张旷：我去年查出多发性胆囊息肉。每天凌晨3、4点就醒了，汗多，易发口腔溃疡，肠胃不好，屁多，坐久头晕，肌肉松弛，医生让吃知柏地黄丸。请您给点建议？

答：胆囊多发息肉引起了胃肠功能的紊乱，同时也引起全身植物神经功能的紊乱，这种紊乱要是继续下去，可能出现不同形式的变态反应，应该进行系统检查、认真治疗，不要错过时机，因小失大。

5.木林森：我爸爸54岁，这几个月眼睛反复出现红血丝，揉搓一下就会出血，过几天就好了。请问这是怎么回事？

答：不要小看眼睛的结膜下出血，那说明机体的毛细血管发生了通透性改变，这种改变往往预示着患者有：①高血压、动脉硬化；②凝血机制发生改变（PT、TT、APTT改变），应当重视。

6.浩仔：我母亲刚做完乳腺癌根治手术，医生说要做化疗。说是要用到养心和护心的药，我不清楚这药有什么效果，您能帮我分析一下吗？

答：乳腺癌根治术前后必须做化疗，甚至必须做放疗，只有这样才能延长生命，防治癌症过早复发，常用的药物有环磷酰胺、紫杉醇等对心脏均有一定程度伤害，护心的药物有辅酶Q10，二磷酸果糖、维生素C。

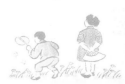

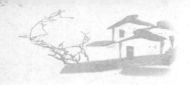

7.lian： 我23岁，近期尿路感染，吃了头孢地尼胶囊、头孢地尼分散片、尿通卡克乃其片和碳酸氢钠片，复查几次还没好，今天刚做的尿检：尿胆原（+），胆红素（+++），酮体（++），白细胞3+。请问这是为什么？

答：你这是泌尿系感染，西医抗生素如有抗药可用中药，中医称此证为湿热下注，或湿热结于膀胱，龙胆泻肝汤、八正散、小蓟饮子等通过辨证论治疗效显著。

8.王氏元： 女，57岁，双下肢静脉曲张，最近两小腿胀疼，既往有腰椎间盘突出病史。请问这是怎么回事？中医有何治疗办法？

答：静脉曲张中医疗效不佳，加上椎间盘问题静脉曲张会加重，应系统检查，如无椎管狭窄，单纯下肢静脉曲张，可采用大隐静脉高位结扎分段剥脱术。

9.郁蒽： 我感觉自己有神经衰弱和强迫症，老是无法控制的胡思乱想，我也知道这样不对，可就是控制不住，吃了好多药也没作用。请问能否使用血府逐瘀汤治疗？

答：你能知道胡思乱想不对，说明你自己还不是抑郁症，应属于植物神经功能紊乱的范畴。血府逐瘀汤、柴胡加龙骨牡蛎汤、甘麦大枣汤、柏子养心丸等通过辨证论治均有效。

10.狠狠妞： 我左侧输卵管堵塞，右侧粘连，痛经很严重，每次都上吐下泻。请问吃中药能治愈吗？

答：你这是附件炎导致的盆腔炎，形成了输卵管的粘连，属中医中药能治愈的范畴，所谓中医治好了某某人的不孕症就指的是此类疾患。真正的不孕症有染色体改变、子宫附件畸形、抗精子抗体阳性等，这些都是不容易治愈的，所以你可以找有经验的老中医诊治。

11.小伍：请问什么是低血糖？有什么改善的方法？

答：血糖一过性降低，小于2.8mmol/L称为低血糖。急救办法是静滴高糖或口服糖水。

12.戈尔：请问手掌和脚掌经常发热、出汗是什么原因？有什么药物可以治疗？

答：你这是阴虚，属于植物神经功能紊乱。很多器质性病变都能引起这种紊乱，首先治疗器质性病变，这种症状就会迎刃而解。如果无器质性病变，单纯的植物神经功能紊乱，中医中药大补阴丸、二仙汤、河车大造丸、知柏地黄丸等通过辨证论治均有疗效。

13.混：我33岁，这两年总是口干，不想喝水，烦闷易怒，入睡难、多梦，走路膝无力，大便粘、不成形、小便黄赤，白痰多。近一月每天头晕一两次，血压、血脂都有点高。请问这是怎么了？

答：高血压、高血脂症就能出现你所述全部症状，应抓紧治疗高血压和高血脂，否则会出现高血黏、高尿酸、高血糖，西医将此称为代谢综合征。一个年轻人得了代谢综合征那可不是小事，它会引起一系列并发症，比如冠心病、脑动脉硬化、痛风、肾动脉硬化等。

14.feiren：前天在医院抽盆腔积液，抽出来是血水。我未怀孕。请问这是怎么回事？

答：盆腔积液的抽法是后穹隆穿刺，这种穿刺经常用于宫外

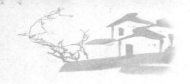

孕破裂的内出血诊断治疗，你未怀孕给你进行的盆腔穿刺，这我就不明白了！

15.冯彦涛：我外甥得了腿部骨肉瘤，切除了关节，化疗了两次，现在已转移到肺部，化疗已经不太管事了。请问有什么好方案吗？

答：骨肉瘤常见于青少年及年轻人，病灶发源于长骨的一端，恶性程度很大，已经肺转说明已届晚期，但是也不要认为没有机会而放弃治疗，通过中医的扶正固本，可以大大的延长生存期。我治疗的一个这样的患者（肺转）经过保守治疗成活了十多年。

16.寒夜月光：请问长期服用治疗癫痫药物对智力有影响吗？癫痫可以治愈吗？

答：虽然西医有很多药物可以治疗癫痫，但是总的来说治疗癫痫中医效果最好，如果颅脑没有器质性病变（应有颅脑片子诊断），中医辨证论治大多数患者都能治愈。

17.碧玉妆树：我妈妈有慢性咽炎、鼻炎，近半年来早上起床的时候有时会咳出泥色或带血丝的痰。我们这边有大夫说有可能是甲状腺的问题。请问这需要检查哪个科？吃中药疗效好吗？

答：部分慢性鼻炎和慢性咽炎的患者可能合并甲状腺疾患，但是就你刚才说的这些症状，我们还看不出甲状腺疾患的征象。应该抓紧鼻炎及咽炎的治疗，采用中医辨证论治，下决心吃一段时间药物病情会好转。考虑甲状腺病可到内分泌科就诊：①做甲状腺CT或MRI检查；②做甲状腺功能全套检查：T3、T4、FT3、FT4、TSH、甲状腺球蛋白抗体、甲状腺过氧化物酶抗体。这个病通过中医辨证论治疗效亦显著。

18.赵氏莉儿：我妈妈去年七月得了浅表性胃炎，现在瘦了六十斤左右，还有呕吐现象。请问这是怎么回事？

答：浅表性胃炎是可以引起呕吐的，如果能坚持清淡饮食，少食多餐，这种呕吐自己能好转。当然你母亲消瘦明显，不一定是浅表性胃炎，你可做系统检查，必要时你可来我门诊治疗。

2013年5月3日

1.李峰：四肢无力，浑身难受，小腿浮肿，脚跟疼，手脚烧热，白带多，吃了很多药不见起色。请问这是怎么回事？

答：这是附件炎引起的全身反应性症状，估计还有月经不调。用中医观点看这是血瘀导致了阴虚，治则活血化瘀，滋阴降火。

2.诺敏：女，三十几岁，蹲下或弯腰时间久了，腰就直不起来，小腹疼痛。请问这是怎么回事？

答：这是冲任血瘀导致的腰疼，治则活血化瘀，强腰补肾。

3.云：我吃了桂附地黄丸和人参健脾丸之后精神好多了，但总盗汗、自汗，健脾丸换成归脾丸还是没有用。请问能吃虚汗停吗？

答：归脾丸确实能止汗，但不是像西药那样有立竿见影之效，它长于治本，长期坚持服用一段，使其健脾养心之功充分发挥作用，才能达到止汗目的。

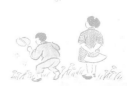

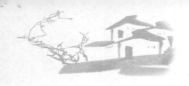

4.蛮牛：我老公大腿和上身一共长了4个拇指大小的疙瘩，不痛，也不见长大。请问这是什么情况？

答：这可能是：①脂肪瘤；②皮脂腺囊肿；③脂膜炎；④淋巴结肿大。确诊还需进行望诊、触诊，必要时经活组织检查。

5.甘十九妹她姨：我儿子一岁的时候舌头两边就经常溃烂。现在人容易累，头发、体毛、腋毛都掉得厉害。请问这是不是肾亏？该怎么治疗？

答：中医谓"发为血之余"，毛发脱落是血虚表现，兼有疲乏亦属血虚表现，"气为血帅"，血虚必兼气虚，您的孩子从中医诊断属气血双虚。气血因何而双虚，那就要看孩子内部有无器质性病变，需进行系统检查。

6.不变的天空：房事时间短，射的时候也没有多少力度，精液量也达不到2ml，而且房事后的几天左小腿痛，躺着伸腰的时候腰有点酸痛，尿频。请问这是肾虚吗？该吃什么药？

答：这可以诊断肾虚，六味地黄丸，金匮肾气丸，知柏地黄丸，金锁固精丸，桑螵蛸丸可通过辨证选用。

7.胭脂凉：我孩子12岁，近5年来，腿部总是出现一些青紫色的血印，面积有大有小。去化验血，看皮肤科，医生说没什么。请问我们应该从哪入手求医？

答：先去查查血象，有无血小板减少，再去做个束臂实验看看有无毛细血管通透性的改变，这两种检查如有问题，就应该在血液科、心血管内科做系统诊疗。

2013年5月6日

1.沙鸥：我母亲60岁，睡眠不好。去年每晚还能睡几个小时，今年睡眠特别差，连续几个晚上都睡不着。医生说是焦虑和轻度脑梗死，开了三七通舒胶囊和振源胶囊，吃了一个半月，有点效果，但还是不行。请问有没有治疗睡眠的好方法？

答：脑梗死就能够引起焦虑，而引起脑梗死的根本原因是动脉硬化。动脉硬化有7/10合并高血压，3/10不合并高血压，如果合并高血压必须治疗高血压，同时兼顾动脉硬化，如果不合并高血压，则必须治疗动脉硬化，动脉硬化得到理想治疗，焦虑症才能缓解，睡眠问题则可得到改善。对你母亲来说，治疗睡眠应该是个系统工程，也就是治疗动脉硬化的系统工程，必须持之以恒，用一段时间药。

2.丫头：请问我经常口腔溃疡是怎么回事？

答：这个问题我多次讲过，虽系单纯性口腔溃疡，但仍然具有自免倾向，要调节自身免疫功能，复发性口腔溃疡才能治愈，这里有一种药值得向你推荐，就是胸腺五肽，1mg，隔日注射。当然，配合中药汤剂如泻黄散、黄连解毒汤、黄连汤等通过辨证论治都能产生一定疗效。

3.甜甜：我老公得了轻度精索静脉曲张，没手术，有时干活累了下面和小肚子疼。请问这种病不手术能不能完全治愈？如果可以，该吃点什么药呢？

答：精索静脉曲张手术效果并不好，会产生侧支循环，按倒

中国著名中西医专家装医学健康微博

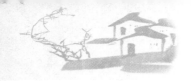

葫芦起了瓢，对于输精管和睾丸的功能造成影响的可能性比较大。我的意见通过中医治疗，减轻症状，呵护睾丸及附睾的功能，中药暖肝煎、天台乌药散、桂枝茯苓丸、加味乌药散等方药通过辨证论治会产生疗效。

4.牵手：血压偏高、爱出汗、后背发冷、经常口腔溃疡，多梦、头晕、有颈椎病。请问参芪颗粒、六味地黄丸、丹参滴丸对证吗？

答：严格来说，你这三个药都不对证。参芪颗粒有升压作用；六味地黄丸对高血压所引起的植物神经功能紊乱虽然大方向可以，但是并不完全对证；丹参滴丸仅对冠状动脉硬化有作用，对高血压引起的植物神经功能紊乱无效。

5.天高地厚：我叔父七十左右，血糖值很高。请问吃什么药好？我妹妹35岁，手脚时常发凉，特别膝关节以下，晚上经常冻醒。请问吃药好还是针灸好？

答：你叔父糖尿病的问题：①饮食控制；②加强运动；③药物中有磺脲类、双胍类、阿卡波糖类、罗格列奈类、胰岛素等，应根据患者的具体特点而定。你妹妹的表现属中医的阳虚症候，阳虚则生外寒，寒主收引，收引则疼痛，这种情况往往是类风湿关节炎和风湿性关节炎的先兆，应做检查：①CRP；②抗-O；③RF。

6.属于你的味道：我33岁，现在在日本，脸上长满了痘，生理期特多，留下太多的痘印，还有便秘。请问该怎么治疗？

答：你说的痘痘就是痤疮，女同志生痤疮一般是雌性激素偏少，雄性激素相对增高，这样的情况经常见于晚婚、未婚、少生、晚育的女性，对知识女性大多数是工作学习压力过多、心情过度紧张造成。治疗的问题不能一概而论，中医药辨证施治，西医也讲究个性化治疗。

7.肖楚阳：能否推荐几个治疗乳腺增生的方剂？

答：乳腺增生的方剂很多：逍遥散、柴胡疏肝散、仙方活命饮、托里透脓散、大小柴胡汤……

8.末药：我22岁，女，牙龈经常出血有半年多了，刷牙重点也出。请问这是什么原因引起的？吃些什么药？

答：你的情况可能是牙龈炎、维生素C缺乏、血液病等，究竟是哪一种，应做系统检查才能确诊，等确诊之后再进确定治疗方案。

9.兔沉：霍奇金淋巴瘤放疗后引起颈部肌肉纤维化，现右侧颈部肌肉僵硬，脸部肿胀，微怕冷，自感手脚心凉。请问中医药如何辨证施治？

答：霍奇金分化较高，病程很长。放疗的副作用通过时间的延续会逐步消失，当然，中药辨证论治会使这种副作用较快的减轻，具体治疗因人而异，你可找有经验的中医看看。

10.兔沉：肛管低分化腺癌结肠造瘘术后1月余，肝、子宫、膀胱转移。双侧腹股沟淋巴结肿大，粘连，活动度差，局部温度高，最大者约4×5cm。外阴水肿，旁有1×2cm实性隆起物，红肿。现在尿憋，尿少，双腿肿胀疼痛，以左侧为甚。请问中医药治疗注重原发灶还是局部？如何施治？

答：直肠癌往往向前侵犯膀胱、尿道，女性侵犯外阴，髂前淋巴结及髂内、外淋巴及血管均可受累。你说的症状皆由此引起，

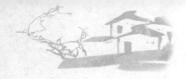

手术造瘘后原位及周边问题可用放化疗去解决，中医中药可以大大减轻放化疗毒副作用。

11.阳光静好：膝盖外侧上一指的地方一阵一阵的痛，个人感觉与受冷有关，手按会痛，有游医说是经络不通，外观并无异常。请问这是怎么回事？需要做什么检查吗？

答：你这是关节痛，有可能是退行性骨关节炎的早期。当然，风湿性关节炎、类风湿性关节炎也可是单侧关节疼痛，首先检查CRP、抗–O、RF、ESR，必要时可拍片。

12. wgtmwgamdamg：我20岁，中耳炎好了十几年，去年又复发了。去医院看了几次，医生说耳膜破了，现在吃药都没什么大效果。请问我该怎么办？

答：中耳炎要积极治疗，这里还有个保护听力的问题，中药内服药还是必要的。当然，如有流脓，局部炎症的处理（换药）也很必要。

13.张翼：我额头脱发，现在发际线后移了，很难看。请问能治好吗？

答：你这是脂溢性脱发，也叫教授头，很难治。

14.毛委员：我的胆红素高了4年，军区医院诊断低体质黄疸，说不需要治疗。省医院让我做骨穿，我没做。最近看了中医，说我舌下静脉曲张，可能有心脏或肝脏疾病。请问我该在哪个医院做检查？您能给我亲诊一下吗？

答：你的胆红素高多少？是直接胆红素还是间接胆红素高？这很重要。如果是轻微的增高，就无大的意义，如果高的很多，直接胆红素高是梗阻性黄疸，间接胆红素高是溶血性黄疸。如果你想来这边治疗，我很欢迎，届时再根据情况给你做相关检查。

15.小雪：我老感觉腹胀，不消化，大便少，不成形，有时想上了，去又拉不出来，容易上火。请问这怎么改善？

答：你这是植物神经功能的紊乱。植物神经最敏感的部位在胃肠，香砂六君汤、半夏泻心汤、附子理中丸、连理汤、黄连汤等通过辨证论治都有一定疗效。

16.刘小琴儿：2008年我的甲状腺出现问题，脖子有点大，查甲功只有TSH高。请问这是桥本式甲状腺炎吗？这病能治好吗？

答：TSH偏高说明有甲减存在，如果再加上甲状腺球蛋白抗体、过氧化物酶抗体阳性才诊断桥本氏病，少一个抗体都不能诊断。

17.乖乖：女性，夏天天气热了、空气闷的地方待久了、冬季不戴帽子被冻了额头及上部会昏昏沉沉地、胀胀地疼，而且两个太阳穴的地方也跳着疼，还伴有恶心。请问这是什么情况？吃什么药比较好？

答：这样的情况应该考虑：①高血压；②低血压；③贫血；④神经性头痛。应做相关检查才能确诊，待确诊后再做治疗。

18.木林森：我的手经常起小疹子，掌心和指侧皮肤为主，很痒，泡清热利湿的凉茶会好点，反反复复很多年了。请问这是怎么回事？

答：你这最大可能是手癣。其次是湿疹。

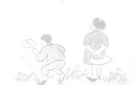

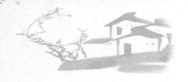

19.泪海：我爸最近一用力就喘得厉害。请问这是什么问题？

答：你父亲最大的可能是心脏有问题，其次要考虑哮喘，低血压和贫血有时也有这种表现。

2013年5月8日

1.max：宝宝5周半，感冒9天了，一直流黄鼻涕，咳嗽有痰，手心有些干热。吃了三盒清肺热的药，不大见效。请问这是怎么回事？该怎么治疗？

答：你的孩子有慢性鼻炎，在慢性鼻炎的基础上发生感冒，就不容易好，这样的感冒经常伴有咳嗽，这样的咳嗽西医称为鼻后滴流综合征，治疗上要鼻、感同治，中医中药麻黄汤、桂枝汤、小青龙汤、大青龙汤等加减进退、辨证论治有好的效果。

2.长弓2009：我妈妈轻度脑梗死，失眠，高压170mmHg，一直降不下来，血糖高，服施惠达早上一片、倍他乐克早晚各一片、拜糖苹。请问是否吃药太多？如何调好？

答：2型糖尿病合并高血压、动脉硬化是常见病症，首先要将血糖降下来，高血压可望取得理想的疗效。降血糖有一个共识就是应用胰岛素，越早越好，才能避免并发症的丛生，高血压实际就是并发症。你母亲降糖仅用拜糖苹是不够的，因此降压效果也不理想。

3.江上渔者：我妻子连续几天早上起床都发现嘴里有血。请问为什么会这样？

答：嘴里流血以牙龈出血最多见，慢性咽炎、口腔炎也常见。最常见的原因是维生素C缺乏，其次是牙龈炎，你可去医院口腔科根治。

4.苏瑞锋：长期在金矿上打工，从事凿岩工作，现在患有矽肺病，网上说可以洗肺，但风险很大！请问治疗这种职业病有什么特效药吗？

答：矽肺的治疗中医药是较好的选择，要坚持服药，大部分具有较好的疗效。洗肺可以洗去呼吸道的粉尘，但不能洗去肺间质纤维化和伴有的肺气肿。因此，洗肺的方法治疗矽肺价钱昂贵，效果有，但不是十分理想。

5.泪舞：我腰L4/L5椎间盘突出，近来一到下午右腿就疼，睡一晚就没事了。请问这是椎间盘突出压迫坐骨神经引起的吗？

答：是的，是压迫了坐骨神经。你用睡木板床的方法坚持半年，每天16小时左右就能使髓核回缩，腿疼缓解。

6.李季红：慢性荨麻疹反复发作，药物外用、内服效果都不理想。做过胃镜有胃炎，总想呕吐、嗳气。请问我的慢性荨麻疹是不是跟胃炎有关系？

答：你的荨麻疹和胃炎有关，起码是胃的病变促进了荨麻疹的发作。因为交感神经最敏感的部位在胃肠，荨麻疹是5-HT和乙酰胆碱的增加，促进了组织胺的堆积，呕吐和嗳气是副交感神经兴奋的表现，复交感神经的末梢递质就是乙酰胆碱。

195

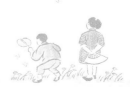

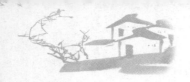

7.幸运儿子幸福妈妈：我的鼻孔总有一个不通气，左边堵住右边就通了，右边堵上左边就通了。请问这是鼻炎吗？

答：这是典型的慢性鼻炎，在慢性鼻炎中有80%是过敏性鼻炎。

8.甜甜圈：请问尿道感染吃什么药？

答：尿道感染西药常用呋喃类、喹诺酮类、抗生素类；中药龙胆泻肝汤、八正散、小蓟饮子、三仁汤均可通过辨证论治用于临床。

9.xiaoLi姐：近来鼻塞，想打喷嚏又打不出来，有时头胀晕，早晚比较明显，像感冒又感不出来。请问这是鼻炎吗？

答：这多半是鼻炎，可能合并鼻窦炎，这样的人也容易感冒，病人经常处在感冒状态。

10.睿智开心健康：我经常右侧头疼，头晕，右胳膊、腿感觉无力，碰凉水感觉疼，但是具体摸不到哪里疼。晚上睡觉脖子不舒服，感觉偏右侧有点高，右前侧有根大筋老鼓着，喉咙也老疼。颈椎CT：C3/4，C4/C5椎间盘向后局限性隆凸，硬囊膜受压。请问我这是怎么回事？

答：你这是颈椎病，颈椎病分为四型：神经型引起手麻，椎板型引起脖子疼，血管型引起头晕，脊髓型引起步履不稳。

11.寓言：我同事27岁，血压有点低，经常头昏。请问这是怎么回事？

答：血压低会引起头晕，归脾丸、补中益气丸、升阳益胃丸有效，但必须常服。

12.祥在等待：我患有颈椎血管瘤，瘤体压迫神经以至下身瘫痪。请问我该怎么办？

答：颈椎血管瘤首先手术治疗，手术难度较大。我国京、津、沪医院的神经外科都具有较高水平，你可去求治。。

13.大脚：18岁，女性，便秘一年，后背有痘痘。请问这要怎么治？

答：这属于青春期综合征，是内分泌的紊乱导致的植物神经功能紊乱。雌性激素偏少，雄性激素相对增多，形成青春痘。胃肠交感神经紧张度占优势形成了便秘。

14.张珍：我爷爷74岁，近来头晕、头痛，血压正常，医院CT诊断是脑萎缩。请问这该怎么治疗？

答：脑萎缩是老年多发病，多由脑动脉硬化所产生，灯盏花、月见草、复方丹参、毛冬青、葛根素、绞股蓝等理论上能治疗脑动脉硬化、脑萎缩，实际疗效有限。我建议你去中医门诊，有经验的老中医通过辨证论治会产生疗效。

15.曹金科：我最近总感觉口渴，喝白开水特别苦，近一月消瘦了十公斤，从昨天开始吃饭不正常，浑身乏力。请问这是什么问题？

答：如果你是个中年人，首先考虑糖尿病。

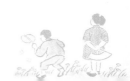

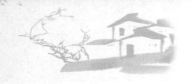

2013年5月9日

1.敏：我儿子10个月大，患鼻炎，这几天发热，汗多，眼屎多，早上鼻塞严重、张口呼吸。吃了两天至宝丸和消炎药，吃药期间汗超多，每晚能汗湿三四个枕头，而且还出现药物性皮疹，现已停药。请问这该怎么办？

答：孩子根本的问题是过敏，鼻炎也是过敏性鼻炎，用药不当反而引起重叠过敏。中医认为"巅顶之上惟风能到"，以风论治。中医辨证论治能收到很好的疗效，你要找经验丰富的中医去治疗。

2.新：我晚上睡觉时膝关节经常不舒服，感觉像有蚂蚁爬似的，肘关节有时也会。请问这是怎么回事？

答：膝关节、肘关节都是主要的运动关节，退行性关节炎的发病率较高，此病也叫做关节周围炎，关节周围的组织神经均可受累。

3.何静：18岁，女性，患鼻甲肥大两三年了，做过一次小手术，有一个的鼻孔一直不畅通。请问这还要做手术吗？

答：手术不能再做了，可以通过内科调理，尤其是中医辨证论治，可逐步恢复。

4.贾轶环：家有4岁小儿，近日肛周红肿，自诉肛门疼痛，有时大便后擦拭有血。请问这是痔疮吗？

答：4岁小孩痔疮的发病率较少，应该首先考虑有无蛲虫，因肛门瘙痒，经常抓骚而产生局部炎症会出现肛门红肿疼痛，请专科医生看看再做具体治疗。

5.ailian：我生完宝宝之后的一年内，每次月经十多天才能干净，上个周期吃了些补血的药，结果月经持续了十多天，到现在都还没干净。请问这是怎么了？该怎么办？

答：这是中医的"漏证"，说明宫腔内有不同程度的炎症。中医中药八珍益母丸、桂枝茯苓丸、大温经汤、丹栀逍遥散、胶艾四物汤，通过辨证论治都能产生疗效。

6.腾博123：我朋友得了慢性肾衰竭，肌酐600多，贫血，血压150/90mmHg，尿量正常。请问现在要透析吗？北京有个医院有种生物治疗，培养细胞，注入人体，在肾脏复制分裂，使衰竭部分变好。请问这种疗法效果好吗？

答：你的尿素氮是多少？尿常规潜血、蛋白几个加号？肾衰一般是不能治愈的，透析也只有一时之效，但是合理的治疗能使肌酐、尿素氮有所下降，生存时间和质量提高。你说的这种疗法我还没有经验，不好跟你说什么。

7.蓝业芬：25岁，右腿内侧一处疼痛两三年，吃药后好转，药停了又会痛。磁共振显示有一椎圆行异物，医生说是肿瘤。请问如果是肿瘤，严重吗？大概是什么肿瘤？

答：因为你已经有了三年的病程，这个肿瘤不是恶性肿瘤。在青年人的长骨一端最容易出现的就是骨肉瘤，恶性度很高，进展很快。

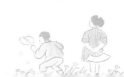

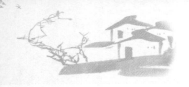

8.小伍：头上长小红痘，痒。医生说是毛囊炎，治疗效果不佳。请问治疗此病有何方法？

答：毛囊炎的可能性较大。一部分毛囊炎也有痒感，治疗方法主要是消炎。中西医都有各自的优势。

9.玄胡索：我26岁，女，眼带明显，手脚常感冰凉，偶尔口唇麻木，夜里梦多，月经第一天总是腰酸、小腹痛、有时连大腿都痛。请问我该吃什么中药？

答：你的体质比较差，尤其是脾胃、肝肾均存在气虚、血虚、阴阳不和的情况，应找中医辨证论治才能开出一张很好的方剂。

10.陈凌俊：我患有肌无力，现在最初犯病的手指有点酸痛。请问这是好转还是变坏了？

答：你的资料欠完整。肌无力是肌肉接头处的介质功能紊乱所致，最早发病以眼肌、咀嚼肌受累者多见，手指酸痛者不多见。

11.刘瑞潇：我爸爸眼睛中有白色的斑块，还有一些血丝。请问白色斑块是白内障，还是其他东西？

答：发生于角膜的白斑，叫做角膜白斑，多由外伤及梅毒引起。白内障是晶体的浑浊，瞳孔内出现灰白色可诊断白内障。

12.语笑梦：请问胆结石手术治疗是最好的方法吗？手术前中医能缓解病情吗？

答：胆结石和胆囊炎过去认为手术是最好的选择，但是人们逐渐发现有三分之一的患者，胆囊切除后还不如切除前，因此，一部分专家主张采用保守治疗。中医辨证治疗更具特色，除了能明显改善症状外，还有溶石和排石的作用。

13.摆古论今：女儿3岁，半年前因呕吐，全身无力，医院检查心肌酶高于2000，转氨酶高于正常值3倍，心率也高于常人，怀疑病毒性心肌炎和进行性肌营养不良，但成都华西和广州儿童医院一直未确诊。现在心肌酶已经高于10000。请您救我女儿！

答：进行性肌营养不良症除肌酸激酶、肌酸激酶同工酶、乳酸脱氢酶外，所有的心肌酶谱都可发生变化。急性病毒性心肌炎除了上述酶谱改变外还有肌钙蛋白的上升，不知你的肌钙蛋白是多少？两种病都能引起恶心、呕吐，光凭现有的资料我只能给你这么说。

2013年5月10日

1.赵氏莉儿：我跑了几天步脸上长了一些痘痘，以前跑步没长。请问这是怎么了？

答：女同志跑步要注意运动量，运动量太过就会引起月经及内分泌的紊乱，就容易长痘痘。

2.Beans：我的家人刚刚查出胰腺癌晚期，已有肝和腹腔转移，人比较消瘦，目前正在接受海扶刀和中医治疗。从网上了解到您在治疗胰腺癌上很有建树，也看到您成功救治甘肃小麦专家的事迹，给予我们很大的信心。我们现在北京，也想去您处求医。请问胰腺癌患者应该怎么进食？牛肉、猪肉等肉类是否可以吃？您的治疗方案一般是怎样的？是纯中医治疗，还是中西医结合治疗？家人已经无法接受手术，单纯化疗是否意义不大？

答：胰腺癌因其恶性程度高，病程进展快，几乎所有的病人

中国著名中西医专家裴正学健康微博

都要因此而死亡，号称"癌中之王"。严格的饮食控制可以改善生存质量、延长生存时间，肉、蛋、奶要绝对禁食，清淡饮食也应该以流食为主，半流食为辅。海鲜、肉汤、蛋汤亦属绝对禁忌。我们的治疗方针是"西医诊断，中医辨证，中药为主，西药为辅"。单纯化疗意义不大，但最近美国NCCN补充诊断指南中提到：替吉奥（氟尿嘧啶口服剂）口服有一定意义。

3.张筱猪：我右上腹胀痛一年多了，肋骨偶有疼痛，近一个多月来后腰酸痛，做了腹部B超和肝功能检查，医生说没什么问题。请问这是怎么回事？

答：你这是胆囊炎。有一小部分胆囊炎在B超上无显示。

4.无忧：我母亲64岁，今年常感觉头皮一阵阵发紧，有点疼，经常失眠。请问这是怎么回事？

答：首先要考虑：①高血压；②动脉硬化；③习惯性感冒；④神经性头痛。

5.进步中奋斗：我22岁，从去年开始便溏，有时脐下冷痛，但舌质淡红苔白厚。请问这该怎么治疗？

答：这是脾胃气虚兼阳虚，用附子理中汤、香砂六君汤辨证加减都有好的疗效。

6.思思：我一好友近几天臀部及大腿后面长了疹子，有一圆硬币大的，也有稍大点的，刚开始是红的，上面有许多象痱子样白点，过几天颜色变深，不挠不痒，挠了有点痒。请问这是什么病？

答：有下列可能：①变异性皮炎；②药疹；③银屑病。

7.风语：我儿子3岁半，自从开始上幼儿园就反复感冒咳嗽。现在半夜咳嗽，鼻塞。请问这是什么问题？

答：孩子可能有慢性鼻炎（过敏性），这样的患儿容易感冒，感冒后病程缠绵，不易痊愈。应该鼻炎、感冒同治。中医中药麻黄汤、桂枝汤、银翘散、桑菊饮、止嗽散等辨证论治有很好的疗效。

8.May：我朋友突然咯血，医生说肺血管破裂。请问这是怎么回事？

答：这样的患者最可能的是：①支气管扩张；②肺结核；③肺癌，后两者通过胸片、胸部CT就可以确诊，如果排除了后两者，大半就是支气管扩张。

9.上善若水：我患有腰椎间盘膨出，朋友告诉我悬单杠有效果。请问这样的方法对吗？

答：千万不敢试，这是一个危险举动，曾经有人从单杠上摔下，形成截瘫。建议你去医院正规治疗，在医生指导下做功能锻炼，这样相对安全。

2013年5月13日

1.枫叶：45岁，女性，近几月经常小便痛，色黄，劳累后加重。请问这是什么问题？用什么药治疗？

答：这是膀胱刺激症状，由泌尿系感染所致。西医抗生素：呋喃坦啶，中药三金片、龙胆泻肝丸可以试服。

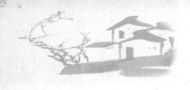

中国著名中西医专家教您学健康微博

2.万万：我母亲50岁，神经性头痛三四年，每天服脑清片止痛。请问还有什么更好的治疗方法吗？

答：神经性头痛的西药：西比林、去痛片均有效。中药疗效极佳，但必须通过望闻问切才能开出好的方剂。

3.洒尘：孩子6岁，医生诊断为神经性耳聋，让戴助听器。请问过早戴助听器，孩子听力会不会下降的更厉害？听说助听器会让孩子听见更多嘈杂的声音，对听力很不好，是真的吗？

答：我的意见还是不要配置助听器，孩子还太小，长期戴助听器给孩子形成思想压力，对耳聋的恢复不一定是好事。可采用针灸治疗，选听宫、听会、翳风等穴位，配合中药耳聋左慈丸长期服用，必须坚持才有望治愈。

4.秦桂叶：我的母亲做了B超，结果是脂肪肝、慢性萎缩性胆囊炎、胆结石（充满型）。请问非要切除胆囊吗？

答：胆囊切除在过去认为是治疗胆石症、胆囊炎的最好方法，由于胆囊切除后综合征的普遍出现，近年来对胆囊炎、胆石症不主张一概切除。通过内科保守治疗，特别是中医中药辨证论治，1.5cm以内的结石可以排除，因为中药除了治疗炎症外，还有一定的溶石和排石作用。

5.永不凋零的格桑花：朋友父亲患糖尿病，身体比较瘦。请问鸡蛋、牛奶能吃吗？

答：糖尿病患者主要限制碳水化合物（馒头、米饭等），肉、蛋、奶原则上不予限制，但是如果合并了糖尿病肾病，则要在医生的指导下进行适当限制。

6.当归：23岁，女性，月经量少，2～3月来一次，疲乏易睡，头胀，眼蒙，心烦，失眠多梦，记忆力下降，注意力不集中。腹胀，小腹旁边(应该是肝经的地方)有两块硬硬的东西，做一点重活就觉得腰上的筋拉着，特别酸。平时怕冷，腿凉，痰多。妇科B超正常。您能帮我分析下吗？

答：你的根本病变是月经变少，说明雌性激素的分泌产生了障碍，病变的关键是卵巢功能衰退，你所有的不适症状均由上述原因引起。你应该做系统妇科、内分泌功能检查，然后才能进行确切的分析。

7.真实：23岁，女性，消瘦型，平时消化不好，不爱吃饭，早上起来稍一着急就会出好多汗，完了就觉得冷。平时稍一运动就会很累，且面色发黄、发黑，有时候小腿肚子酸胀，休息两天就好点。经期正常，量少，有时还痛经。请问用什么中药调理？

答：首先应该明确诊断，有三种可能：①低血压；②贫血；③妇科内分泌功能紊乱。诊断明确之后，再通过中医辨证论治，效果才佳。

8.王利：我伯伯46岁，跑长途车司机，最近血压升高，轻微脑梗死，平时爱喝酒。请问他平时应注意些什么？能进食高纤维的食物吗？

答：高血压、脑梗死的患者原则上是不能让跑车的，更不能让其跑长途，这样的患者容易出现短暂性脑缺血，思维混乱。治疗脑动脉硬化常规用降压、调脂、降血黏、降尿酸药物，如有糖尿病降低血糖是最重要的。高纤维食物对他比较适合，可以吃。

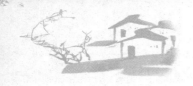

9.李佳璐：无意中检查直接胆红素有些高，吃鸡蛋后下腹痛或不适。请问这是怎么回事？是不是胆囊问题？

答：你的胆道有炎症，B超应该能看到胆道炎或者胆囊炎，但有个别患者（30%）在B超上不能发现病变，中药逍遥丸、柴胡舒肝丸长期服用有效。

10.奇奇妈妈：我爱人37岁，睡觉磨牙。请问这是怎么回事？吃点什么药好呢？

答：磨牙属植物神经功能紊乱，谷维素、甲钴胺长期服用试试看。

11.尼玛次仁：21岁，男性，最近两年一直感觉疲乏、头昏、用脑效率低、反应慢、眼睛疲劳干涩、嗜睡、腰酸痛、两肋下偶尔胀痛。请问这是怎么回事？

答：你的情况应该从低血压、贫血、慢性胆囊炎三方面考虑。

12.纤纤：一个多月前我身上游移性的针刺疼，伴痒，后来又加上两个肩膀疼，全身肌肉游移性跳，有时神经也跳，做了血常规，基本正常，还做了风湿三项，类风湿因子稍高（21.5）。请问这是什么问题？

答：你的情况应该考虑周围神经炎，这样的患者多伴有胃肠道疾病，消化吸收出现一定程度障碍，导致维生素B_1（硫胺素）、维生素B_2（核黄素）缺乏。应对胃肠做进一步检查。

13.青竹：我满口牙床疼，嗓子两侧也疼，有时头也疼。请问这是怎么回事？该吃什么药？

答：你这是神经性牙痛，中医玉女煎、安牙丸、养阴清肺汤等通过辨证论治有效。

14.王岩：我43岁，多食、凉食后腹胀，腹部、臀部及大腿皮肤发凉三四年，先后服金匮肾气丸、桂附地黄丸、补中益气丸均未见好转。请问这是怎么回事？该怎么治疗？

答：你多半是慢性胃炎合并胃肠综合征，属于脾胃气虚范畴，应该首选香砂六君丸、附子理中丸，可能效果会好。

15.小柯：请问血虚用中医怎么调理？什么时候调理最有效？

答：中医对血虚的认识比较细腻，你的问题提的太笼统。心血虚最常见，它的主要症候是心悸、健忘、失眠、多梦；肝血虚是肝气郁结的产物，主要症候有口苦、咽干、急躁、易怒；其余脏腑的血虚经常和脾胃气虚相联系，因为气为血帅，血为气母，通常属于气血双虚。治疗方面就更加灵活多变了。

16.双双：请问早、中期胰腺炎应做什么检查来确诊？

答：早、中期慢性胰腺炎目前还没有可靠的检查指标，B超80%也是阴性表现。急性胰腺炎要靠自身症候加上血淀粉酶、尿淀粉酶检查确诊，前者在发病后一周变阴性，后者发病后两周变阴性，有助于诊断。

17.甜心宝贝：刚生完孩子不久，肛门处出现一小肉球，大便有点儿干，时有带血。请问这是怎么回事？

答：你这是产后痔疮。妊娠后的妇女新发痔疮者很普遍，应去痔瘘科做专门检查，确诊后立即治疗。

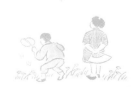

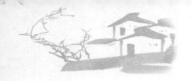

18.奋斗的年轻人：男，28岁，20年前因输血传染乙肝，多年来间断治疗，中西合用。近来患者自觉轻度疲乏，巩膜黄染来住院检查治疗，检查结果：血常规：红细胞3.2x10¹²/l，PLT：84x10⁹/l；肝功：AST：43Iu/l，总胆31μmol/l，直胆：14μmol/l，白球比：1.5，两对半：表面抗原（+），e抗体（+）核心抗体（+），表面抗体（-）e抗原（-），HBV-DNA：9.83.E+04IU/ml；B超：门静脉1.1cm，脾厚：5.8cm，脾静脉内径0.8cm，其他（肝、胰、肾）无明显异常及异常回声。目前患者除感轻度疲乏、巩膜黄染外无其他不适，2008年口服一月阿德福韦酯，近年来服药不规律。望裴老给予诊断及目前治疗方案（是否需要抗病毒治疗及中药如何调理）！

答：患者的乙肝不一定是输血感染，乙肝的感染途径主要以消化道传染为主，叫做水平传染。来自父辈的感染叫做垂直感染，输血感染者不普遍。他现在的正确诊断应该是乙型病毒性肝炎（大三阳），早期肝硬化。要加紧治疗，中医中药疗效最好，配合抗病毒治疗，核苷类似物要用，直到转为小三阳。

19.王鑫：儿子12岁，经常口臭。请问这是怎么了？吃点什么药？

答：说明孩子胃肠消化不好，酵母片、食母生可长期服用。中药香砂六君丸也可长期服用。

20.AA心若止水：我父亲82岁，这几年自觉大腿后面和侧面以及臀部疼，坐着走路都疼，好像是肌肉疼，晚上睡觉时腿易抽筋。请问这是什么病？

答：你父亲这是风湿性多肌痛，耄耋老人患此病者占90%，它是肌肉中乳酸代谢缓慢所致，虽不算病，但也有痛苦。柴葛解肌汤、桂枝加附子汤、独活寄生汤三方为治疗此病之重要方选，如能通过辨证论治则疗效甚佳。

21.等待中：我患AS（强直性脊柱炎），现在右骶髂关节痉挛，就连大腿前后的筋都疼，卧床半月了，翻身都很困难。请问打生物制剂恩利和服安康信能起到作用吗？还有别的快点的办法吗？

答：强直关发展到你现在的程度治疗比较困难，中医药川草乌、雷公藤、辽细辛、马钱子在辨证论治的基础上较大剂量的使用可能产生疗效，但是必须要有望闻问切的基础，否则不但无效还会产生药物中毒。

22.习勇军：我22岁，6岁的时候左手掌心被小狗咬破皮，没出血，但留了一条伤疤。请问我还有可能患狂犬病吗？

答：不是没有可能。因为狂犬病是一种变态反应，属于变态反应的第Ⅳ型，也就是迟发型。现在你应注射狂犬疫苗，连续注射多次仍有预防发作的作用。

23.徐云峰：我转动眼睛时靠眼眶处疼痛，感觉天昏地转，眼科和内科都说没什么。请问这是怎么回事？

答：动眼神经影响到迷走神经，其治法与美尼尔病相同，中药选奇汤、五苓散、五皮饮通过辨证论治有效。

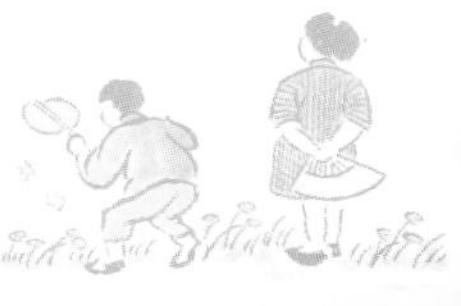

2013年5月14日

1.王菊：经常头疼，主要是太阳穴两边疼得厉害，有时候天气太热时外出会疼。请问这是什么情况？应该怎么办？

答：这样的头痛首先要排除高血压，其次要排除贫血，剩下的要考虑偏头痛，也就是神经性头痛。

2.公民反复清明：我脚上有一小块湿疹，小时候由外伤引起。口服过胸腺肽、阿罗神、转移因子，外用过很多膏药，时好时坏，就是不能根治。请问该怎么治疗？

答：湿疹是不好治的，尤其是脚上的湿疹长期出汗污染更不好治，首先要常洗脚，勤换鞋袜。有一种黑豆馏油膏推荐给你试试看。

3.幸福的距离：发现自己得了白细胞减少症已经四个月了，做了骨髓穿刺及免疫检查都没查出病因，医生让长期服用利可君片，可最近两次血常规检查，白细胞都是在3.7×10^9/L左右，怎么都没超过4.0×10^9/L。请问这种情况吃什么中药？

答：你这是颗粒细胞减少状态，还够不上颗粒细胞减少症。给你说一种简单的方法试试看：黄芪、苦参、破故纸三药粉碎各20g泡茶喝。

4.冬日暖阳：23岁，女，发现舌头上有四五条沟已很长时间，可能就是所谓的沟状舌。请问这是什么原因导致的？

答：你这是气虚导致阳虚，阳虚导致水泛，水泛则舌体肿胀，肿胀则出现胖大舌，胖大舌受到牙齿的压迫则会出现你说的这种情况。

5.Freeda：请问6个月的孩子患过支气管炎后总是有痰怎么办？小儿佝偻病如何调理？

答：孩子可能有了慢性咽炎。有一种B型嗜血性流感，一旦感染后会留下慢性咽炎的后遗症，要抓紧找有经验的大夫治疗才能免除后遗症的发生。小儿佝偻病首先要加强营养，但要考虑胃肠能否吸收，因此要调整小儿胃肠功能，同时要服用钙片，乐力钙较好。

6.鋈儿：我坐完月子两个月了，老是觉得双膝关节疼，活动的时候还有响声，舒展或弯曲的时候更疼，而且还得用手扶一下。请问这要吃什么中药调理？

答：这叫产后风，你这要好好看。我多次讲过，这种中医所谓的"产后风"是一种围产期反应性的关节炎，它可以向四面八方发展：①退行性骨关节炎；②风湿性关节炎；③类风性关节炎；④强直性关节炎等。

7.荔辛儿：19岁，女，近来天气一热就头胀得厉害，感觉脚步走得重一点脑子里就有个东西在晃，很胀，弄得整个人都没精神。而且我还大量出汗，即使只是一点小热，或走动两三步整个背就都湿了。请问这是怎么回事？

答：你说的症状均属植物神经功能紊乱，如果有月经不调，则属青春期综合征范畴。中医对此有良好的疗效，逍遥丸、桂枝茯苓丸、八珍益母丸对部分病人有效，要想治愈，则必须辨证论治。

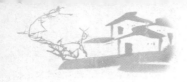

8.邓超：我背部皮肤有白色的斑，不疼不痒。请问这是什么病？该怎么办？

答：多半是白癜风，此病有遗传性，虽无大碍，但比较难治，保持心情舒畅，忌食辣辛刺激性食物以及海鲜可以延缓发展。

9.此生有你：我儿子12岁，经常口臭，连续吃几天泻火的药会好点，大便比较硬，到现在乳牙有的掉了很长时间也长不出来，拍片有牙根。请问这是怎么回事？是不是肠胃有什么问题？

答：口臭从中医角度看是胃中有热，大便干燥热结阳明，亦属胃中有热，萎缩性胃炎、浅表性胃炎皆属此类，积极治疗胃肠疾患，口臭自然缓解，吸收好了乳牙也就长起来了。

10.誓言是深爱时残留的谎言：我25岁，这几年总感觉腰疼，严重时腰中间部位一掌内都疼，冬天腰两侧发凉。请问这是怎么回事？

答：你应做腰椎CT或核磁，确定有无椎突及腰椎增生。

11.风干的记忆：我朋友二十来岁，患进行性肌营养不良，他有两个堂兄也是这病，家里其他人正常。他小时候能走能动，后来逐渐腿发软，现在站不起来，需要别人扶着。请问可以用电击来治疗吗？您有其他方法来改善吗？

答：进行性肌营养不良症是一种遗传基因缺陷病，一般在3~5岁出现肌无力症状，病情进行性加重，12岁左右失去行走能力，大多在12岁左右呼吸衰竭死亡。本病分为假肥大型和杜氏型两种，另外还有一种贝氏肌营养不良，发病较晚，一般18岁左右出现症状，50岁左右死亡。目前，尚无根治方法，主要是对症和支持治疗。中医辨证论治有一定疗效。

12.匆匆过客：饭后半小时后感觉胃痛，而且按上去也疼，钡餐提示胃炎，输氨苄加奥美拉唑有缓减。请问这是什么问题？该怎么办？

答：你这是慢性胃炎，估计还合并糜烂，一般不合并糜烂是有胀无疼，合并糜烂是有胀有疼。此病为中医治疗之强项，建议中医辨证论治。

13.不变的天空：我20岁，收缩压170mmHg、舒张压110mmHg属于正常吗？

答：你这血压太高，因为你很年轻，只有20岁，这样高的血压诊断高血压病无疑，而且还要检查儿茶酚胺，进一步排除嗜铬细胞瘤。

14.赖小琴：月经期间多次喝了冷饮，现在有点月经不调，量很多，时间长。请问吃点什么药好？

答：你这是气不统血，可同服逍遥丸、补中益气丸、归脾丸、桂枝茯苓丸四种中成药，如无效可找中医辨证论治。

2013年5月16日

1.叶柳：我小孩两岁四个月，从小就爱吸吮拇指，怎么都戒不掉。请问该怎么办？

答：这种现象在医学上没有什么特殊意义。这属于习惯形成了自然，应该在生活中由大人去慢慢纠正。

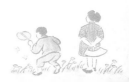

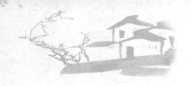

2.狼牙：我手指甲上的"小月牙"几乎快退没了，上班总是犯困、没精神，睡觉时盗汗，有时被子都能被湿透，且手脚冰凉、畏寒怕冷。请问这是怎么回事？

答：以你的讲述考虑你有胃肠病，引起了全身植物神经功能的紊乱。包括吸收功能紊乱，建议你应该到消化科做系统检查。

3.聪：近两个月以来我后背总是痒，起疙瘩，晚上加重，现在白天也出现了这种情况。请问这是怎么回事？

答：主要有两种可能：①荨麻疹；②变应性皮炎。

4.大脚：19岁，女性，近三年来偶有胸闷、气短、面色苍白的情况，但转瞬即好！请问这是为什么？

答：你的血压可能比较低，有时随着体位变化血压会更低，你所说的症候可能因此而产生。

5.且共从容：女性，23岁，未婚，午饭或晚饭后常感胃部胀痛不适，额头也长了很多痘痘，每逢夏季手足心就发烫，浑身乏力，但到冬天却手脚冰凉。请问这是怎么回事？

答：你有胃病，可能还有月经不调，两种情况都可以引起内分泌紊乱，这种情况发生在未婚少女则叫青春期综合征。先服些逍遥丸、柴芍六君子丸试试，如无效则需通过望闻问切辨证施治。

6.马家强：我老婆习惯性便秘，现有身孕。请问吃点什么比较好？饮食上有什么注意的？

答：妊娠妇女便秘喝蜂蜜水最好，同时食用多纤维类饭菜，如蔬菜、粗粮等。

7.查房带把刀： 一月前患腱鞘囊肿，医生给我挤破治疗，现在又复发了。请问怎样处理比较妥当？

答：小的腱鞘囊肿无症状可以不管，大的腱鞘囊肿如有症状须手术治疗，但绝对不能故意挤破，挤破了必然复发，且局部结巴更不好治。

8.叶飞： 母亲今年65岁，有糖尿病病史5年，血糖控制较理想，但总感觉下肢无力，最近检查下肢血管彩超提示：下肢有血栓形成。请问这是怎么回事？

答：2型糖尿病经常合并高血压、动脉硬化，动脉硬化可影响到心肾以外的血管（周围血管），周围血管病经常出现下肢供血不好，甚至血栓形成。

9.罗红梅： 生完孩子快四个月了，老觉得小腹有些胀。请问这是怎么回事？

答：产后小腹疼痛多半是因宫腔及盆腔的炎症所致，请进一步检查确诊后再进行治疗。

10.明峻： 一年前患带状疱疹经治疗痊愈，现在患病部位还有火辣和发麻的感觉。请问这是怎么回事？有什么有效的治疗药物吗？

答：带状疱疹的疼痛在疱疹愈后可以长时间存在，即所谓的带状疱疹后遗神经痛，高浓度干扰素对此有效。

11.爱美人： 患先天性心脏病和肾功能不全，还有先天性小耳畸形、耳道闭锁（右耳）。请问该怎么办？该不该手术？

答：先天性心脏病很多，但先天性肾功能不全少见。先天性

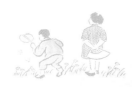

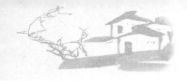

头颈部位各种畸形和先天性心脏病一样都是国家重点的医保疾病，应该及时去大医院诊断并手术。

12.Hikaru：母亲大腿根部及腋窝处长了一包块，时有疼痛伴忽冷忽热的症状，彩超提示：增生可能性大。请问需要穿刺做病检吗？

答：腋窝和腹股沟淋巴结如果同时肿大，这就不是局部问题，需要做病理活检排除恶性淋巴瘤和转移癌。

13.晨夕：手汗特别重，夏季脚汗也重，早上一出门（走路上班）都有明显的手汗，同时手有肿胀感。请问这是什么情况？

答：出汗是植物神经功能紊乱的表现，首先应该排除体内重要器官的器质性病变，因为所有的器质性病变都能引起植物神经功能紊乱。建议到大医院做检查，明确诊断后再行治疗。

14.王子：我很胖，想减肥一直减不下来，血糖也比较高。请问这该怎么办？

答：一般糖尿病病人原先肥胖的躯体会不减自瘦，你目前的重点不是减肥的问题，而是应该治疗糖尿病：①控制饮食；②加强运动；③常规用药。

15.窦国幸：请问手脚冰凉中医中药该如何调理？

答：中药四逆散、柴胡疏肝散、小续命丸长期服用试试看。

16.拾遗：小孩突然出现一只眼睛的上眼睑下垂，去年差不多这个时候也出现过一次，无其他症状。请问这是怎么回事？

答：首先要考虑重症肌无力，服用少量的强的松如果症状缓解即可确诊。

17.梦来：失眠伴手足心热，夜尿多，大便无规律，耳鸣，易上火，晚上小腿易抽筋。请问这是怎么回事？

答：晚上小腿抽筋是缺钙，另外一种情况就是乳酸堆积。其余症状通通可归于心脾两虚、阴虚火旺，归脾丸、天王补心丹、柏子养心丸对此有效，可试试看。

18.蒋美花：男性，30岁，既往有腰椎间盘突出症病史，现在发展到全身游走性疼痛，夜晚尤其严重，且影响到睡眠。请问这是什么病？

答：椎突日久是会引起全身反应性疼痛的，问题还是在椎突的治疗。

19.冬的记忆：一个星期以来我身上陆续出现了很多红疙瘩，奇痒难忍，外用药和吃扑尔敏也不见效。请问这是什么病？

答：你这考虑两种病：①荨麻疹；②变异性皮炎。

20.朗儿乖：小孩3岁半，每天晚上醒来都会哭，蹬被子，爱尿床，其他方面都好。请问这是怎么回事？

答：三岁半孩子的哭和尿床同属植物神经功能紊乱，是小儿常见的症候，农村管它叫夜哭郎。中医中药甘麦大枣汤、柴胡加龙骨牡蛎汤、柏子养心丸、天王补心丹通过辨证论治可治疗。

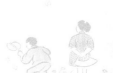

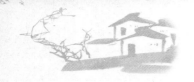

2013年5月24日

1.漂泊在西部：请问病毒性肝炎应该怎样治疗？

答：病毒性肝炎有甲、乙、丙、丁、戊、庚，最常见的有甲、乙、丙型。甲型病毒性肝炎即传染性黄疸型肝炎，为一过性病程，容易治疗，不慢性化。乙、丙不易治疗，易慢性化。治疗方面除通常的保肝治疗外，前者需用核苷类似物（拉米夫定、阿德福韦酯、恩替卡韦等）抑制病毒；后者需长效干扰素（派罗欣，佩乐能等）抑制病毒。中医中药的疗效也很好，但须辨证论治。

2.文静：女，22岁，气虚自汗很严重。请问不通过吃药，如何从改变生活习惯方面得以改善？

答：如果出汗很多，就必须做全身系统检查，因为很多器质性病变在初发病时，都有出汗乏力，如果是一般的自汗则可服用补中益气丸，桂附八味丸，不想吃药可通过锻炼坚强体质，从而达到治疗目的。

3.奋斗ing：男，25岁，在左侧少腹部触及一约4cm×5cm的滑动性包块。请问这是怎么回事啊？

答：这个部位为乙状结肠所在，大便成形之处，如无不适，则属粪便之积聚，不必管它。当然，结肠癌亦好发于此处，它有明显的症状，如便血、腹痛等。

4.朱金洋：经常胃疼，痛甚时都站不起来。请问这是怎么回事？

答：首先要确定是不是胃。因为通常所说之胃的部位有胆、胰、十二指肠、肝等，一般的慢性胃炎胀多痛少，只有合并糜烂或溃疡才有疼痛。胃剧烈疼痛则应考虑胆、胰疾患，建议你做消化道系统检查，不要延误治疗。

5.梁晓美：父亲得了非霍，在医院做了六次化疗，现一直发烧（每月2次，不定时）。请问这是什么原因引起的？该怎么治疗？

答：非霍属于恶性淋巴瘤之一，它除了全身淋巴结的恶性肿大外，还带有免疫倾向，引起发烧是常见的事。常用的化疗方案CHOP方案就包含有激素，激素就能退烧。如果高烧不退，可来我院住院治疗。

6.敏：十月婴儿有鼻炎，反复感冒鼻塞。请问中医治疗好吗？能否推荐一位河南的老中医？

答：小儿感冒鼻塞中医治疗确实好。河南开封武名新是河南省名中医，他的儿子武步经在二十年前曾经拜我为师，跟我学习一年，如果武老不在，你可找武步经。

7.永网直前：产妇在坐月子时引起的咳病，二十多年来每天早晨都干呕。请问这该怎么治？

答：干呕是胃气上逆，咳嗽是肺气上逆，二者相得益彰，中医还将此称为冲气上逆，唐容川、张锡纯都有降气平冲法，参赭镇气汤、定喘汤均有好的疗效。

8.霓虹灯下：患有慢性附睾炎一年半，服过中药，做过局部理疗及加替沙星等治疗，效果并不理想。请问我该怎么办？

答：附睾炎和附睾结核需严格区分，前者局部红肿热痛，后

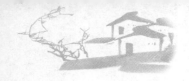
者缺如但有结节；前者抗生素有效，后者则需抗结核治疗。

9.吴小艳：父亲双侧肾结石，结石大概4mm，之前曾激光碎石，其后行中药调理，因胃不耐受，服药断断续续，疗效不好。我在微博上了解到您曾给一位兰州的病人用中药加芹菜汁的方法治愈了胆结石。请问那药方适合我父亲服用吗？

答：肾结石和胆结石不能同日而语。胆结石讲究疏肝，肾结石讲究下气，你这样的小结石无需碎石，中药疗效极好，如果方便，你可来我处治疗。因为中药排石须量体裁衣，辨证论治。

10.gh：我18岁，近段时间晨跑途中总有干呕。去年这段时间也这样，冬天就没有这种感觉。请问这是怎么回事？该如何治疗？

答：说明你的胃肠植物神经系统功能不稳定，可常服香砂六君丸。

11.松妈妈：我同事每逢夏季就频繁流鼻血，触及则流。请问这是什么原因引起的？

答：说明鼻腔血管外露，夏日阳气上升，鼻腔血流丰富，碰则出血。

12.漂泊在西部：彩超提示：管道结构显示清晰、走行自然无迂曲，肝静脉扩张，肝左、中、右静脉内径为11mm、10mm、11mm，下腔静脉内径15mm，肝实质回声不均匀，可见一大小约9mm×10mm强回声光斑，后方伴声影。超声诊断：瘀血肝待排，肝内钙化灶。请问此患者该如何诊断？

答：瘀血肝在病理上称为槟榔肝，常见于右心衰竭。

13.zt： 我父亲检查出右颞叶胶质瘤，在天坛做了手术，术后做了放疗30次和口服帝清42天的同步治疗。现在口服广安门的调理汤药及生血丸、健肾益脾颗粒。请问这个病接下来该如何治疗？

答：胶质瘤有星状细胞、少突细胞、胶母细胞、髓母细胞四型。如果是前二者则恶性程度较轻；如果是后二者则恶性程度较重，生存期不足一年。前二者手术后通过各种治疗生命可适当延长。

2013年5月27日

1.来生缘： 请问中药热敷能治疗颈椎和腰椎病吗？

答：药物外敷治疗颈椎和腰椎病不会产生大的疗效。有人认为可以止痛，实际上于病无益。

2.杨丽： 我爸爸48岁，烟瘾很大，经常感冒发烧，平时一吃鱼肉之类的就发烧。查了血常规、胸部CT，说是支气管炎。请问我爸爸到底是哪不好？

答：吸烟目前已被定为许多疾病的危险因素，有烟瘾的人呼吸道黏膜的屏障作用消失殆尽，上呼吸道经常会处在炎症状态，久而久之，会引起肺气肿、肺间质纤维化、肺心病、心衰（COPD），抗生素对这样的呼吸道病变只能治标，不能治本。

3.张新乐： 请问轻度的宫颈糜烂用什么药能治疗好？

答：中药治疗宫颈糜烂采用桂枝茯苓丸、桃红四物汤、桂附八味丸等，月经不调可用逍遥丸辨证论治，西医外用法可配合使用。

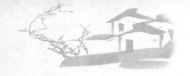

4.梁间燕子：我父亲60岁，患胆结石10年，复查彩超仍有泥沙样结石，肝肾功各指标均正常，去年冬天身上开始出湿疹。请问保守治疗好，还是做手术好？湿疹和胆结石有关吗？

答：泥沙样结石最好通过中医保守治疗，大多数病人都能获效。胆结石、胆囊炎合并湿疹的报道不少，二者不无联系。

5.姜维故里：请问西医之脉压过小中医怎么理解？如何辨证施治？

答：如果是高血压，脉压的过小是动脉硬化的表现，这样的患者头晕明显，胸闷不著，属中医的阴虚阳亢，阳亢生风。没有高血压的脉压缩小临床上没有多少意义，因为这样的人和脉压不小的人症候无异。

6.崔岩：我肝肾两虚，最近伴有尿频、浑身乏力、视力有些模糊。请问这该怎么调理？

答：就这几个症状来说，还不能确定肝肾两虚的诊断。

7.焦美霁：女，24岁，以前肠胃不好，经常腹泻，肚子经常硬硬的，吃一点东西就觉得胀。最近发现肚脐上方有个很明显的硬块，按压有痛感。请问那个硬块是什么东西？

答：你要做系统检查，首先查B超，其次查胃镜，要排除肝、脾、胃器质性病变。

8.关秋艳：我是女大学生，小腿易浮肿，早晚差距较大，易肿也易消，无静脉曲张。请问我该注意什么？怎么治疗？

答：女青年这样的症候较多，从西医角度看通常属于心功能在正常范围内的低下，心泵功能减弱，下肢的血流不能及时回流，则产生下肢浮肿，它还不能诊断心衰。建议几种中成药：归脾丸、补中益气丸、五苓散、五皮饮。

9.姚蕊：我妈妈48岁，去年得过急性胆囊炎，吃药治疗半年多症状消失，但从去年生病开始到现在一直畏寒，夏天天气再热都必须得穿至少两三件衣服，要是穿少了就感觉胃不消化、发冷、头晕。请问这是胆囊炎引起的，还是身体其他部位有什么问题？

答：一个局部病变会引起全身代谢、内分泌、免疫系统的改变，这种改变往往会持续很长时间。譬如产后关节痛、怕冷及大手术后身体方方面面的问题。你母亲的胆囊炎也可能引起这些反应。

10. Dylan：最近看到很多关于输液副作用大的文章，使我想起自己小时候因为哮喘三天两头在诊所输液，累积起来输液了很多次。请问对输液的副作用，现在我能采取什么补救措施吗？

答：小时候输液如有副作用应该在当时产生，现在已经没有副作用了。

11. 苏婷：男，35岁，患过敏性鼻炎——哮喘综合征，每天夜里鼻塞，睡觉用嘴呼吸，流鼻涕、痰多，易咳嗽、出汗，生气时哮喘易发作。请问这该如何治疗？

答：你是过敏性鼻炎引起了鼻窦炎，又引起了哮喘。西医对此有很好的方法，包括激素、抗生素、祛痰剂；中医对此也有很好的方法，大、小青龙汤、定喘汤、葶苈大枣泻肺汤等通过辨证论治可产生很好的疗效。

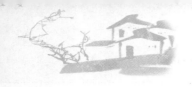

2013年5月28日

1.一民：女，34岁，微胖，饮食、起居规律，大便三天一次，且有少量血丝，担心代谢废物在体内停留过久危害身体健康。请问有何方法调理？

答：大便秘结常见于胖人，因胃肠交感神经兴奋性较强，吸收功能强，大便容易秘结。血丝的问题应该考虑肛门疾患，内痔居多。中药麻子仁丸、济川煎、三黄片等可服服看，如有痔疮可去痔瘘专科门诊。

2.梅岭：母亲75岁，近日小腹胀痛，带下黏稠，阴道灼痛、瘙痒、尿频、量少、色淡黄，口苦，咽干。尿检：白细胞（++），蛋白质：（+-），隐血（+），尿比重：1.020。请问这该怎么治疗？

答：首先应该检查妇科，宫颈癌的患者初发常有白带增加浓稠，这样的患者尿道因交叉感染出现病变，当然老年性尿道炎也会向后交叉感染，出现白带增多。待诊断明确后再进行治疗。

3.小茹：女，45岁，近半年经期老推后一周。请问我是不是要绝经了？

答：更年期妇女在绝经前常见月经推后、经量变少，你已经45岁，出现这种情况是正常现象。

4.黄灿标：女，18岁，右脚跟疼痛一年，泡了两个月中药。请问中药泡脚有没有效果？

答：中药治疗脚跟疼有明显疗效，不知你用的什么中药。金毛狗脊，牛膝，杜仲，当归，鹿蹄草等煎水泡脚是一张治疗脚跟疼痛的好方子。

5.张新乐：爸爸、叔叔、伯伯们都有高血压。请问孩子会不会被遗传？如何预防？

答：高血压和动脉硬化有明显的遗传倾向，如能进行长期一级预防：不吸烟、不饮酒、多运动、无肥胖、坚持清淡饮食，就能防止高血压、动脉硬化的产生。

6.镜花水月：我体型偏瘦，膝、踝、肘、腕、指关节游动性红肿，受凉后和早上起床的时候最严重。晚上经常盗汗，呼吸有些困难，痰多。请问这是怎么回事？

答：你可能有风湿性关节炎或类风湿性关节炎，应做全面检查，及时治疗。延误治疗，类风关会形成关节变形，功能障碍；风湿关会影响心脏，如果是年轻人，可能会形成风湿性瓣膜损害。

7.墨：请问婴儿辅食该注意什么？宝宝患支气管炎，用药上要注意什么？

答：小儿出生不久还是以母乳为主，6个月以后可适当辅助些淀粉、蛋白类流食或半流食。支气管炎的问题要慎重对待，有一种B型嗜血流感病毒感染，应该去医院进行专科治疗。

8.文静：女，22岁，自小上半身自汗严重，下半身不是，而且从小上半身很瘦，下半身很胖。请问这是为什么？

答：一般人上半身的汗腺密度高于下半身，伤寒论有："但头汗出，齐颈而还"之经文说明古人已观察到这一问题。你下半身较胖，属于体型的类别，这与遗传因素相关。

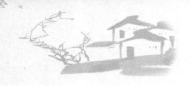

9.马家强：男，27岁，经常手脚出汗、冰凉，记忆力差，面黑、无光泽，精神萎靡，尿频。请问我该吃点什么药？

答：这符合中医的肾阳虚证，桂附八味丸当属首选。

10.凌歆：我妈42岁，几乎天天都有头痛、头晕的症状，疼痛部位不定，严重的时候头皮都不敢摸。请问这是怎么回事？

答：应该排除高血压、动脉硬化，如果血压不高则应考虑神经性头痛。

11.阳光像雨点：我长期便溏，舌苔很白，有齿痕。请问香砂六君子丸对证吗？

答：你的情况应该考虑脾胃气虚兼阳虚，香砂六君子丸可用，最对证的是附子理中丸。

2013年5月29日

1.华丽转身：请问恶性肿瘤特异生长因子75该怎么治疗？宫颈有火柴头大小息肉，三年没有变化，需要摘除吗？

答：你说的这一指标仅仅是一个参考指标，还没有得到NCCN的公开认证，在各种癌症的临证指南中未能认可，因此如无特殊症状，不必提前进行干预，因为所有的抗癌药物对机体都有不同程度损害。宫颈息肉的问题有自我感觉可积极干预，手术摘除，但如无自觉不适，尽可听其自然，因为摘除和套扎都能引起宫颈创伤。

2.周维娜：母亲膝盖疼，拍片有骨刺，医院说是滑膜炎，输液6天还是有点疼，敷药也没效果。请问这能治好吗？

答：滑膜炎和骨刺多数是退行性骨关节炎的表现，完全治愈是不可能的，但能让病情好转，症状在短期内完全消失。中医辨证论治加上药渣局部热敷，西医的关节腔抽液、玻璃酸钠注射均有显著疗效。

3.蓝紫色桔梗：我23岁，月经四五十天、甚至两个多月来一次，每次量都挺多，且有血块，曾吃过一些中药，但未见效。现在脸上雀斑很多，脸色有点发黄，气色也不好。请问这该怎么治疗？

答：月经量多而错后，是妇科炎症的常见症。妇科炎症可以合并卵巢及子宫的良性占位病变，应该及时检查，妇科B超简单省事，检查结果对中医辨证论治很有参考价值。中医治疗此证较西医略胜一等，你可找有经验的中医辨证治疗。

4.苗欢：我女儿两岁半，最近晚上睡觉经常吭哧吭哧的，汗也特多。请问这是怎么回事？

答：首先考虑有无慢性鼻炎、慢性咽炎、慢性上呼吸道炎症，两岁幼儿上述疾患往往和过敏有关。

5.老云：我老公41岁，双膝关节时时酸胀疼痛。请问这属于类风湿吗？

答：你老公双膝关节酸胀疼痛，多半是退行性骨关节炎，也可能是风湿关，因为类风湿多数起源于四肢小关节，然后侵犯大关节。

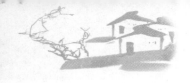

6.伽楠香：女，20岁，7岁时发热昏迷两次，17岁出现癫痫，且年年加重。CT检查提示：脑组织有局部软化。请问这能治好吗？会不会遗传？

答：该女孩既往感染性疾患引发了脑膜和颅内的炎性反应，这种反应留下了脑软化，从而继发了癫痫。对于伴有颅内器质性病变的癫痫，临床是不好治的，但是也有少数病人经中医长期辨证论治而获效。癫痫本身来看是没有遗传性的。

7.流星：我解脲支原体阳性，治疗一年多没什么效果，现在性功能也不理想。请问这该怎么办？

答：这叫非淋球菌性淋病，属性病范畴，一般是通过性伴侣而获得，要认真治疗，夫妻暂时停止房事。

8.誓言今生：我在安静的时候总是听见左耳像蝉叫一样的响。请问这是怎么回事？

答：这是神经性耳鸣，西医治疗此证目前还没有理想的药物，中医辨证论治疗效也不算太好。

9.永网直前：我母亲二十多年前坐月子时得的咳病，一沾凉气就咳嗽的不停。请问这该怎么治疗？

答：产褥期抵抗力减弱，最常患的病是上感，其中咽炎最多见，咽炎引起的咳嗽多半是咳嗽变应性哮喘（CVA），这种病如不及时治疗，就会发展为支气管哮喘、肺气肿、肺心病，最后出现心衰。对于这种病的治疗首先要在呼吸科系统检查，然后系统治疗，单方是不起作用的。

2013年5月30日

1.丫头：听说女人吃红枣对身体好，但我一喝红枣桂圆水就头重，甚至有些恶心。请问这是怎么回事？

答：大枣补气，调和营卫，对大多数人都具有这种作用，但对少数人不一定适应。任何一种食物或药物都是这样，个别人总是不适应，这不足为奇，是由基因的多态性所决定的。

2. ynz：男，38岁，体重100kg，血压140/90mmHg，空腹血糖7.1mmol/L，甘油三酯偏高，脂肪肝，服用降压、降糖、降脂药后血压、血糖已正常，但头昏乏力等症状还存在。请问这该怎么治疗？

答：你有高血糖、高血压、高血脂，估计还有高血黏、高尿酸，是典型的代谢综合征患者。你太胖了，首先要注意清淡饮食、加强运动，在医生的指导下正规服药，疾病是会慢慢好转的。

3.一天天等下去：请问小儿脑瘫在哪有得治？广东这边有吗？

答：小儿脑瘫长期服用健脑安神、活血化瘀的复方丸剂或散剂是可以产生明显疗效的，欲速则不达，目前，还没有一个在短期内就治愈的好方法、好药物，不论广东还是京沪。

4.三分地农夫：最近耳膜有明显刺胀感，头昏昏沉沉的，提不起精神，牙龈开始萎缩，牙齿脱落，医院也没检查出什么具体毛病来。请问这是怎么回事？

答：这样的问题需要掌握全身各系统的健康状况，单就你说

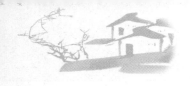

的这些症状而言，多考虑卡他性中耳炎和牙龈炎，二者均可继发于全身各系统的重要疾患。

5.窦国幸：请问维生素B₆可以缓解手脚冰凉吗？

答：维生素B₆的主要作用是调节胃肠系统的植物神经功能，对全身植物神经系统也有一些间接的作用。

6.陈珍：我有过肺结核，现在感觉心口疼、喉咙不舒服。请问这是不是肺结核复发？

答：肺结核的复发最常见的症状就是乏力、盗汗、发热，心口疼、喉咙不舒服应考虑其他疾患。

7. 王一淞：我22岁，患（胃窦）轻度慢性萎缩性胃炎，三天两头的胃疼，疼起来连课都不能上。请问吃奥美拉唑行不行？还有什么好的治疗方法吗？

答：胃窦部的萎缩性胃炎疼痛很厉害可能合并糜烂或者溃疡，奥美拉唑的制酸作用较好，仅仅是治疗的一个侧面，还需要从解痉、排空、调节改善胃的分泌等方面全面用药。中药疗效很好，但必须辨证论治。

8.郭家地税：我患卵巢癌Ⅳ期、肝转移，已化疗20多次，腹胀，有腹水，大便不畅，浑身无力。请问停止化疗改吃中药行吗？

答：化疗20多次可以停止化疗。现在治疗可从消除腹水、增加抵抗力、对症疗法三方面考虑，达到改善生存质量、延长生存期的目的。中西医都有这方面的方法，改服中药也是可以的。

9.罗红梅：我婆婆有颈椎病，时不时的头胀痛。请问这和颈椎病有关吗？吃什么药好？

答：有关。颈椎病有4种类型：椎板型、血管型、神经根型、脊髓型，你婆婆属于血管型。此病的治疗要采取综合疗法，局部的按摩、理疗、用药对轻症有效，如果属于重症，还可采用手术治疗。

10.小聪：我女朋友晚上睡着的时候全身猛地颤抖一下，一晚上能抖十几次，而且还盗汗。请问这是怎么回事？如何治疗？

答：这是植物神经功能紊乱，常常是内脏某系统器质性病变所致，应做系统检查。如无器质性病变，则属于单纯性植物神经功能紊乱，中医辨证施治疗效较好，也可服用谷维素、乐力钙等西药试试看。

11.蓝思淼：女，29岁，最近手、脚掌心经常发热，晚上睡觉很容易醒。请问这属于阴虚吗？

答：是的，你这就是阴虚，阴虚则阳亢或者火旺，阳亢也好，火旺也罢，均能影响睡眠。

12. 寒夜月光：男，22岁，感觉胸部左边比右边高。请问这是怎么回事？该怎么治疗？

答：如果没有其他症状属于正常情况，每一个人在生长发育过程中都会有一些不协调和不平衡的状况。

中国著名中西医专家装医学健康微博

231

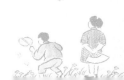

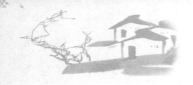

2013年5月31日

1.王海霞：宝宝1岁，得了手足口病，低烧38℃，医生开了药吃，没有打针。请问这样能好吗？

答：手足口病属免疫相关病，有传染性，又名发疹性水泡性口腔炎，多见于5岁以下儿童，因为此病可以引起心肌炎、肺水肿、无菌性脑膜炎等，因此应该重视治疗，要严格遵医嘱用药，否则会延误治疗，形成遗憾。

2.艾米：26岁，已婚，备孕中，痛经多年，妇科检查说子宫口太紧。请问这严重吗？

答：子宫口太紧不是什么大病，应该治疗痛经。痛经的治疗中医疗效较好，血府逐瘀汤、少腹逐瘀汤、桂枝茯苓丸等通过辨证论治可产生疗效。

3.金蛇狂舞：男孩，6岁多，反复咳嗽、无痰，有时伴有发烧。请问这是什么问题？有什么好的治疗方法吗？

答：这样的孩子往往有慢性咽炎或者慢性鼻炎，加之体质较差，稍有不慎则可形成感冒。中医中药疗效好，桑菊饮、银翘散、麻黄桂枝合剂、养阴清肺汤通过辨证论治，西药胸腺五肽在预防感冒方面可以发挥很好的作用。

4.乐乐：请问阴道炎和轻度的宫颈糜烂用什么药好？

答：中药有很好的疗效，通过辨证论治，则可完全治愈。相对而言，局部的用药是次要的。

5.张新乐：请问脾虚、肾虚用什么中药饮片好？

答：脾虚、肾虚有阴虚、阳虚之别，不可一概而论。

6.黄霏：请问控制高血压中医有什么办法？还有总是头疼有什么办法吗？

答：中医治疗高血压有很好的疗效，尤其兼有头痛的高血压更适合，镇肝熄风汤、建瓴汤等均可辨证选用。高血压本身可引起头疼，故控制血压就可治疗头疼。

7.暗里着迷：鼻窦炎治疗了3个多月没有效果，现在只有一个鼻孔通气。请问这该怎么治疗？

答：一般的鼻窦炎中药治疗都有效，合并鼻息肉、鼻甲肥大、鼻窦化脓这三种情况时疗效就会打折扣，必要时予以鼻窦穿刺抽脓、冲洗，或者手术切除息肉、肥大的鼻甲。

8.笑看中国高层：我严重耳鸣，梦多，早上起来没精神，头蒙的厉害，眼睛无神。请问这是怎么回事？

答：首先考虑有无高血压、动脉硬化，其次才考虑神经性耳鸣、植物神经功能紊乱。

9.小布丁：小孩半岁，身上长了好多红点点，背部、腰部、颈部、脸上都有。请问这是怎么回事？

答：婴幼儿风疹有热有疹；急疹热退疹出；痒疹无热疹痒。

10.致青春：我妈妈患胆囊炎有五六年了，偶尔发作。请问有没有什么方法可以根治？

答：胆囊炎如无胆结石，是内科绝对适应证，中药西药坚持

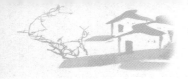

治疗都能治愈，相对而言，中药疗效尤著。

11.陌上雪： 我儿子6岁，近四年每逢春夏季，屁股上就长满了红红的带白粒的豆豆，用了好多种擦的、洗的药都没效果。请问这是不是湿疹？该怎样治疗？

答：属于热疹，即通常所谓的痱子，氟氢松软膏应该有效，中药消风散、防风通圣散均有一定疗效。

2013年6月3日

1.miaolandi： 老年人上眼皮抬不起来（眼科检查没问题），有轻度脑梗死，可能是什么问题啊？

答：发生在脑干的腔梗影响动眼神经就会产生这种症候，另外还是要排除重症肌无力，该病的首发症候往往就是眼睑下垂。

2.刘飞： 我是乙肝，上个月病毒还低于检测下限，然后干扰素由300万加至500万，不过药的厂家也变了，另外服拉米夫定和双环醇，前几天检察病毒又升了（1.53E+03），肝功能也不正常了。

答：干扰素目前已不是乙肝病毒清除的首选药，拉米夫定如无效可选用恩替卡韦。肝功不正常说明有复发，还应加强保肝药物的应用。

3.浩浩妈： 俺嫂子来例假前半个月就开始脸上长疙瘩，嘴里长口腔溃疡，口臭，来的例假不多，月经量少，淋漓不尽，请问吃什么药？

答：例假少是雌性激素水平偏低，内分泌的紊乱就会促使口腔溃疡的产生。我曾经说过，不要小看口腔溃疡，它往往和自身免疫疾患相关联，应去医院做慎重检查后治疗。

4.碧景：我今年58岁，从20多岁起每年都有几次全身痒，抓抓就有高出皮肤的斑块连成片，医生说是荨麻疹，可用药也不管用，近几年越发越厉害了。我还有低血压，高压90mmHg左右，低压60mmHg不到，请问如何治疗？

答：你是过敏体质，皮肤痒疹的种类可能有多种，应长期服用抗组胺、5-羟色胺制剂，中医中药也有很好的疗效，不过需要辨证论治。

5.寓言：我姐怀孕几个月了，腿上有静脉曲张，已经成硬块了，以前也有，但是没成块状，请问以后能治吗？

答：妊娠期往往使下肢静脉曲张加重，等分娩后做专门治疗。最好的方法就是手术治疗。

6.康凯：缺钙会导致骨骼变形吗？

答：是的，长期缺钙会导致骨骼变形。如果能正确预防，及时补钙，骨骼是不会变形的。

7.王玉强：三年前胃镜检查糜烂性胃炎，吃了几天西药就停了。最近早上胃十分不舒服，很难受，吃了十多天奥美拉唑效果不明显，请问如何治疗？

答：奥美拉唑属于质子泵抑制剂，它的制酸功能强于其他功能，可选用H2受体阻断剂如雷尼替丁，该制剂制酸与解痉效果均显著。

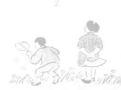

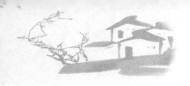

8.张红梅：我妹妹才12岁，肚子痛去医院检查，医生说是输卵管发炎。才那么小的孩子，可能吗？

答：你妹妹是否有了月经初潮？现在的孩子初潮时间较过去提前，有了月经就有可能感染，青春前期的少女一般不会出现附件炎。

9.金岛：我父亲花甲年纪，老是胸闷气短，抽烟，不喝酒，医院检查化验五脏都无异常，没有功能性疾病，请问这样的身体平时怎麼调理好？

答：抽烟的患者首先考虑有无上呼吸道炎症，日久可能出现肺气肿与肺间质纤维化，胸闷可能与此有关。

10.黄霏：我妈有灰指甲，脚上已经有三个了。中医怎么看？有没有泡脚用的？

答：灰指甲是真菌感染，西药斯皮仁诺疗效极好，所有的抗真菌中药都不能望其项背。

11.墨韵：我女儿今年7岁，不知什么原因，她每年夏天都会时不时的出现过敏现象，严重时会出现眼部水肿、咳嗽，皮肤出现硬结红肿，她平时碰到鱼肉也会出现这种情况。到南京皮研所也没看出个所以然，全家到了夏天就替孩子担心，请问我们该怎么办？中医有什么好的方法？

答：你孩子属过敏体质，应避免鱼、虾、螃蟹、菌类、豆类的食用，必要时对肉、蛋、奶也要限制。春夏之交，花粉飞扬，亦为过敏高发时期。这样的患儿要找有经验的老中医辨证施治、长期服药才能有效。

12.乐乐：针对阴道炎和轻度的宫颈糜烂，用桂枝茯苓丸、桃红四物汤和洗剂能治疗好吗？

答：桂枝茯苓丸、桃红四物汤是治疗这类疾患的基础，还必须要加入清热解毒药，必要时给予生龙牡、乌贼骨、椿根白皮等收敛之剂。

13.方芳：我现在每月来月经只有两天，有时一天半就没有了，而且量很少，这样的情况有四五年了。记得以前一开始刚来的时候是三天到四天。是不是出问题了，应该怎么办？

答：说明雌性激素水平不高。卵巢功能低下，中医治疗效果好。

14.叶柳：左眼有时像针扎那样疼，刺痛时有眼泪，整天就觉得眼里有东西掉进没取出来一般，很难受，仔细看了看，黑眼球里面的边缘有一点白色的东西，看上去又像一层膜一样，还有点怕亮，睁久了容易有泪花，这是什么病？

答：有两种可能：①倒睫；②沙眼。两种情况都能产生结膜刺激症状。

15.韩小燕：我姐去年十月份查出宫外孕（输卵管妊娠），未发生大出血，但是做了手术把右侧输卵管切除了，请问手术后多久才可以再怀孕？

答：这个时间没有严格的规定，按常理应该稍稍等一段时间，等手术引起的功能波动完全恢复才能减少下次宫外孕的可能。

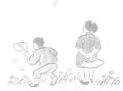

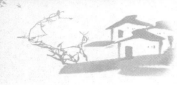

16. 大净：我有一中年患者确诊为急性阑尾炎，遂让其去医院做了阑尾切除手术，现术后3天，右侧大腿出现麻木现象，右侧大腿内侧手掐后无痛感，请问这是麻醉剂过量还是腰麻术失败所致？现应如何处置？

答：这是麻醉后遗症，不要心急，过一段时间可能恢复。

17. 聂瑞利：我妈48岁，刚检查出心肌供血不足，已经输了3天液体，也不见好，有没有好的治疗方法？

答：心肌供血不足是冠心病，应该针对冠心病进行标准化治疗，我不知你用的什么药、输的什么液，通常应用复方甘油类制剂都有效。接下来还可应用钙离子阻断剂、血管紧张素抑制剂等。

18. 玉：我这两年来总感觉舌头干燥，喝很多水还是感觉舌头干。舌头中后部有黄苔，看上去还有点湿，舌头有齿痕，整个舌头有一点一点地小黑点。手心热，全身皮肤出现细纹，感觉皮肤不吸收水分，以前不会。睡眠多梦，脾气易怒。喝了很多中药也没什么效果，为什么会这样？

答：我不知你的年龄性别，建议你首先查查有无糖尿病。

19. 兰精灵：我前两年得的风湿关，吃了很多的药，去年七月在你那里看了一次就好了，再也没疼过。现在的问题是：由于吃了很多的药，我的胃特别的不好，老是恶心、不想吃饭，而且很爱感冒，老是发烧，还有牙龈老是出血，怎么治疗？

答：现在你得的胃病很可能是慢性胃炎，慢性胃炎的人由于消化吸收不好就容易发生感冒发烧、牙龈出血。

20.莎乐美： 我奶奶今年80岁，肾功能正常，但是腿脚(首先是脚)经常浮肿，吃利尿药就消，不吃利尿药就肿，请问有彻底根治的验方吗？或知道是什么原因引起的吗？

答：如果没有泌尿系的病变，80岁的人有浮肿大多属于心衰，利尿剂既能消肿，又能强心。老人现在的情况较重，单纯单验方效果不佳，建议去医院系统治疗。

21.悠悠我心： 我的喉咙一受凉或者感冒就疼痛，有时候疼得不能咽东西，喝阿莫西林和蒲地兰消炎片，几天后就好了，但是，一受凉又发作，请问我这是什么病？

答：你这是慢性咽炎，或者合并扁桃腺肿大，这种病往往和变态反应相关联。应该重视起来，去医院做系统治疗。

22.求医问药： 朋友的孩子八个月了，头部有血管瘤，该怎样治疗比较好？

答：一般而言，孩子表皮的血管瘤不需要急着去治疗，随着孩子的逐步长大，这种血管瘤会逐步变小、消退。当然，如果非常严重则另当别论。

2013年6月4日

1.盛泉音： 脾虚的人，主要是湿重，但是吃燥湿的中药又会引起阴虚，该怎么办？

答：脾虚有气虚、阳虚之分。脾气虚主要症状是颜面萎黄、食欲不振、少气懒言；在上述症状基础上加上腹满便溏便是脾阳

中国著名中西医专家裴医学健康微博

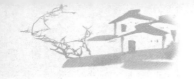
虚。你所说的湿重是腹满便溏吗？有斯证可用斯药，理中汤是治疗此证（脾阳虚）主方，此方不会引起阴虚，你可放心。

2.安静： 我是个20岁的女生，从小每到秋冬季节身上就无缘无故的痒，没检查出什么毛病。最近几年每个季节总有那么一段时间身上很痒，抓的时间长了，那个地方就出现水泡状的东西，不过一会就消失了。有医生说是过敏，但是我感觉不像，请问装医生有见过像我这样的症状吗？

答：医生说的对，中医谓"痒者风也"、"风善行而数变"，这两句话生动的概括了过敏的特点。因此中医的"风"是西医的过敏已经形成了共识。

3.在一起： 我老公手指不小心被刀子划了一小块肉下去，吃了头孢消炎药，打了破伤风疫苗，我们正在备孕中，有影响吗？

答：没有影响。对妊娠有影响的不是小伤小病，而是大伤大病，如果一点小病就影响怀孕，那人类如何繁衍呢？你现在还没有怀孕，所以头孢等消炎药对你影响也微乎其微。

4.丹青： 友人10岁小孩，在右下大牙牙龈外面鼓起一红包，二十多天前就曾这样，而且化脓了，在小诊所给剪开消了毒，并输了三天头孢曲松后好了。可不久又这样，咋回事呀？该咋办呢？

答：孩子这是牙龈脓肿，估计侵及齿槽，要去牙科做专科治疗，一个单方验方是难以解决问题的。

5.杨鹏： 手指指甲尾部在肌腱和固有神经创伤术后就出现了硬骨状物质，此为何症？如何治疗？为何两月了都不消失？

答：指骨创伤虽无骨折，但骨膜表面形成了挫伤，骨膜引起了增生样反应，这样的增生样反应有时会合并感染，感染向浸润有可能形成骨髓炎，不要轻视这个表现，要重视起来。

6.朱金洋：我即将高考，可是晚上睡不好觉，老做梦，而且有时睡不着，白天起不来，上课特累，而且记忆力特差，有方法治疗吗？

答：你之前一段时间太努力，思想压力太大，这两天索性离开书本，让大脑处在全休状态，届时可能会取得很好成绩。

7.有地狱我们一起猖獗：我每当吃辣的东西、运动出汗、喝热汤、烦躁的时候头皮就特别痒？请问这是什么病？

答：这是一系列的反应性症候，这种反应归根结底是植物神经功能紊乱。

8.蒙住了双眼：高血压在中医上的病理是什么？有什么通用的方子吗？

答：高血压的中医病机主要是阴虚阳亢，阳亢生风。张锡纯独具慧眼，他引用了《内经》"血之于气，并走于上，则成大厥"的理论，创立了引血下行、重用牛膝之先例。亦首创了镇肝熄风汤为治疗高血压常用方法。

9.宁：我老公经常腰痛，但是去医院做了放射、前列腺等很多检查都说没事，做工辛苦一点就说痛，都不知道怎么回事，会不会是肾亏啊？

答：根据我的经验，中壮年腰痛十之八九是腰肌劳损，十之一二是腰椎疾患（椎突增生），中医所谓之肾虚腰痛，只能涵盖前者。

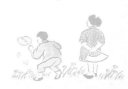

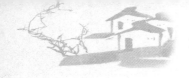

10. 张小芳：我有个亲戚，她一直月经不断，但量少，现在四十多了，看了大夫都没起作用，该怎么办？

答：这就是中医所谓之"漏证"，如破屋漏水、淋漓不尽，中医辨证多属气不统血、瘀阻经络。治疗要明确西医诊断和中医辨证后才能决定。

11. wanglu：我朋友（25岁，男性），经常吃完比较辛辣的食物就会便血一到两天，请问这是怎么回事？严重吗？该怎么治疗？

答：辛辣食物后的便血有两种可能：①痔疮；②溃疡性结肠炎。如果全身症候很好，病人尚属健康，则前者之可能性多。治疗的问题要通过辨证才能施治。

12. 丹丹：尿毒症是不是可以说成终末期综合征呢？肌酐已经上升到1100μmol/L多了，现在正在做腹透，基本上已经没有尿量了，像这样的病情还有没有更好的治疗方案呢？

答：尿毒症是肾功能衰竭的晚期表现，如果进入了最后阶段就叫做终末期尿毒症，你所说的患者属于此类无疑，这类患者应该及时进行透析，准备实行肾移植。

13. 伽楠香：一个乳癌症前期患者，经手术、化疗8次、放疗16次、其他的辅助治疗，经4个月复查暂没什么问题。没患癌病前曾患过小三阳的，后来肝功化验小三阳却消失了，这是正常的还是恶化的？

答：这种情况很有可能。化疗、放疗后机体的免疫系统、内分泌系统、代谢系统在紊乱中出现了重新排序，在其过程中部分基因的变异片段会被遗忘。

14.王国晓：我父亲高血压加心绞痛，医生开了很多种药物，其中有中成药心脉通胶囊和解心疼片，想问下这两种药物对于这个病的疗效如何？

答：这两种药都是中药制剂，离不开活血化瘀，长期服用会产生疗效。

15.红灯刹车：排除体内毒素应该吃什么或者注意些什么？

答：你的问题太笼统，你所说的毒素是什么毒素？人体在代谢中会产生各种各样的自由基，这些自由基可通过各种体内变化被清除，过氧化物酶对清除各种自由基产生着极其重要的作用，这是生理过程的变化。病理过程中尿素、肌酐、一氧化氮、一氧化碳等的排泄都有专门的研究和药物，不能一概而论。

16.尼玛次仁：一个在干燥较寒冷的地方生活了二十年的人，换到一个湿热的地方生活，会出现浑身乏力、精神萎靡、腰腿酸痛、周身僵硬的情况吗？而且一直持续两三年，这有医学道理吗？

答：这种情况有道理。平常将这种情况叫水土不服，因为人体需要不断产生变化以期适应外界环境的变化，到新的地方大多数人经过一段时间的适应就会安然无事，也有小部分人在适应中产生了这样那样的障碍。

17.尼玛次仁：我是一个在校大学生，最近两年一直腰疼、后背疼，身体有点僵硬了，同时容易疲劳乏力、眼睛干涩、脑袋里老是发昏发沉、注意力没办法集中，与人交流困难、心理有障碍，这是怎么了？该怎么办？

答：注意及时调整，这属于植物神经、内分泌、代谢系统的紊乱，首先要检查全身各系统有无器质性病变，因为器质性病变

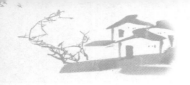
发生之处往往有上述紊乱。

18.踏雪无痕：我大拇指有一褐色竖条纹，已经半年多了。去医院检查，说是缺钼、缺锌，诊断为甲母痣。您说这严重吗？该如何治疗？

答：这是血管痣，不要紧，观察一段时间再说。

2013年6月6日

1.灵动曦景：我儿子20岁，手汗严重，做作业会打湿卷子。手指皮肤季节性起小水泡，掉皮后指尖全是嫩嫩的，很痛苦。请问怎么治疗？

答：这叫鹅掌风，其实是一种手癣，斯皮仁诺疗效较好，你可照说明去服用。中药川椒30g、川槿皮30g、川楝子30g、蛇床子30g、苦参50g等药泡酒外用有效。

2.周一凡：我儿子今年2岁了，有时容易手脚冰凉，容易出汗，大便干燥，挑食，有支气管哮喘，是什么原因？

答：这是植物神经功能紊乱，他属过敏体质，饮食应注意，蘑菇、木耳、鱼类、海鲜等最好不要吃。

3.微笑：我老婆的声音嘶哑都几个月了，她喉咙不痛不痒，就是声音嘶哑，特别是有一点感冒的时候，说话都费劲，请问一下装教授是怎么回事？

答：这是上感后遗症，她可能有咽炎，波及喉而引起。

4.右手边的依赖：附件囊肿暂时吃哪些药可以控制一下？

答：附件囊肿要进行正规治疗，一般首先请中医辨证论治，大部分患者都能治愈。如果囊肿较大，伴月经不调或有大出血则是手术指征。

5.杨子：诊断：C3/C4、C4/C5、C5/C6椎间盘变性、膨出，C5/C6骨质增生。症状：背、头、脖子疼痛厉害，两胳膊麻木、胀、冰凉，夜间头颈部汗流不止，该怎么治疗？

答：中医辨证论治有效，但要坚持治疗一段时间，局部按摩、理疗应掌握时机，采取适当的手法也可能见效。手术是最后的选择，效果也不一定很好。

6.萍：我老公长期上夜班，他总是说睡不着觉，医生给他开了点脑心舒口服液，一盒吃完也没有多大效果。我想请问一下，有没有效果好一点的药可以治疗？

答：这类疾患不是一两种成药就能解决的，应找老中医辨证论治。

7.lian：我23岁，我从小牙齿不好，消化道也不好，近期得了泌尿系感染和急性肠胃炎，常有尿频尿急、头晕头痛、腹胀腹痛等症状，同时胸膛及腹部各地方都出现了几秒疼痛感，这是怎么回事？还有，我的舌苔白、有裂纹、有齿痕，舌尖有块小黑斑。我是哪里出现问题了？我该如何治疗？

答：你所谈的症状泌尿系感染是主要的，这一症状可以引起全身反应性的不适，牙痛、消化不良均可以因此而复发或加重，首先治疗泌尿系感染。

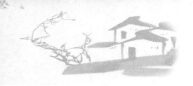

8.寓言：医生说羊水有点多，这对胎儿有什么影响呢？她35岁，适合顺产吗？这是二胎，头一个是顺产！

答：羊水多造成胎位不正的发生率会增加一些，临产时脐带绕颈者也增加一些，这都是小问题。做好产前检查，在正规医院分娩，都会及时消除不利因素，分娩安全无恙。

9.孙璠瑜：请问脑血管痉挛怎么治疗？

答：过去叫脑血管痉挛，现在叫短暂性脑缺血发作（TIA），通常是脑动脉硬化的表现，平时合理调控血压、血脂、血黏就能避免这种现象，当然，清淡饮食、加强运动、劳逸结合、心情舒畅都有利于预防本病的发生。

10.双双：家人在过年期间发生脑梗死阻，主要表现为右手无力，拿不了筷子，经过治疗现在右手别的手指都好了，只有食指依然无力，请问有好的方法让其恢复吗？

答：这不叫脑梗死阻，叫脑梗死，从症状的恢复来看估计是很小的梗死灶，叫腔隙性梗死，简称腔梗，注意控制血压、血脂、血黏，加强运动、劳逸结合、心情舒畅就会慢慢恢复。

11.我有一个亲戚，她现在21岁，13岁查出有马蹄肾，现在手脚心发热，眼睛干涩，晚上睡觉后腰疼，有失眠症状，这需要治疗吗？

答：马蹄肾，是一种先天性畸形，功能正常（尿常规无蛋白、血尿，肾功能正常）就不必要干预。你现在的症候属于中医肾阴虚，可服知柏地黄丸、麦味地黄丸、杞菊地黄丸试试看。

12.迅哥儿： 我从小手脚特喜出汗，且手脚发热，晚上睡觉时妈就给手心脚掌涂菜油，严重时能看到大粒汗珠从手指尖迅速冒出，冬天亦喜出汗，频率较夏天少，但一出就不止，手掌时有红白斑块，我较瘦，我该怎么办呢？

答：手脚出汗，属中医阴阳两虚证。红白斑叙述不是很到位，但很可能是手癣，也叫鹅掌风，中药川槿皮、川棟皮、川椒、蛇床子泡酒外洗试试看。

13.纳兰： 盆腔结核，双侧输卵管堵塞，子宫内膜炎，内膜缺损，中医有没有办法治？

答：中医将这叫"干血痨"，严重的患者无月经，不生育，西医抗痨有效，但治疗疗程长，疗效慢。如果你方便，可来我的门诊治疗。

2013年6月7日

1.姜晓君： 女，24岁，痘痘反反复复不见好，用了好多药，中药、西药、外抹之类的很多，还是有粉刺，有时候还有脓包，有什么好办法？

答：痤疮的发生多与雌性激素偏少、雄性激素相对偏多有关，因此单纯消炎或者外用药物疗效不佳。中医辨证论治就可以全面照顾，疗效比当前任何疗法好。

2.YANGZHIGUO： 在性关系之前就感觉尿非常多，这说明什么啊？

答：那是平滑肌的紧张性增强，还是和心情有关。

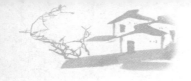

3.璋楹：我的手、脚、脸从小就狠红，身体不红，我觉得很奇怪，现在到了谈恋爱的年龄，想穿凉鞋却害怕别人用奇怪的眼神看我的脚。这是什么病，可以治疗吗？

答：如果红的厉害，中医称此为戴阳证，为阴盛于内，格阳于外，丹栀逍遥散有效。如果红的一般就不去管了，那可能是你的生长特点。

4.身在红尘：我41岁，一遇到潮湿阴冷空气身上就出红斑，发痒，一到冬天更严重。可一到暖和的地方症状就会消失，请教这是什么病？该吃什么药来治疗？

答：你这个情况属于过敏范畴，是对冷空气的过敏。百人百姓，有人对这个东西过敏，又有人对那个东西过敏。症状很严重可以进行抗过敏治疗。

5.网友：我有个亲戚，最近掉头发，去医院检查也没查出什么问题，北京协和也去了，结果一样，说是压力大造成的。请问您有什么办法吗？

答："发为血之余"，"气为血帅，血为气母"，气血双虚时容易脱发。用现代医学的观点看，就是身体虚弱时容易掉发，身体虚弱可以由器质性疾患引起，没有任何器质性疾患也可以产生，后者就需要锻炼身体、改善饮食、规律生活、心情愉快，从而恢复健康。

6.新：我姐怀孕几个月了，腿上有静脉曲张，已经成硬块了，以前也有，但是没成块状，请问以后能治吗？

答：妊娠能够使原有的静脉曲张加重，等分娩后会自然好转，如果有严重的静脉曲张，建议手术治疗。

7.亮：我总是尿频，而且有些畏寒，有时还感觉腰酸困，特别是喝酒或者吃辣后尿频更甚，其他一切都好，是怎么回事呢？是肾阳虚吗？

答：你说对了，你这个情况就是肾阳虚，肾阳虚可以由全身各系统的器质性病变引起，你应该去医院做全面检查。排除了器质性病变，单纯肾阳虚可以服用桂附八味、右归丸等试试看。

8.叶柳：两岁五个月大的小孩，一边眼睛的下睑有一个眼角边倒睫，有碍吗？该怎么办呢？

答：倒睫是个小病，如有角膜刺激症状，可行简单手术。

9.火山：先前看见一个人问湿疹的事，他说的症状跟我的症状很像，我是右脚脚脖处有一片烂了，一开始并没有，后来突然有的，已经一年多了，并且范围更大了。去过好几个地方看，都没有看好。有一个医生说是湿疹，让用华陀膏，但还是不好。请问，有什么办法治好？

答：湿疹大多数是对称发作，你是单侧发病，还要考虑体癣，体癣也经常合并湿疹，那是继发性湿疹。将这两种病鉴别清楚之后，才能进行准确治疗。

10.边玉龙：哪些原因可以导致流鼻血？

答：流鼻血的原因很多，所有的血液病：白血病、再障、ITP、MDS、MM、特发性血小板增多症等以及所有的自免病、心脑血管病、急慢性传染病等都能引起鼻出血。

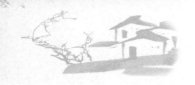

11. nei：我检查出右侧卵巢囊肿，描述：子宫呈前位，大小形态正常，实质回声均匀，宫腔未见节育环，宫腔未见分离及异常回声，CDFI未见异常血流信号。附件：因肠道胀气明显双侧卵巢未显示，右侧附件区探及范围约4.5cm×4.0cm囊性暗区，边界清，盆腔探及无回声暗区，请问严重吗？

答：不严重。良性的囊性占位可手术亦可中药治疗。

12. 过去式：生完孩子七个月了，总是腰疼，最近坐的时间长了尾椎骨疼且阴道有少量黑色血，已经持续一个月了，下体无痒感。这是怎么回事？

答：说明你产后未注意调理，到目前仍有产道炎症和功能紊乱，应该及时去医院检查治疗，否则会形成终身疾患。

13. 武超云：我儿子五岁大了，一感冒就犯鼻炎，请问有什么好的中药调理身体吗？

答：中药是有好的办法，慢性鼻炎引起的感冒是中医的强项，但必须通过望闻问切才能准确开方治疗。

14. 枕着西瓜睡觉：本人女，31岁，近一年右脚底长了好多密集的小水泡，痒，挑开了会出水，然后一层层的爆皮，再起小水泡，如此反复，当脚气治又治不好！有大夫说是湿气重，吃参苓白术丸也不见好转。

答：你这是脚癣合并湿疹。买几粒斯皮仁诺服一下试试看。

15. 冰淇淋：我母亲76岁了，双眼10年前都做过白内障手术，但是最近几年视力下降的比较厉害，请问有什么中药可以治疗？

答：首先要检查眼底有无改变、视神经有无改变，老年性眼底病、黄斑变性、视神经萎缩等是常见情况。恢复情况应视病情和疗效而定。

16.杨金明：一朋友因左侧头部受伤致使右侧面瘫，失音，CT和核磁检查说是有水肿，现在20天左右，神志清楚，面瘫症状明显缓解，但是仍然想说话却说不出来，请问这是怎么回事？有没有什么好办法？会不会一直成这样啊？

答：这是脑挫伤后遗症，挫伤部位在大脑半球的左侧，就影响到语言中枢，应该积极治疗脑挫伤，住院治疗最好。随着脑水肿的消退，颅内压恢复正常，失语会有所恢复，当然还要看治疗措施是否得当。

17.王钦：青春期孩子躁狂型抑郁症可以用纯中药治愈、恢复到正常并不再复发吗？会遗留后遗症吗？大脑是否会有损伤，能否正常学习生活？

答：纯中医治疗这种病是其强项，如果治疗得当，大部分患者均能得到康复，如果治疗欠妥，那就难说了。

2013年6月9日

1.流云：女，60岁，乳腺浸润性导管癌，第一次化疗（TAC方案）结束了，请问中药如何调理？

答：乳腺癌因其手术、放化疗、生物制剂疗效较好，因此大大地降低了乳腺癌的病死率，在所有的癌症中：强调手术治疗的同时，必须充分地做好放化疗、内分泌治疗的唯独乳腺癌一种。中医中药在乳腺癌的治疗中充其量只能减轻放化疗的副作用、改

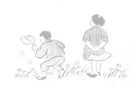

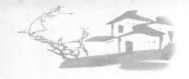

善生存质量、延缓肿瘤的复发。

2.莎莎：我的手指、脚趾长了很多的小水泡，越挠越痒，我现在怀孕6个月，是否跟我怀孕有关呢？

答：可能是湿疹。湿疹属变态反应的第Ⅰ型，妊娠妇女常出现这种情况，俗称"胎气"，其实是一种过敏。

3.花儿：我爸爸50岁，血压偏低，大概有三四个月了，医生说是身体素质差，应该吃哪些补品呢？

答：血压低不能够说成是身体素质差。动脉硬化大约七成伴有高血压、三成伴有低血压，要做全面的检查以明确病情，血脂、血粘、血尿酸、血糖都是必须检查的项目。

4.夏天的花：我最近患上了咽喉炎！我应该吃点什么药？日常买点什么中药泡水喝比较好呢？

答：咽炎如果合并声音嘶哑或出现哮鸣音才能叫做咽喉炎，咽炎的治疗西医和中医都有很多办法，但是疗效都不满意，要到医院就诊，首先确定诊断才能有的放矢。

5.毛委员：我是溶贫，胆红素高，您开的7副治疗咽炎的药吃完了，咽炎症状减轻了，胆胰颗粒和胸腺肽针还有，再接着吃7副，还是过来让您再诊治？

答：可以再吃7副，溶贫的问题尚需坚持长期治疗。

6.周康：我两大腿内侧很痒，后来就出现了抓痕，现在有时会痒，我想问问这是不是股癣啊？

答：你没有说明皮肤改变的特点，我还不能说这就是股癣。

股癣一般是圆形或类圆形，周围有细碎的白屑，中间红，有奇痒。

7.凤写意：胃肠发炎会有胸闷的症状吗？

答：胃肠病可以引起胸闷，尤其是胃十二指肠反流病。

8.陈豪：婴儿得了急性淋巴细胞白血病，能用中药治疗吗？

答：急性淋巴细胞白血病（ALL）化疗加中药疗效很好，中药一方面可以减少化疗的副作用，另一方面可以延缓白血病的复发，极个别的患者通过长期的中西医结合治疗可以达到痊愈。

9.小山：我年初得荨麻疹，服西药很有效果，但停用即发。坚持服西药几月后，还是复发。如此迁延不愈，请问裴老我该怎么办？

答：荨麻疹的治疗首先要坚持忌口，其次要连续治疗，不能三天打鱼，两天晒网，抗组织胺药、抗5-羟色胺药、中医中药都有很好的疗效，但贵在坚持。

10.玉：我今年19岁，月经有几年不正常了，1年中有很多时候是没来的。曾去医院看过，但是他只是简单检查，开了些冲剂，可没效果。最近别人介绍同仁堂的白凤丸吃了两次，都准时，可不吃就没来了。知道是怎回事吗？要怎样调理？

答：你这是青春期月经不调，服药应该以大温经丸为首选，逍遥丸、艾附暖宫丸、八珍益母丸、乌鸡白凤丸可做配合治疗，坚持服药一段时间，大部分都能调节正常。

中国著名中西医专家裴正学医学健康微博

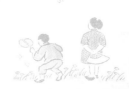

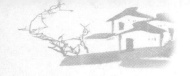

11.风语：我今年30岁，最近后脑老是随着心脏的跳动疼。中午以后要是动作剧烈点就会痛。问题大吗？

答：为中医太阳经之所属，后脑痛属太阳头痛，荆防败毒散、九味羌活汤、大小青龙汤通过辨证论治加减对大部分患者有效。

12.林林：我外甥腿在摩托车发动机上烫伤，由于太调皮，腿上烫伤的水泡（直径大约5cm）现在破了一小半，一抹药他就喊疼，现在也不敢抹了。特来请教您，

答：烫伤用紫草油纱布换药疗效最好。

13.周一凡：关于小儿植物神经功能紊乱症该怎样治疗、有无伤害？

答：中药治疗此种病方法多样，疗效确切，但必须通过辨证论治才能产生疗效。

14. Sunshine：我想问一下腋窝爱出汗，并且味道也比较大，是常说的狐臭么，应该怎么治啊？网上有卖的药，管用不？

答：你这就是狐臭，根除狐臭以手术疗效最好，药物的治疗也可减轻，但多属一过性疗效。

15.可可：我母亲今年51岁，年初做CT查出是双侧侧脑室周围白质脱髓鞘，她40岁得的高血压至今，请问这个病和她的高血压有关联吗？这是个什么病？现在主要是嘴皮麻，左脚大拇指发硬，感觉有点抽，会不会引起半身不遂，严重不？平时常吃些什么药？

答：脱髓鞘改变有两种，散布于白质中的小白点叫侧脑室周围白质脱髓鞘，临床上叫做多发性硬化；沿着侧脑室周边出现了

白色带虽然也叫脱髓鞘改变，但临床没有症状，不诊断多发性硬化病。如果是多发性硬化中医西医疗效都不是很好。

16.松妈妈：湿疹在饮食上有什么要忌口的吗？还有一事：艾叶内服外用是不是都可以？

答：湿疹要求严格忌口，海鲜、菌类应严格禁忌，肉、蛋、奶等蛋白类食物应相对禁忌。艾叶治疗湿疹有人报道过，但疗效不一定很好。

17.王凯：我妈是肠癌肝转移，不知用您的兰州方配合化疗能不能有效果？

答：可以！你说的肠癌估计是大肠癌，包括结肠和直肠，一般肝转移后化疗的疗效就不甚满意了，过去对于大肠癌肝转的患者不主张化疗，近年来奥沙利铂的出现、FOLFOX方案的出现，对这样的患者有一定疗效，如果能配合中药疗效会较好。

18.维尼：我的宝宝半岁，从五个月起就开始拉肚子，大便化验正常，妈咪爱、思密达、益生菌都吃了，不管用，孩子从出生就吃母乳，大便很多时候是绿色的，这该怎么办？

答：小儿的稀便不能叫拉肚子，大多数小儿都是稀便，只要次数在1~2次，不需治疗，药物反倒会使胃肠道功能紊乱。如果超过两次，可服用参苓白术散、附子理中丸试试看。

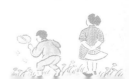

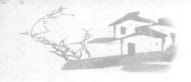

中国著名中西医专家葛医学健康微博

2013年6月13日

1.李峰：近一段时间我总觉得肚子里空空的，很饿，却又吃不下，多吃一点点，哪怕喝一杯水就感觉饱了，请问这是怎么啦？

答：估计你有浅表性胃炎，胃影响了肠，就叫胃肠综合征，属于轻型，保和丸、香砂六君丸有效。

2.OK：我头顶发紧是啥原因？有时候感觉心脏痛是啥原因？

答：如果你是中老年人要考虑高血压、冠心病；如果你是青春期女性要考虑低血压，血不养心。

3.睿智开心健康：多发肝囊肿，其中左叶一个较大肝囊肿为0.8cm×0.7cm，有的医院检查说是血管瘤，总之老是感觉右上腹不舒服，又胀又感觉里面时常发热！

答：多发性肝囊肿有些是很重的，但从你最大的囊肿来看，你的肝囊肿属于轻微的，注意清淡饮食，少安毋躁。可服逍遥丸、疏肝丸之类。

4.汪斌：我女儿今年4岁，经常大便干，手心经常热热的，舌头上有红点点的时候就没有舌苔，容易积食。而且扁桃体有点肥大，容易发炎。

答：孩子是慢性扁桃体炎，此病长期不治则可产生上述症候，去医院治疗扁桃体腺炎，孩子的问题就会全部解决。

5.玉：内分泌失调很严重，多毛、口水分泌过酸导致舌头烂、月经失调、常年长痘痘等等。要怎样调理？

答：你应该做系统检查，排除：①多囊卵巢综合征；②库欣氏综合征；③普通内分泌紊乱。明确诊断后再进行治疗。

6.微微笑：我老婆有点声带息肉怎么办？是不是吃点药就可以了？

答：声带对于演员和教师那是非常重要的，声带息肉影响发音、说话，长期说话、唱歌会促进息肉的发展，因此必须下决心手术治疗。但是手术效果往往不好，留下的后遗症和息肉一样出现症状。

7.happiness凯：我生完孩子一年了，可是身体还是很虚胖，总是出汗、浑身没力、睡眠也不好，要吃些什么药吗？

答：妊娠后出现的症候要及时处理，慎重对待，建议你去医院做系统检查，排除器质性病变。

8.睿智开心健康：我和老公同房后会肚子疼想拉大便，阴道也感觉干疼，有时候腰疼还右腿疼。请问我到底是什么病？

答：你的妇科可能有炎症，盆腔瘀血综合征的可能性很大，此病可引起性交痛，严重的可引起周边器官的痉挛，如直肠、膀胱等。

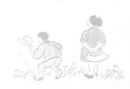

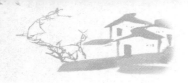

中国著名中西医专家裴正学健康微博

2013年6月15日

1.弃天帝：我锁骨周围自觉气胀时有时无好长时间，不喜坐位，手按压减轻，呼吸正常，望裴老解惑。

答：如果气胀明显就要考虑气胸，更明显者要考虑淋巴结发炎，还要考虑神经病变。建议去医院就诊。

2.堂吉诃德：皮肤毛囊炎怎么才能治好呢？

答：毛囊炎在皮肤表面无处不有处处有，最小的称为"痤疮"，较大的称为"疖"，最大的叫做"痈"，破溃了叫做"疡"。它们各有不同的治法。

3.阳：慢性浅表性胃炎伴胆汁反流要怎么治疗？

答：此病中医疗效最好，在解决胆汁反流方面，西医西药还没有好办法。旋覆代赭汤、丁香柿蒂汤、香砂六君子等对此病都有很好的疗效。

4.李方媛：喉咙经常痛，吃药、输液都没用，而且，每次喉咙痛耳朵也会跟着痛，请问这该怎么办？

答：这是慢性咽炎，一部分合并扁桃腺炎，这种病有部分通过咽鼓管感染耳，因此会引起耳朵疼痛，建议系统治疗咽炎。

5.吧：裴老，请问十二指肠球部溃疡中医治疗好还是怎么好啊？

答：十二指肠球部溃疡中西医都有很多好办法，西医的制酸剂、解痉剂、促排剂；中医的香砂养胃丸、半夏泻心丸、四逆散、四七汤通过辨证论治都有很好的效果。

6.等待中：小针刀治疗强直关效果怎么样？

答：有效，但一般无治愈作用。

7.橄榄树：我爸50岁，前年得的肺结核，现在几乎好了，已经不吃药了。可是结核好了，其他的毛病又出现了，现有高血压、颈椎病，时不时就感觉发慌、头昏、无力，有时感觉心里好像要落气一样，看了大医院，就是检查不出结果来，请问我该怎么办？

答：心慌、头昏、无力完全是高血压的症候，和颈椎关系不大，当然，颈椎病也可引起头昏，它的特点是：随着体位的变化突然晕一下。首先控制高血压，降压药有很多，必须在医生的指导下才能使用。

8.市路人：口吃有办法治疗吗？

答：口吃是语言中枢功能的轻度障碍，后天的锻炼可以获得进步，但要完全治愈也不是件容易的事。

9.贾英：感冒发烧，吃过感冒药之后，第二天手掌和脚掌出现红色斑点。之前有脚气，脚蜕皮的地方出现大水疱，是怎么回事？

答：服过感冒药后出现的皮肤斑点应该是过敏。你所谓的脚气可能是脚癣和湿疹之类。真正的脚气是硫胺素缺乏症，南方比较多，北方少见。

10.城市路人：鼻甲肥大，动手术是最好的治疗办法吗？

答：从目前看，还没有其他办法能赶上手术。如不手术，鼻甲肥大可引起慢性鼻炎、鼻窦炎、上气道咳嗽综合征、肺气肿，

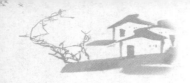

手术后上述合并症则可杜绝，但是慢性合并症仍不能避免，仍需调理。

11.北斗夫人：我的一个病人，胃镜查出来的霉菌性食道炎，可以吃氟康唑吗？

答：霉菌性食道炎一般较少见，因为食道是一个一过性器官，不适合藏污纳垢，是否是霉菌性食道炎应该慎重诊断。

12.阿杜：我以前右髋关节有过拉伤，现在臀部经常痛，特别是走的久了，外旋时腿不疼，请问这是怎么了？

答：你这仍然属于外伤性关节炎，日久则可形成关节腔退行性改变。关节周围肌肉、肌腱亦可见退行性改变，这样的病发生在肩关节则叫肩关节周围炎或五十肩，发生在肘关节则叫肘关节周围炎或网球肘。

13.莉：清晨咽口水食管有点痛是什么原因？

答：咽口水痛首先要考虑慢性咽炎，该处的慢性炎性病变可祸及会咽部，因而出现咽下疼痛。

14.易水：我妈妈最近右侧从颈部疼，严重的时候都动不了，右手也疼，腰部以下没问题，这是什么病啊，要怎么治？

答：应考虑颈椎病，颈突压迫了臂丛神经。颈椎病的治疗是一个复杂的问题，你应该去专科门诊就诊。

15.李超：脑CT检查没事，脑电图轻微异常，大脑易疲劳是什么情况？

答：大脑的疲劳是生理现象，所有的人用脑过度都会感到疲劳，不一定有器质性病变。

2013年6月17日

1.幸运儿子幸福妈妈： 我27岁，女，鼻腔黏膜慢性充血，双侧下鼻甲肥大；双中甲充血，右侧鼻腔见一脊突与中甲相抵，双侧中总鼻道狭窄，鼻咽部略充血。现在有头痛的症状，诊断为鼻中隔偏曲，慢性肥厚性鼻炎，建议做手术，能否保守治疗，或过段时间再手术？中医怎样治疗？

答：这种情况手术治疗最好，因为鼻甲肥大引起了气道不通和感染，感染波及副鼻窦。将肥大的鼻甲切除是治疗此病的第一选择。

2.快乐永驻： 皮肤鱼鳞病能治愈吗？

答：皮肤鱼鳞病是先天遗传基因所致，目前还没有很好的治疗办法。

3.于希： 我得了双侧髂骨致密性骨炎，已经有五年了，这种病会发展成强直性脊柱炎吗？我拍了骨盆正位，检查结果是双侧髂骨近关节面处骨质可见增白硬化，其他都未见明显异常。现在的症状是右侧腰痛，弯腰困难，有点僵硬，像这种情况怎么治疗？

答：髂关节炎是强直性脊柱炎的主要表现之一，你应该查一查HLA-B27。这种病不好治，中西医都有很多方法，只有少数病人得到完全治愈，弄不好还会形成股骨头坏死，届时不得不进行髋关节置换术。

中国著名中西医专家养生学健康微博

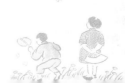

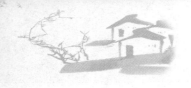

4.黄灿标：右脚跟痛，骨质增生，川乌和草乌打成加入醋、酒，包着脚。会不会中毒？效果呢？

答：外用川草乌比内服川草乌的疗效大大打折，你可试试；如无效可选用内服的方法，内服每次各15g，必须先煎一小时。

5.毛委员：我是溶贫患者，中药和胆胰颗粒都吃完了，药还是继续吃吗？溶贫能彻底治好吗？我饮食上有什么注意？

答：溶贫当前还没有非常可靠的方法，中医中药大家都在摸索，能产生疗效，但是也不能说非常理想。饮食方面从预防免疫突变着手，应禁食海鲜、蘑菇、木耳等食物，但也没有在医界达成共识。

6.林林：我们班里有几个学生脖子疼，然后就肿起来了，现在有十几个，不知道是什么病？

答：你的脖子疼具体是哪里？如果是耳后则应考虑腮腺炎，如果是在颈前颌下，应考虑亚甲炎。前者有传染性，后者无传染性。

7.陈育斌：前两天中午吃完饭到宿舍头晕、恶心，睡了一觉起来还是那样，一下午晕晕昏昏的，我想咨询下这是什么情况？

答：你应该去医院检查，首先检查消化系统，其次检查心血管系统，因为许多重大的器质性疾病发病初都有像你说的这种表现，当然如果没有器质性病变那就可以纯中医辨证了。

8.汪斌：今年34岁，男性，由于我以前喝酒的缘故，我长期胃酸，伴有口臭口苦，非常痛苦，请问您有什么好的治疗方法吗？

答：你这是慢性胃炎，不能再喝酒了，喝酒会使此病进行性加重。中药对此病有很好疗效，但必须通过辨证论治才能药中病的。

9.爱峰的笨： 在胎位正常和头盆相称的前提下，乙肝两对半一五阳性的孕妈妈顺产宝宝风险大吗？病毒DNA定量在检测值下线适宜哺乳吗？

答：风险不大，可以喂乳。

10.韩若曦： 眼睛想做准分子激光，但怕以后有副反应，您能解释一下他的利与弊不？

答：该手术因具有短期疗效曾经风行一时，但是几乎所有的病人逐渐复发，因此现在已经很少有人去做了。

11.刘瑞潇： 吃什么都倒牙，很难受，我现在很注意，刷牙用温水，但还是不行，现在不吃东西时，牙齿也有点酸痛，是什么原因呢？

答：你这是神经性牙痛，中药玉女煎对此病具有较好疗效。

12.韩世福： 爸爸高血压病史3年，前两天血压高压220mmHg，低压130mmHg，现查出尿蛋白（+++），尿潜血（+++）（尿蛋白以前一直是（++），就没有下降过），这该怎么治疗啊？

答：你爸爸之前很可能就有肾病，确切一点叫做慢性肾小球性肾炎，高血压属于肾性高血压。当务之急要赶紧治疗肾病，随着肾病的治愈，血压就会慢慢恢复。成年人慢性肾小球性肾炎是不容易治愈的，西医的免疫抑制剂、激素等有近期疗效，远期疗效仍存在很多疑点。中医辨证论治能使一部分患者痊愈，另一部分患者最终不能得到理想治疗，则会进展成肾功能衰竭。

中国著名中西医专家医学健康微博

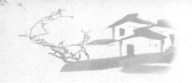

13.金蛇狂舞： 小孩扁桃体红肿，发烧反复，打吊针也很难退，怎么回事？

答：小儿扁桃体应该及时正规治疗，否则会引起反复上感，甚至形成小儿肺炎，引起一连串的后遗症和合并症。

2013年6月18日

1.独步： 我的父亲69岁，患有多囊肾，中医对此类病有什么治疗方案？

答：多囊肾如果是单侧则不会影响肾功能，也不会影响尿的变化，如果没有症状，只是在饮食上调理就可以了，低脂、低蛋白饮食能够减轻肾脏的负担。如果是双侧，就要看情况了，部分病人出现慢性肾小球肾炎样改变，极少数病人可发展为慢性肾功能衰竭，必须在专科医师指导下做系统治疗。

2.娜： 结节性红斑能吃雪糕吗？

答：结节性红斑属自身免疫性疾病，所谓自免病就是变态反应的结果，所有的异性蛋白都能引起疾病的复发。食用生冷后病情出现变化者屡见不鲜，雪糕属过凉的刺激，可以引起胃肠道植物神经功能的紊乱，建议别吃。

3.杨扬： 我生完孩子五个多月了，前两个月我都是一个星期才大便一次，现在都是两三天才一次，这个会不会有什么问题啊？该怎么办？

答：妊娠后的便秘是常见症候，麻子仁丸、济川煎有很好的疗效。

4. 风儿： 我老公今年37岁，他说他的眼皮和眼球总是感觉没有润滑感，有的时候用手把眼皮揪一下眼球才可以转动，有的时候往远处看眼睛还有要流泪的感觉，血液化验肝功没有问题，请裴老给分析一下！

答：你说的都是结膜刺激症状，首先要排除沙眼。

5. 小一天： 中医对于阴道炎有好的处理办法吗？

答：中医处理阴道炎是其强项，方药很多，但必须通过望闻问切、辨证论治才能药中病的。

6. 余答： 我舅舅五十岁，去年十月背重物后首次膝盖疼，休息后症状消失，背重物或走路过多膝盖又会疼痛。今年一月开始，运动后膝盖疼减轻，但是小腿肌肉疼痛厉害，请问他这种症状属于哪种病？可以做哪些检查？

答：关节疼痛属骨性关节炎，肌肉酸疼属肌肉劳损。西医目前有很多治疗这类疾患的药物，但短期疗效显著，远期疗效一般，中医中药辨证论治，远期疗效显著。

7. 冬的记忆： 我爱人今年40岁，前几天坐久了站起来一侧腰不敢动，原地站很久才能迈步，用手按屁股说里面骨头疼，做了一个双髋骨的核磁共振也没有问题，今天又疼了，医生也排除了腰椎的问题，请问这到底是什么毛病？如果去医院应该看什么科？

答：核磁、CT对腰椎的疾病都可确诊，若无改变则要考虑坐骨神经的问题——轻度的坐骨神经炎。建议医院骨科诊治。

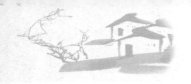

8.兰蝶轻舞：我妈妈60多岁，高血压伴糖尿病，发作前尿频，发作时头晕、恶心、呕吐、心悸……是心源性？肾源性？还是周围血管性？要怎么知道它是哪一种呢？

答：糖尿病既可以引起动脉硬化、高血压，又可以引起糖尿病肾病，两种情况都可以具有你说的这些症候，应该根据上述思维做具体检查。

9.樱樱：我脖子后面总是有块地方很痒，红色，周围的皮肤很粗糙，平时就擦皮炎平，擦一段时间，皮肤会变好，可总会复发，而且越来越痒，那块红色的疤已经存在8年左右的时间了。我这是属于皮肤病吗？是皮癣吗？能完全治愈吗？对健康会产生什么影响？

答：这有两种可能，一种可能是皮癣，一种可能是湿疹，前者疗效较好，后者属慢性过程，屡治屡犯。前者用斯皮仁诺，后者用黑豆馏油软膏。

2013年6月19日

1.lili：我今年37岁，去年开始我的月经来时持续时间加长，要10天左右才能干净，不知道是怎么回事？我的节育环是2006年放的，检查位置都正常。

答：你的月经过多估计有以下几个原因：①子宫肌瘤；②卵巢囊肿；③子宫内膜增生；④节育环。你应该做妇科检查，确定病因后再进行治疗。

2.王吉玉： 我一朋友得了脂溢性皮炎，脱发的厉害，用了口服药，外用了皮康王等，都不见效。麻烦您给想想办法，好吗？

答：脂溢性皮炎不好治，因为它的病变是两部分：一部分皮脂腺，一部分毛囊。另外它的病变和雄性激素过盛有关。到目前为止西医对此病没有任何办法。中医办法不多，但可以通过辨证论治试试。

3.小蔡一碟： 慢性过敏性结膜炎需要注射抗生素吗？能根治吗？

答：结膜炎大多数都带有过敏性质，因此在治疗时既要抗过敏，又要消炎。因为过敏引起了血管痉挛或者扩张，接踵而来的是感染。

4.学妹来吐嘈： 我现在四肢没什么力气，感觉走路有点不稳，胸好像有点闷，气短，不想说话，请问慢性浅表性胃炎合并糜烂会造成这种情况吗？

答：会。人体是一个统一的整体，任何局部病变都能引起全身反应性改变。

5.叶飞： 我妈糖尿病5年，时常说走路脚抬不动，人也精神不振，晚饭吃了就想睡，怎么办？

答：糖尿病是代谢综合征的龙头老大，它可以引起全身代谢系统的紊乱，你所说的这些症状就是代谢紊乱的临床表现。当然这种表现有些人较重，有些人较轻，有些病人还根本没有这些表现。系统治疗糖尿病，上述症状会随之缓解。

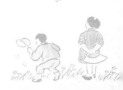

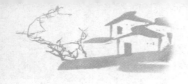

6.啊王：气温低时肘关节会痛，而且吹风扇久了也痛。这是风湿关节炎吗？怎么治？

答：肘关节的毛病以骨性关节炎为多，俗称网球肘，这种关节炎就具有你所说的遇凉会疼的表现，中医中药效果良好。

7.花儿：我今年23岁，月经不调，一般都是延后，这次间隔两个月，注射黄体酮可以吗？

答：未婚少女不要轻易注射雌孕激素之类的药物，月经不调应该找中医辨证施治，疗效很好。

8.宪明：枕神经痛是怎么引起的？

答：最常见的是继发于上呼吸道感染之后，颈椎病、椎管内病变等也可引起。

9.韩世福：一直服用硝苯地平控缓释片和厄贝沙坦片，吃这药都三年了，是不是要换一下药？

答：如果一种降压药服用时间很长，而疗效不大理想时，就应该立即换药。钙离子阻滞剂、β受体阻滞剂、血管紧张素转换酶抑制剂、血管紧张素受体拮抗剂、利尿剂等可在医生指导下使用。

10.柴米油盐酱醋茶：有啥办法可以减少类风湿性关节炎的疼痛？我奶奶得这病有十几年了。

答：类风关属于自免病。西医有很多药物可以治疗，近期效果尚可，远期效果不理想，况且大部分药物伤胃，不能长期服用。中医中药通过辨证论治往往有较好的疗效，近期效果和远期效果都较好，但疗程长，要持之以恒，才能有望治愈。

11.碧玉妆树：6岁半小孩隔几天会流鼻血，一般一个鼻孔出血，一般晚上睡觉流的几率大些。小时候去查过鼻腔，好像没有大的问题。这么小的孩子吃中药效果好吗？

答：流鼻血主要有四种原因：①血液病；②自免病；③热性病（包括传染病）；④鼻黏膜血管裸露。如果属于第四种，中西医都有较好的效果。西医采用冷冻、激光的方法，使破溃之血管凝固；中医采用引血下行、固涩止血的方法。

12.郝军放：32岁，先天性预激综合征B型，现在未发现有什么症状。请问怎么看待这种病？

答：预激综合征无症状则无需治疗，不过服一点辅酶Q10、丹参滴丸之类对心脏有好处。

13.芝芝：我家宝宝一周岁三个月，最近右眼的一块白眼仁有红血丝，医生说是结膜炎，头三天用的眼药膏不见好转，奶奶带他打了两天针，好多了，过了三天又复发了，这怎么回事？

答：孩子这是卡他性结膜炎，一般带有过敏因素，含有皮质激素的眼药水有效。

2013年6月20日

1.史晓楠：耳朵一直发热，痒，是怎么回事？涂了红霉素软膏效果也不行。

答：你可能有外耳道湿疹，黑豆馏油膏效果较好。

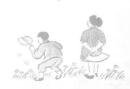

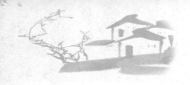

2.网友：我老公脖子后面有一大片粗糙的皮肤，会痒，手臂关节外侧也有，有医生说是神经性皮炎，但是反复好几年了不见好转，用什么药好呢？

答：你老公情况有两种可能：①神经性皮炎；②干性湿疹。两个病都不好治，但对生活和健康没有大的影响。神经性皮炎目前没有什么好办法，湿疹用黑豆馏油膏效果较佳。

3.爱爱：有什么办法可以根治慢性肠炎吗？

答：慢性肠炎有特异性和非特异性之分，前者有痢疾、肠结核、结肠癌；后者有过敏性结肠炎、溃疡性结肠炎、局限性回肠炎等。诊断确定后根据具体情况进行治疗。

4.艾米：我爸爸50岁了，老是感觉口苦，是什么原因啊？应该吃什么药比较好呢？

答：要检查一下消化系统及其他各系统。很多器质性病变在发病之前都有口苦这个症候，如果没有器质性病变买点小柴胡颗粒吃吃看。

5.周一凡：小儿有自闭症倾向，中医辩证可有方法治疗？

答：自闭症的治疗主要是心理疏导，而且要长期疏导。通常身教甚于言教，家长应多下工夫，给孩子讲讲古代英雄人物的故事，慢慢可能会有好转。

6.sunnyc513：请问红斑狼疮中医治疗好吗，能治愈吗？

答：红斑狼疮目前西医中医都有些好办法，但要根治仍然很困难，主要是提高生存质量，争取稳定期的延长。

7. 梁弘历：我这几天只要在床上平躺，肚脐眼以上两侧肋以下就像没吃饭似的空的难受，站着也不舒服，应检查哪些部位？

答：首先B超检查肝胆胰脾，其次做肝功检查，再次还要做胃镜检查。

8. 弃天帝：我吃了两盒养胃舒以后，胃时常隐隐作痛，晚上胃中有气过水声，平素常是地图舌。

答：不要随便说你有气过水声，因为那是肠梗阻的专有征象。从你描述的症候看，估计你有慢性胃炎或者胃、十二指肠溃疡。同时估计你不是因为吃养胃舒而发生的这种病，而是有这种病以后吃的养胃舒。

9. 郑博：我神疲、无力、气短、心悸失眠多梦、头晕、头昏、有时腹痛、大便稀、烦躁、目赤、舌体红，看医生，没效果，请你帮我分析是怎么了？该如何治疗？

答：如果检查没有器质性病变，你说的症候大体属于中医的心脾两虚证，归脾丸、柏子养心丸服用一段时间看看。

10. xiaoLi姐：脸、脖子开始有片片红疹，痒，痛，搽过敏药不见好，后来脸、头皮掉皮严重，去医院检查诊断玫瑰糠疹，吃疏风凉血类中成药、西药及外用药膏不愈，又去另一家医院诊治，后来掉皮没那么明显了。过年回家家里给我炖西洋参母鸭汤，喝后几天痊愈，玫瑰糠疹要怎么治疗？

答：你说的大体像玫瑰糠疹，这是一种容易治愈的病，采用中医活血化瘀、祛风胜湿的方法辨证加减疗效很好。

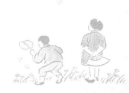

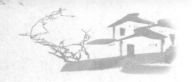

11.五月：一个二十几岁的女孩子，捐一个肾后对以后健康有什么影响吗？

答：二十几岁的孩子最好不要捐肾，因为肾脏对人体是一个非常重要的器官，全身代谢产物均赖此排泄。捐掉一个肾后另外一个肾短期内可以代偿，但是长期代偿遇有突发疾病便不可胜任。同时长期食用低脂低蛋白饮食勉强可以代偿，但是年轻人又不能忌口，经常吃肉蛋奶的话就不能代偿。

2013年6月21日

1.微笑背后的泪：9岁小弟老是咳嗽，检查肺部也没事，就一直咳，都大半年了，怎么回事？

答：这样的孩子首先要考虑有无慢性咽炎、鼻炎，因为这两种病能够引起：①上气道咳嗽综合征；②咳嗽变应性哮喘；③鼻后滴流综合征，以上三种情况都属慢性咳嗽。

2.一弯残月何时圆：前年三月份在陆军总院做了胃镜，检查说是胆汁返流性胃炎。自己买奥美拉唑、果胶铋、莫沙必利吃，中药也吃过，总是时好时坏。胃也不是特别疼，就是不舒服，胃不舒服的感觉就是胃胀，晨起口气重，舌苔厚。请问有根治的方法么？

答：你所说的症状是胆汁反流性胃炎的典型症候。胆汁反流性胃炎经常与肝胆疾患相伴存在，你还要进一步检查有无胆囊炎、慢性肝炎，明确诊断后治疗才会更有效。

3.程：我24岁，女，是一个结核性胸膜炎患者，服用抗结核药1月，期间对吡嗪酰胺过敏，已经停药，现在好像对利福平也过敏，有寒颤，发热，体温37℃~38℃左右，尚可耐受，没有停药。现在手臂、脚、小腿出现皮下紫色小斑点。这是怎么了？是不是紫癜？

答：结核性胸膜炎患者抗痨药物的治疗应放在次要，首先是穿刺、胸腔引流，其次预防杂菌感染，给一些激素类药物调节机体反应性，很快就能治愈。抗痨药物可用可不用。你的皮疹可能是抗痨药物过敏所致。

4.娜：我婆婆陪床回来之后头就痛，现在脖子痛、吃饭嘴都痛。也不知道是血管还是筋痛。她本身就有高血压高血脂，请问是什么原因造成的？

答：除了高血压高血脂之外，应该再检查颈椎。吃饭嘴痛如果是咬颌疼痛要考虑颞颌关节炎，还要考虑口腔溃疡。一个老年人，这些病变都是常见的。

5.刘琛：我母亲今年53岁，她不能饿，一旦稍感到饥饿，就会心慌难受，得躺一会儿，什么都不能做，心里感觉发颤，吃些东西会慢慢好些，她这个病已经七八年了，请问这是为什么？

答：这应该是低血糖。中老年人出现低血糖主要有下列3种情况：①慢性消化道疾患；②糖尿病；③甲状腺疾患。应该做系统检查，明确诊断。

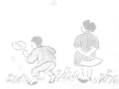

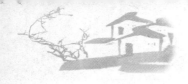

6.碧玉妆树：小儿鼻内血管裸露引起的流鼻血可以喝加糖的莲子心茶吗？

答：可以喝，但对流鼻血的疗效不能肯定。

7.海蓝知心：我偏瘦，怎么吃都不会胖，怎么办？是我的消化不好吗？

答：不一定是消化不好，人的基因、遗传的多态性决定了各自的形象，包括身高、体型胖瘦等。所以胖人吃的少也胖，瘦人吃的多也瘦。

8.上善若水：慢性结膜炎中医有没有好的治疗方法？

答：中医有好办法，如果是卡他性结膜炎则疗效好，如果是疱疹性结膜炎则疗效稍慢，如果是沙眼则疗程较长。

9.王宏宇：我是吉林的，孩子的学校好多小学生身上起小疙瘩，很痒，能被传染，医生说是病毒引起的，又未告知什么病毒，学校让患童愈后七天才能上学。请问这是什么病？

答：这可能是水痘？最容易在小学生中集体传播。

10.薄荷苹果：我耳朵下面一片皮肤轻微变白（浅浅的白）十几年了，夏天有时会感觉痒，有医生说是癣，抹过药膏也没有好，请问是怎么回事？

答：估计是白癜风。如果没有其他症状，可以不管它，因为此病疗效很差，不适当的局部刺激还会加重白癜风的出现。

2013年6月24日

1.灯火阑珊：我今年16岁，左耳耳鸣一年，西药吃过甲钴胺、银杏叶片、脑蛋白水解物、维生素B_1和B_{12}，现服用汤药5个月效果都不大，都被医生确诊为神经性耳鸣。我还患有颈椎曲度反弓、过敏性鼻炎，左耳目前还是在响，有时另一个耳朵也会响几下，双耳怕听到有刺激性的声音，您有什么办法吗？

答：你有过敏性鼻炎，反复发作的感冒会引起过敏性鼻炎反复发作，鼻咽相通，又有咽鼓管与耳相连，因此引起耳鸣，这是常见的病理变化。你应该抓紧治疗过敏性鼻炎，耳鸣就会相应好转。

2.彬：小女15岁，2012年9月左右有轻微咳嗽、胸闷，检查是右肺大叶性肺炎，县医院治疗12天出院。10月又入院，拍片肺有炎症，住院12天去省儿保治疗，当时ST波段改变，心跳不稳。15天后做纤支镜，省儿保前后40天做了8次。1月份去北京儿童医院住院，年底去胡庆余堂吃了一月中药，2月初去浙一院看呼吸科，周建英医生确诊是肺曲霉菌支气管炎，吃伊曲康唑和甲泼尼龙，3颗甲泼尼龙，半个月后减到2颗，半月后1颗半，如今小女整个人浮肿的完全变形，家人每日见小女都心痛不已！

答：看样子孩子初次诊断大叶性肺炎是正确的，大叶性肺炎如果治疗不彻底是会留下后遗症的，尤其身体虚弱的患者，遇到感冒就会死灰复燃。你后面讲的不清楚，霉菌的肺部感染经常出现于重危患者，一般患者见不到这种感染，不知道你们在诊断前是否做过痰培养。肺部的霉菌感染95%是念珠菌感染。如果没有做痰培养，盲目的用酮康唑类药物，非但不能治病，反而会使肺

中国著名中西医专家装医学健康微博

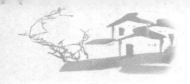

部感染菌群紊乱，一发不可收拾。

3.孙璠瑜：先天性巨结肠小的时候手术过，现在又做肠粘连手术了，这种肠粘连能不能用中药治愈？

答：严格说这种肠粘连手术是无法解决的，上次手术形成的粘连，如果再做手术，还是会引起肠粘连的。缓解了上次粘连，又形成了新的粘连，这就叫"按倒葫芦起了瓢"。中医中药活血化瘀、软坚散结、行气通腑等通过辨证论治，往往效果显著。

4.小凤1210MF：我老爸今年五十四岁，因脑梗死住院一个月，手脚还不会动，也不会说话，肺部有感染，肠胃也不好。我想问下现在最好的治疗方案是什么？

答：你父亲的脑梗死肯定是在左侧基底节部，要不然怎么能不会说话呢？我认为这种病中医中药疗效最好，但是疗程很长，必须坚持服药，持之以恒。如果是一个很小的脑梗死（腔梗），功能可完全恢复。

5.高燕：我家宝宝出生27天，诊断出患有缺氧缺血性脑病（中度），这种病可以痊愈吗？大夫交代的那些后遗症出现的几率高吗？

答：你所谓的缺血缺氧性脑病很大可能是脑软化，新生儿脑软化的发病率很高，病因是围产期胎儿颅脑宫内挫伤（不正确的胎前检查、过分的助产、助产器的应用等）。你不要太悲观，这样的孩子耐心呵护，精心调养，适当医治，大部分可慢慢恢复，后来有部分和常人一样也会很聪明的。

6.钰婷：我父亲因贲门内上皮非典型增生于去年九月份做了胃切除手术，术后到现在都说往下咽东西不顺，有时会疼，不知道是咋回事？

答：你父亲患萎缩性胃炎合并非典型增生，手术治疗是正确的，留下的后遗症用中药解决慢慢会好转。

7.沉潜：我现在19岁，未婚，来月经时总是背不舒服，腹胀痛，偶伴拉肚子，面色一向枯黄，总是觉得口干。肩膀背东西不行，一点点的重量都承受不了，不然会痛，痛了又好，有三年了，会不会是韧带拉伤？

答：月经期间全身植物神经功能紊乱，会产生腹胀。有背痛就要考虑肝胆系统有无毛病。平时显示不出来，当植物神经功能紊乱时，胆胰相关括约肌就会痉挛从而产生背痛。肩痛不是韧带拉伤。

8.bfpsjsxb：我是一位肿瘤患者，曾确诊为胸椎椎管内占位脂肪瘤，曾做过两次手术，因贴近髓膜，无法彻底切除。现在左腿行走困难，严重乏力，腰腿麻木，脚跟疼痛麻木，循环很不好，排泄困难…在上学，但很难继续学业，真实盼望得到您的治疗，愿您能给予治疗指导。

答：这种病在临床上不少见，手术再不能做了，越做越糟糕，中医可以调理，但目的不是让局部病变、瘢痕缩小，而是让机体的耐受性增强。上世纪六十年代国家困难时期，大部分脂肪瘤不管长在哪里都缩小或者消失。有一个椎管脂肪瘤的患者，通过饥饿疗法，慢慢恢复了肢体的感觉，这是我在四十年前见到的一例患者，给人产生了很大启示。

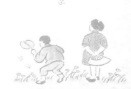

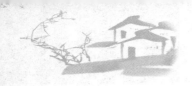

9.韩若曦：我妈43岁了，她是那种吃不胖的体质，很瘦的，只要晚上稍微吃多一点，就会不消化，肚子胀气，请问这和脾虚影响运化功能有关吗？能吃些什么调调？

答：有关。服用健脾丸、香砂六君丸等估计会有效。

2013年6月25日

1.梁弘历：结肠癌能治痊愈么，会不会复发啊？

答：结肠癌近几年发病明显增多，治疗上也在与时俱进。首先手术，然后化疗，必要时配合放疗。中医中药能延缓肿瘤的复发，减少放化疗的副反应。通过上述治疗后大部分患者都能有理想的疗效，五年生存率达80%以上。

2.看来得改名：我母亲骨质增生，喝中药后效果一般，是不是除了手术之外再也没有更好的办法了？该怎么办？

答：骨质增生中西医的药物治疗都有一定的局限性，大部分患者只能起到短期止疼的作用，手术只能适用于极少数患者。目前认为理疗、按摩、推拿有一定疗效。

3.尕妈：我对象是那种怎么吃都不胖的人，稍微多吃一点就会胃胀，消化不行，最近这段时间吃的也不少，也挺好，可是又瘦了，这种情况能吃什么药调理一下吗？或者平常吃东西有什么需要忌口的吗？

答：你的对象可能有胃肠疾患，浅表性胃炎的可能性较大，胃病可以引起小肠和大肠的消化吸收功能紊乱，临床上称为胃肠综合征。应该先调理胃肠，消化功能恢复后体重会相应增加的。

4.郭德L：我爸是颈椎骨质增生引起的并发症，现在左手基本拿不起重物，而且还经常发作疼痛，请问裴老师吃些什么药可以缓解这疼痛？

答：颈椎病可以引起上述症状，所谓颈椎病包括椎突、增生、黄韧带变厚，通过按摩、理疗，配合药物，尤其是中医辨证论治，大部分患者病情能缓解。但严重的患者，如伴有椎管严重狭窄、压迫神经、脊髓，则需手术治疗。

5.杨宁：我今年32岁，19岁时眼周围就长扁平疣，现在眼周围又很多（无症状，突起一点小皮，里面无颗粒），医生说用激光打，但我是疤痕皮肤，有没有其他好办法呢？

答：激光冷冻都可以治疗这种病。中医中药也有好的方药，但是要根据具体情况来进行治疗，建议去医院皮肤专科就诊。

6.灵魂付出：我向你咨询前列腺问题，卵磷脂三个，白细胞有（+++），衣原体、支原体没有，该怎么治疗？

答：那就是前列腺炎，中医对此病的疗效较西医为优，方药很多，但必须通过望闻问切辨证施治。

7.黄天海：我老婆28岁，胃不好，有时会疼，呕吐，半夜时常会疼，还便秘，是什么原因？

答：这就是慢性萎缩性胃炎合并糜烂或溃疡，因其疼痛时间在半夜，则应考虑病变部位在胃窦或十二指肠，慢性胰腺炎的患者也有类似症状，但疼痛是时间在后半夜者居多。

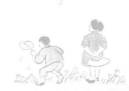

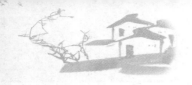
8.风尘：这几天我一直肛门里面痛，有便意，坐凳子就感觉痛，手摸不到痛在那里，反正很不舒服。请问是怎么回事哦？

答：内痔初期时有这种症状，但大部分会有便血，可去肛肠专科检查。

9.错误：以前做过一次人流，5年了，一直都没怀孕，也没避孕，输卵管有一条是通的，去年又通了一次，卵泡发育缓慢，子宫大小和内膜都正常。我很想要一个孩子，有什么方法能让我怀孕么？

答：中医治疗这类不孕症，前人有极其丰富的经验。只要有一侧输卵管通畅，怀孕的可能性依然很大，但必须坚持服药。

2013年6月26日

1.钰婷：裴老，贲门内上皮腺中度到重度非典型增生，是癌症吗？

答：萎缩性胃炎肠化或不典型增生是癌前病变，但还没有形成癌症。

2.阿不思：我脱发有1年多了，到医院诊断为脂溢性脱发，经红光治疗3个月后现复发。本人为油性皮肤，湿热体质，请问有什么办法控制？

答：脂溢性脱发不好治，圆形脱发（斑秃）好治，这是大家的共识。不管中医还是西医，通过治疗可让脂溢性脱发不要进展，完全治愈的病例微乎其微。

3.浮生如沉：我特别喜欢出汗，下雪天也出，冬天吃辣椒都会出，运动也会，出的还不是一般大。现在夏天到了，很难受啊，出汗特别多，手心和脚也会出，很不自在，我睡眠不是很好，每天就是五六个小时，眩晕耳鸣，阳强易举，记忆力差，精神萎靡不振，有肾结石，头发发黄，这是阴虚还是阳虚或其他？

答：肾结石是你病变的关键，出汗是植物神经功能紊乱的表现，这种表现是肾结石引起的，治疗你出汗的治本之法就是要治疗肾结石。现在有碎石法，大的肾结石可以用此法，小的肾结石通过中医辨证论治可以治疗。

4.碧玉妆树：六岁半小儿，扁桃体发炎，发烧，通过吃草药和打青霉素烧退了，嗓子也不疼了，但是看上去仍然红肿，有什么好的办法吗？

答：扁桃体肿大是导致小儿习惯性感冒的基本因素，你说的不发烧了实际是感冒好了。扁桃腺的炎症仍然存在，治疗这种慢性炎症，打几次针是不行的，必须坚持长期服用一段时间药物，大多数患儿不发烧了，咽不疼了，就不管了，实质上扁桃腺炎还没好。

5.第四人称：恶性肿瘤引起整条腿有血栓，大腿肿得很厉害。有什么办法可以缓解吗？

答：恶性肿瘤引起静脉血栓（有时也可出现小动脉血栓）形成是常有的事，因为恶性肿瘤时患者血流动力学发生改变，红细胞聚集指数提高，全血黏度及血浆黏度均有所上升，为血栓的形成创造了有利条件。美国NCCN主张对所有恶性肿瘤患者均进行常规的溶栓治疗，这一观点在我国还没有体现和推广，但我个人认

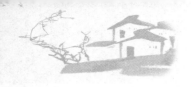

为是应该推广的。

6.心想事成： 我爸爸2010年底确诊骨髓增生异常综合征，后吃中药治疗，效果不明显，三系中血色素低，到2011年7月开始需每月输一次血，到2012年8月检查骨髓原始细胞有18.5%，白细胞涨到$12 \times 10^9/l$，于10月份开始进行了四次化疗，原始细胞居高不下，在2013年3月结束第四次化疗后，出院白细胞是$11 \times 10^9/l$，原始细胞62%，之后在武汉一个老中医那里吃中药调理，现在白细胞已涨到$18 \times 10^9/l$，差不多两周就要输三个单位红细胞。经他介绍说您医术高明，请您救救我爸爸！

答：骨髓增生异常综合征分为五型，不知你爸爸属于哪一型。MDS-RA占全部MDS的50%左右，如果他属于这型，中医疗效十分理想。但是根据你刚才所说的原始细胞已经超过了60%，说明已经转化为急性白血病，这样的情况就需要化疗。如果你爸爸有条件来兰州，我可以给他治疗，但治疗的目的仅是改善生存质量，延长生存期。

7.会飞的翅膀： 我今年23岁，第一天来的时候月经量少，痛经，尤其在半夜的时候特别疼，大多数时间都是左边的肚子疼，伴有血块，并且疼的时候特别想上厕所，但上厕所的时候又啥都没有，还不想吃饭。我的痛经已有好长时间了，后天性痛经，请问这种症状是怎么回事？能彻底治愈吗？

答：能彻底治愈。你是附件炎合并月经不调，中医治疗此病是其强项，但是必须要通过望闻问切才能达到辨证施治的目的。

2013年6月27日

1.Vean：怎么减肥？我感觉我喝水都长肉啊。

答：节制饮食，多运动。

2.许艳辉：结膜炎3年，眼睛有血丝团白色分泌物。任何眼药水都只是缓解，无法治愈。全国西医眼科专科无一医师能治愈。久病成医，对西医绝望。准备找中医，请问裴老，中华五千年的医术里有方子根治慢性结膜炎吗？

答：中医有很多治疗眼科疾病（包括慢性结膜炎）的良方，可找老中医治疗试试。

3.弃天帝：我平时一天打10到20次左右的喷嚏，时间快半年了。有时胸中憋痛，这对身体有影响吗？

答：有影响，你这是过敏性鼻炎引起的上气道疾患，胸中憋痛就是上气道疾患的表现。上气道疾患要赶紧治疗，否则可以发展为上气道咳嗽综合征、咳嗽变应性哮喘、肺心病、心衰。

4.灯火阑珊：我被确诊为乙肝、慢性胆囊炎、更年期综合征，症状是疲乏、胃部不适。我前几天到您那开了乙肝扣、乙肝康、胃安康，已经服用了一周，效果还不太明显。我的谷丙转氨酶268lu/L，DNA为1.0×10^8，我可以在吃您中药的同时打干扰素治疗吗？有没有冲突？

答：治疗乙肝的疗效必须要慢慢观察，服药要持之以恒，最后必然会产生效果。你想吃几服药就明显见效，不太现实。不用

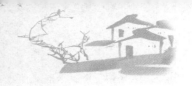

打干扰素了，干扰素会引起诸多的副作用，况且目前长效干扰素被定为丙肝首选，干扰素对乙肝可用可不用。

5.祁多多： 胃部不舒服接近1年了，后检查为慢性浅表性胃炎，吃药一段时间后基本没感觉了，现在又有感觉了。还是需要继续吃药吗？吃药同时需要注意什么？

答：继续吃药，西药吗丁啉、胃复安、胃舒平等和中药香砂六君丸、保和丸等均可服用。如果能找中医辨证论治则效果更好。服药期间注意清淡饮食。

6.孙璠瑜： 脾胃不好，凉，想吃东西但不消化，肾阳虚，还尿黄，怎么办？

答：你可能是胃强脾弱，可找中医治疗。

7.张春霞： 白血病有哪些征兆？

答：急性白血病的征兆：贫血、出血、发热、衰竭、乏力等；慢性白血病的征兆：脾脏肿大、贫血等。

2013年6月28日

1.粤X-三轮车追汽车： 大腿神经痛，是由什么引起的呢？我今年痛了两次了，每次都刺痛的睡不着，因为痛得快，一天可以感到很痛，但自然好也快，有时第二天差不多也可以完全好，所以从未吃过药，请问您，像我这类病况该如何医治呢？

答：大腿后面有坐骨神经、前面有股神经。前者由闭孔出，沿着臀部向下至小腿外侧，是人体最大的一条神经，疼痛多由椎突和腰椎病变引起，称为坐骨神经痛；股神经在大腿前腹股沟部由皮下环出，沿着大腿前内侧向下伸展，疼痛多由盆腔肿瘤、炎症、瘀血等引起。不知你疼痛的到底是哪条神经，总之应该做常规检查，检查清楚了再进行治疗，不能眉毛胡子一把抓，否则治疗会无效。

2.露露：老人脉管炎，脚烂的很严重，加上又中风了，能治好吗？

答：你说的脉管炎可能是周围血管动脉硬化（PAD），因为他又中风所以才这样认为。中风是脑动脉硬化的产物，脑动脉硬化时周围动脉当然也要硬化，此病的治疗要全面考虑，目的是治疗动脉硬化，包括以下三方面：①降压；②降脂；③改善血黏度。具体药物繁多，可去心血管门诊就诊。

3.周珍珍：我今天去医院做了内分泌检查，医生看了说没事，心里有些小担心，请您老帮我看看。促黄体生成素LH5.0，促卵泡激素FSH9.6，雌二醇(E2)47.33，孕酮P0.63，睾酮T62，垂体催乳素PRL24.0。

答：你这个检查单基本是正常的，睾酮稍微偏高，但由于雌、孕激素系统均正常，因此意义不大。

4.简：鼻子偶尔有点痒，打喷嚏，一天5～6次的样子，之前都不会有这样的，是不是鼻炎？

答：这是过敏性鼻炎。

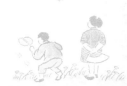

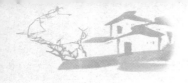

5.灯火阑珊：我是乙肝与慢性胆囊炎患者，我服用乙肝扫、乙肝康、胃安康以及汤药之后，胃以及后背灼烧，请问这是什么原因？需要不需要停药？

答：不但不需要停药，还需继续服药，如果药物已经吃完，就继续来看。因为肝炎患者经常合并胆囊炎，而疼痛主要是胆囊炎引起的，我开的方子就是二者兼顾。饮食方面应该注意禁忌肉、蛋、奶类食物，一些患者认为自己肝病后身体虚弱，别人强调补充营养，其实强调营养的后果就是后背烧灼。我门诊上给你说过，你没有仔细听或者没注意，凡是吃过我药的人一般都不会有这种表现。

6.映山红妮子：我经常偏头痛，特别是长时间看电视、看书后。去浙医做过核磁共振，都没查出有什么病。

答：偏头痛，西医治疗药物除了麦角新碱外就是一些止痛药，都有暂时疗效，但长期疗效欠佳，因此过去有"病人头痛，医生更头痛"的说法。这个病中医治疗效果很好，精确的辨证论治常可使患者获得远期疗效。

7.猫爷挥刀七七七：我在网上看到"三天不吃饭，只喝蜂蜜水，一个月进行两次，可以减6~7斤，"这个可以实行么？

答：不行，减肥只能慢慢来。三天不吃饭对人体的各个器官都很不利，不能这样，否则会给一生的健康带来不可弥补的损失。

8.陈庆：干眼症、干燥综合征，还加面部痉挛，眼睛都快睁不开了，请问有什么办法可以医治吗？

答：干燥综合征和干眼症是不同的，干燥综合征属自身免疫病范畴，眼、口、鼻分泌障碍，还可合并全身骨骼、肌肉、浆膜腔、皮肤、关节、肝、肾等处病变；干眼症病变仅局限于眼，不属于自身免疫病。搞清楚了诊断才能进行系统治疗，你应该去眼科做专科检查以明确诊断。

9.朱金洋：膝盖下面大概我5cm左右，有突出的一块骨头，外面就可以看出来，左右都有，剧烈运动以后，那突出的骨头就会疼，连走路都疼，平常去按一下也会疼。请问是什么原因？

答：一般来说属于退行性骨关节炎、骨质增生的表现，是不要紧的，进行治疗疼痛就可以减轻。但是有一种成骨肉瘤也易侵犯长骨末端，早期也有向外突出的表现，这是恶性肿瘤，要提高警惕，要拍X片排除。

12.珊儿：我儿子3周岁了，总是大便干燥，爱上火，每月都会咳嗽一次，耳根处上火就烂（流水儿），怎样预防咳嗽、大便干燥呢？吃水果喝蜂蜜都没效果。

答：你孩子身上可能有个炎症灶，首先要考虑咽部扁桃体，它往往会引起全身植物神经功能紊乱，交感神经占优势，从而形成上火、大便秘结等症。

11.杨树妈妈：小儿9个月，前天突然发现其舌苔中间部分呈黑色，无其他症状，没有吃过染色食物或补铁药剂，请问会是什么原因呢？经常吃核桃、花生会不会有影响？

答：还是食物的影响。如果不是，中药保和丸、半夏泻心汤能调节舌苔的厚薄及颜色。

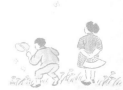

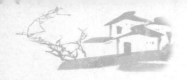

12.醉卧红尘：爸爸痰多，但是不咳嗽，这是怎么回事？应该怎么办呀？

答：首先考虑有无慢性咽炎、鼻炎，诊断清楚了针对其治疗痰就会减少。

2013年7月1日

1.潘丽安：我父亲今年46岁，年初时有轻微舌头痛，上星期吃了荔枝就严重了，舌头前右侧烂个小拇指大的洞，去镇医院输液4天没见效，化验血没问题，医生说上火，要输到好为止。

答：这是舌炎合并黏膜溃疡，这种病虽不是自免病，但带有自免倾向，可考虑使用：①大量Vit C、B族维生素；②胸腺五肽肌注；③中药泻黄散、玉女煎、养阴清肺辨证论治。

2.弃天帝：我有一同学，一年前感冒后，到现在一直咳嗽，他说有时干咳，有时候吐清稀白痰，易感冒，望裴老解惑。

答：估计有慢性鼻炎或慢性咽炎，在这种基础上就容易出现习惯性感冒。应该将慢性鼻炎或慢性咽炎作为治疗重点，还应注射胸腺五肽等提高免疫功能的药。

3.谢飞：我妹妹22岁，吃油腻的饭菜就反胃，吃辣椒肚子会痛，已有五六年时间，请问怎么治疗？

答：估计你妹妹有慢性胃炎，带有胆汁反流的倾向，西医将此叫做胆汁反流性胃炎或食管炎（GERD），中成药逍遥丸、四逆散、柴芍六君丸、香砂六君丸、保和丸试试看，不行就需要辨证论治了。

4. 蒙素珍：我婆婆56岁了，走路时觉得双脚有点酸、软、痛的感觉，特别是膝盖的地方，她的小腿有结子（就是那种筋外凸）。请问是什么原因？吃什么药可以缓解这种酸软痛？

答：中老年腿酸软，大部分是退行性骨关节炎，一开始主要是酸、困、软三个特点，平时说的"人老腿，狗老嘴"就是这个意思。可服用独活寄生丸、活络效灵丹、大活络丹等中成药，不行再找中医辨证论治。

5. 吴DAN：轻微的强直性脊柱炎，中西医结合治疗会不会完全康复？听说中医里有种膏药对这种病效果很好，是哪种？

答：强直性脊柱炎不好治，西医止疼药苯胺类、吡唑酮类、非甾体类、类鸦片类、激素类具有短期止疼效果而无长期疗效；中药辨证论治对轻症治愈病例不少，但重症疗效仍不确切。所谓重症就是HLA-B27持续阳性、疼痛显著、功能障碍者。

6. 孙小月：我爸爸得了肝癌，今年春天在济南齐鲁医院做了姑息性切除，现在情况不乐观，已经转移到颅骨，头上明显看到大大小小好几个凸起的东西，而且牙床也变形导致牙疼，手术后做了4次介入，不见好转，身体越来越瘦，怎么办啊？

答：肝癌到这种程度可供选择的办法不多，中医辨证论治在缓解症状、延长生存期方面有效。

7. 澄澄：我是长期的脾胃虚弱，精神不好，脸色也比较差，怎样才能固本培元呢？

答：如果排除胃肠道器质性病变，脾胃虚弱者可服香砂六君

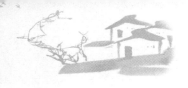

丸、健脾丸试试看。

8.山水梅子：我是乳腺癌患者，去年4月24日做了左侧保乳手术，后做了6次化疗、28次放疗。今年4月在原来的手术部位又做了结节手术，本次为良性，手术已经两个半月，患灶有肿硬，偶伴疼痛，外皮时痒，期间曾输液消炎，效果不好，请您诊断和提供更好的诊治方法。

答：乳腺癌的复发率很高，活检的部位可以造成诊断上的差异，是否是良性还是要重新考虑。尤其是术后出现前哨淋巴结、腋窝淋巴结、胸壁淋巴结肿大者良性可能性很小。

9.明艳：怀孕6个多月了，二胎，小肚子下面老是有酸痛的感觉，晚上比较严重，睡下去就很难起来，也不知道咋回事。

答：妊娠6月经常会有这种症候的，注意饮食，不要过食肥甘，不要剧烈活动。

10.艳子：目前我孕3月，大前晚跟昨晚半夜阴道流出许多黄色液体，黏黏的，这是怎么回事啊？

答：怀孕3个月是最容易出现流产的时候，少量流血为先兆流产。黄色液体虽不是先兆流产，但也要提高警惕，去医院检查，必要时服药治疗。

11.敏儿：我血管性偏头痛6年了，可以感觉到两边太阳穴突突地跳，左边强于右边，这病该怎么调节？您遇到过治愈的例子吗？

答：偏头痛是可以治愈的，中药疗效总体优于西医，但必须通过望闻问切、辨证施治。

12.王紫妍：慢性白血病一年，长期服用羟基脲、金水宝，平时停用药物会有肝脾肿大现象发生，针对这样的患者，请问您有什么好的治疗方法？

答：西药马利兰、羟基脲、格列卫长期服用均会损肝伤肾，中药辨证论治不仅可以保护肝肾，同时可以加强疗效，减轻副作用。

13.春的气息：我得甲亢已经4年了，吃丙硫氧嘧啶，得不到控制，现在改吃赛治了，还是忽高忽低的（我也做过I^{131}，没有成功）。我去过好多医院，医生说让我做成甲减，终身服药，可是我现在还没有孩子，不想吃一辈子药，请问有什么好办法吗？

答：丙硫氧嘧啶、赛治长期服用均有副作用，中药辨证施治疗效很好，可配合上述药物。

14.MAY：最近在婆婆那吃完饭总是肢体抽搐，头也僵硬，头痛，眼前会暂时模糊，甚至婆婆送来的水果，吃了都感觉头晕，心情不好，晚上睡不着。目前怀孕。不知道怎么回事，我以前从没有这样过，家里人都说我神经有问题，要我去心理治疗，这样已经半年多了，不知怎么办好？

答：你怀孕几个月？2~4月妊娠反应就会出现上述症状，如果是晚期妊娠，个别人也有上述反应。

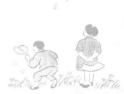

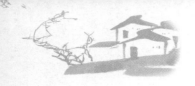
2013年7月2日

1. 独舞： 一朋友（男）右眼接近3000度的样子，左眼视力测不出但离5～6cm能看字，时间不能太长，太长就模糊了，据说很小就这样了，且两眉之间有过外伤史，他舅舅双眼2000度，也是很小开始的。三家医院检查结果为：①视神经萎缩；②白内障发育不良。是否有遗传的可能？

答：一般是不会遗传的，只有获得性可以遗传。获得性是生物种系在历史长河中为了适应外界环境的变化而产生的变异，一种病不属于这种变异，因此不会遗传。但是在人体存在着对某种致病因子的易感性，这种易感性是可以遗传的，比如糖尿病、高血压等就是易感性的体现。

2. dan123456： 本人爱生气上火，牙龈疼痛，去医院没有炎症发生，疼痛时晚上睡不好，怎样止住呢？

答：这是慢性牙龈炎，中医有一些好方法，露蜂房、生石膏、山栀子三药等分水煎，既可漱口又可内服，试试看。

3. 下里巴人： 一朋友43岁，女，高血压10年，7天前突感头晕呕吐、四肢乏力、不能走路。医院CT检查脑血管无异常，可能有少许积液。病人脉弦数，舌苔黄厚腻。大便已7天不解。现血压170/105mmHg，神志清醒，请问这是什么病？需怎样治疗？

答：高血压病人经常出现这样的症候，大多数属于脑血管一过性痉挛，西医叫做短暂性脑缺血发作（TIA）。主要应治疗高血压，血压平稳了这样的症候就会逐步消失。

4.云轻轻飘过：咽炎做手术会好吗？是不是没治了？

答：咽炎是一种以咽后壁滤泡增生为基础的慢性炎性改变，一般是不做手术的，除非反复发作，合并了扁桃腺III度肿大，影响呼吸、饮食，可做扁桃腺摘除术。

5.李政彬：我爷爷今年80岁了，身体一直挺好的，三天前起床的时候，不知道怎么的就半身麻痹了，医院说是脑血管梗阻，吊了几天针他说手有点力气了，我想问下您，我们以后该怎么给他调养呢？

答：你爷爷是脑梗死，应该服用降压的西药和活血化瘀通络的中药。

6.铭峰：B超检查说我附件两边各有一个囊肿，有盆腔炎，有尿道炎，还有点宫颈肥大！医生给我输液五天、吃半个月的药，这些病症会好吗？

答：这是慢性盆腔炎合并小的附件囊肿，在急性期输液是有用的，慢性期意义不大，要找中医辨证论治。

7.双双：家人脑梗死后，大夫开的丹参片(每天3次)、阿司四林(每天3次)、阿托伐他汀钙片(每天1次)，这个配方要吃一年，请问他汀钙片对别的脏器有副作用吗？有没有可以替代的药品？

答：阿托伐他汀钙片对肝和肾都有一定影响，长期服用副作用就会显现出来。它是脂溶性他汀药，另外还有水溶性的他汀药，如普伐他汀、瑞舒伐他汀，这类药副作用相对较少，可选用之。

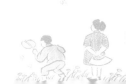

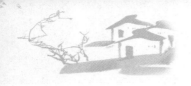

8.风写意：我听说用中药鲜大黄（一次3～9克）泡服可以去内火，是真的吗？有效果吗？

答：可以去内火，但是中医所谓的内火也不是千篇一律的，包括肝火、心火、胃火等等，大黄具有釜底抽薪的作用，是阳明腑证主方承气汤内之主药。

9.梁弘历：我今天做结肠镜了，左侧那硬的东西不在肠里，检查说我是慢性结肠炎，怎么样能查我左侧小肚子的硬东西啊？

答：如果说你的硬块时时可以摸到，那就应该去肿瘤科检查。如果时有时无，大多数时候摸不到，那就是粪块。

2013年7月3日

1.黄妙兰：我儿子差不多5岁，人很瘦，也很健康，就是颈上耳底下的位置两边各有一个能动的东西，听说是淋巴，我想问会影响健康吗？如何护理？

答：这是枕后淋巴结，学龄前儿童最常见的风疹和幼儿急疹都有该处淋巴结肿大，病愈后慢慢消退，对幼儿健康没有多大影响，请放心。

2.猫爷挥刀七七七：晚上躺下的时候，我的腿就莫名其妙的各种不舒服，让我不能睡觉。困得不行的时候腿也会各种翻滚，会醒，就是膝盖能弯的地方特不舒服，每年会有三四次，我每天都害怕，又不知道怎么事？

答：有两种可能：①风湿性多肌痛；②不安腿，前者属于风湿病变，后者是功能改变，均属小病，但应积极治疗。前者用抗风湿药，后者用植物神经调节剂。

3.nana：我今年22岁，女，未婚，我经常尿完还想尿，或是还想尿就是尿不下来，而且经常会觉得小腹憋，这种状况有几年了。我本来身体就不怎么样，而且中医说我有点肾阴虚，您说我该怎么办？需不需要去医院做尿常规什么？

答：应该做常规检查，除了泌尿系以外，还要检查妇科。阴道炎和尿道炎常交叉感染。

4.汪斌：我女儿现年4岁8个月，这段时间一直咳嗽不止，还有黄鼻涕，有黄痰，去医院诊断说是急性支气管炎，已经半个月了，吊了3天头孢曲松钠和氨溴索，中药也吃了几天，就是效果不明显，我非常着急，不知道用什么药好？

答：你孩子的病不单是气管炎，应该检查有无慢性鼻炎、慢性咽炎，二者属慢性，都能引起气管炎，这种气管炎叫做鼻后滴流综合征（PNDS）。不治疗鼻炎和咽炎，只治疗气管炎是不行的，应该二者兼治才能事半功倍。

5.我本草根：我父得帕金森好几年了，开始时只是单侧手脚抖动，现在肌肉僵硬，走路行动也困难起来了，请问有什么好的治疗方法吗？

答：帕金森病属锥体外系疾患，究竟什么原因引起的目前还没有搞清楚，多巴胺类药物治疗有效，但无远期疗效。

6.自得其乐：我喉咙经常发炎，打吊瓶才能好，不久又复发，请问我该怎么做？现在大夏天的也会感冒。

答：你这是慢性咽炎或者咽峡炎，咽炎合并扁桃体炎就叫做

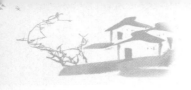

咽峡炎，最容易引起上呼吸道感染。一方面要治疗咽峡炎；另一方面还要预防上呼吸道感染，推荐西药胸腺五肽。

7.陈婧：我奶奶患有严重的风湿性关节炎，走不成路，而且她还患有心肌缺血，血脂高，她平时服用龙骨康、心脑血康胶囊、阿司匹林，西药有很大副作用，中医有没有好的治疗方法？

答：这两种病中医都有好办法，但是这两个病都是西医诊断名称，要吃透这种病还需中西结合。

8.倘若爱评论：我肚脐右下方位置按压之后十分疼痛，不按压就没事，查过外科、内科、妇科，都没有结论，请问会是什么？

答：应该考虑两个问题：①附件炎；②阑尾炎。

2013年7月4日

1.秋燕子：我痛经几十年，每次都生不如死，这病中医效果好吗？

答：非常严重的痛经估计是子宫内膜异位症，要做进一步检查看是否合并附件囊肿或者卵巢的妇科炎症。中医治疗此病有效，但部分病人仍需手术治疗。如巧克力囊肿，部分病人在足月妊娠后痛经可自然消失。

2.独舞：四月份的时候超声发现左卵巢有一24mm×22mm的包块，七月份复查包块变成28mm×22mm，怀疑巧克力囊肿。这个包块算大吗？可以吃中药吗？

答：属于小囊肿，但巧克力囊肿中药疗效欠佳，再大一点的浆液性或黏液性囊肿中药疗效反而好。

3.祝福：我这肚子有点毛病，每次一喝酒或吃烧烤等东西时肚子就会痛，还伴随拉肚子等一些症状，反正就是特疼，要持续一周左右的时间才会好转，这是什么原因？是不是肠胃上的问题？要怎么预防和处理？

答：你有胃病，最常见的是慢性浅表性胃炎和萎缩性胃炎，如果疼痛明显可能合并糜烂或是溃疡，这样的胃病容易引起肠易激综合征（IBD），因此你在胃痛的同时或稍后出现了腹泻。中医处理此病最好通过望闻问切、辨证论治，如果你想吃成药，香砂六君丸、健脾丸、附子理中丸、半夏泻心丸等均可试试。

4.曹雪：我因月经量少检查了一下内分泌激素：雌二醇10；血清促卵泡刺激素4.39；血清促黄体生成素4.01；催乳素24.46；睾酮0.67；孕酮0.3。

答：你的雌、孕激素水平均偏低，唯独睾酮偏高，这是典型的卵巢功能衰退。不知你多大岁数，如果是45岁以上，那就是围绝经期综合征；如果是少妇，则应诊断卵巢早衰。

5.张吉全：我老婆患有脚气，热天脚出汗，脚很痒，经常在地上擦脚，冷天会好转，有什么好方法治疗这种脚气？

答：真正的脚气病是维生素B族缺乏，主要是硫胺素缺乏引起的脚的神经末梢改变。这样的病我国南方很多，北方人一般没有真正的脚气病。大多数人把脚部的湿疹、脚癣等称为脚气病。

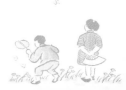

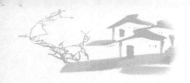

6.秀秀：我今年22岁，女，在我18岁的时候不小心右腿靠脚踝部位腓骨骨折，当时就打了一个月的石膏即下床走路了。现在那个地方总是酸痛，右腿经常浮肿。请问是怎么回事？应该怎么治疗？

答：你这是腓骨骨折后遗症，说明瘢痕部位和周围的血液循环不好。中医中药活血化瘀、祛风胜湿、软坚散结等通过辨证论有很好疗效，中成药云南白药、汉三七粉、大小活络丹等可以试试。

7.注ing：我今年27岁，扁桃体一直是幼稚扁桃体，2度肿大，总是容易发炎、化脓，引起感冒，平时不发炎的时候扁桃体上总是有白色或黄色的脓点，擦不掉，这种情况是不是需要手术？假如不手术的话中医能不能治好？

答：你是慢性咽炎合并慢性扁桃体炎，这样的人容易产生感冒，有时反复发作，经久不愈。20世纪曾经风行扁桃体摘除术，本世纪以来人们发现扁桃体位居消化和呼吸两通道之要冲，为人体不可缺少的免疫堡垒，切除了扁桃体犹如撤去了城门口的岗哨，外国人曾说：撤去扁桃体是自毁长城。因此本世纪以来扁桃体摘除术的人次大大减少，中医中药对这样的患者有非常显著的疗效，但疗程长，贵在持之以恒，方能治愈。

8.洒脱跑一圈：我儿子3岁了，在今年3月份经医院确诊为肾病综合征，另外B超显示左肾重度积水，肾综现在服用激素治疗，但副作用很大，还反复，请问可否采用中医疗法？

答：可以，中医治这种病的疗效明显优于西医，但是疗程较长，贵在坚持，能坚持者必有大效。

2013年7月5日

1.刘诗诗：我妈妈心脏不好，现在是：心率失调。常见症状是急性心慌。心电显示心率160次/分，最近几天突发次数增多。请您给我点意见和建议。

答：你妈妈可能是阵发性室上性心动过速，经常是冠心病、风心病、高心病的合并症，要分析是什么心脏病，你必须提供更多的资料。

2.一生相伴：我今年28岁，长期通宵上班。右后腰肋骨下端里面疼痛，大便后稍有缓解，再无其他不适，可能是什么？应做什么检查？

答：你这个情况不能排除胆囊炎，胆囊炎的疼痛是各式各样的。你可以做腹部B超看看。

3.仙人掌：我妈56岁，CT示腰椎生理曲度正常，各椎体边缘骨质增生变尖，余附件形态大小及骨质未见确切异常，椎间隙及骨性椎管未见狭窄，L5/S1椎间盘向四周膨出约3mm，相应平面硬膜囊受压，椎旁软组织未见确切异常。她打了封闭针，我妈这就只能做手术了吗？

答：椎突或椎膨彭，主要指椎间盘髓核向后膨出，压迫脊髓和马尾神经，向四周膨出没有意义。先进行保守治疗，无效再考虑手术治疗。当然手术治疗的指征很严格，椎突的一小部分适合手术。

中国著名中西医专家医学健康微博

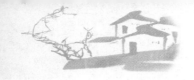

4.流逝年华：一般我中午吃过饭后就休息，起床后总感觉胃部胀胀的，有时候排便后也有这种感觉，有时候肚子痛，吃点酸东西就好了，而且我无论何时都特偏爱吃酸的。

答：你有慢性浅表性胃炎，也可能合并胃肠综合征。胃肠综合征的实质是由胃病引起的肠功能紊乱，这种紊乱轻则腹胀，重则腹泻，现代医学称之为易激性肠炎（IBD）。

5.陈美琴：我月经一直不正常，没结婚前月经不是每个月都来，颜色量都正常，结婚了量很少，颜色还黑。去年流产一次，现在要小孩，都怀不上，月经也老是两三个月不来，中药喝三疗程，月经也没来，去医院检查，做内分泌B超，都正常，打黄体酮，月经来，色黑量少，怎么治疗？

答：月经不调的实质是内分泌紊乱，内分泌紊乱是不容易怀孕的，中医治疗讲究调节冲任。调节冲任而种子，实质上就是调节内分泌来治疗不孕症，西医在这方面使用雌、孕激素也可以调节，但这种调经和自身内分泌功能的正常相距甚远，所以中医治疗不孕症的总体效果优于西医。

6.阿弥陀佛：我今年28岁，男。半年前因病毒性心肌炎住院一段时间，住院期间检查心肌ECT正常。半年后复查时（7月初）说是下壁心肌供血不足，请问中医有什么办法呢？

答：心肌炎西医有很多办法，辅酶Q10、二磷酸果糖和一些心率调整药胺碘酮、倍他乐克有效。但中医中药从全身着眼，治疗此病则技高一筹，炙甘草汤、冠心Ⅱ号、大小建中汤、天王补心丹、柏子养心丸等通过辨证论治都能产生很好疗效。

7.郭雨畅：最近几天我6岁的儿子老是挤眼，眼珠有时还猛的斜视一下，去看了眼科说没有炎症。训斥、提醒都不起作用。他说眼睛也没有不舒服，这是怎么了，需要怎么治疗？

答：这是小儿多动症，不要训斥、不要提醒，需要赶快治疗，中医将此证归属于脏躁症范畴，很多有效的方药通过辨证加减有效。

8.新：B超结果：①子宫前壁稍低回声区（子宫前壁小肌瘤？）；②左侧附件囊性占位（卵巢囊肿可能）；③盆腔积液，怎么医治才有效果，严重么？

答：不严重，中医效果很好，坚持服用一段时间药物也许会消掉，不要急于手术，年轻的妇科医生会动员你去做手术的。

9.赵瑞利：我母亲五十多岁，有高血压。经常间歇性发热、流汗，然后身体发凉，有一年了，是什么原因？

答：你母亲有高血压、动脉硬化，50岁已到更年期，全身植物神经功能紊乱就产生了这种症候。

10.贾轶环：我特别容易咳嗽，着凉感冒了会咳嗽两个月左右，痰黏，不易咳出，夏天咳嗽是不是容易落下根？是肺气虚吗？吃同仁堂的养阴清肺膏半个月了，效果不显著啊。

答：你可能有慢性咽炎，西医称之为上气道咳嗽综合征或鼻后滴流综合征，吃养阴清肺丸是对的，应该有效，不行就改服百合固金丸试试。

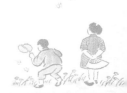

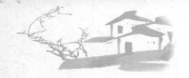

中国著名中西医专家装五学健康微博

2013年7月8日

1.华姐：我睡眠不好，易惊醒，很难入睡，多梦，我该吃些什么？

答：如果你没有重大的器质性病变，中药归脾丸、柏子养心丸、天王补心丹均可试试。

2.毛毛：我家宝宝出生第二天出现大便带血丝，请问是什么原因？

答：新生儿肠道少量出血是常见症候，是由于新生儿造血系统还不够完善、凝血机制也不够完善。随着出生后时间的延长，这种情况会逐渐改善。

3.温暖手心：我丈夫今年26岁，最近两个多月小便一直发黄。以前身体状况很好、无其他病史。这和夏天热有关系吗？和工作黑白班倒班有关系吗？用不用服药？

答：尿胆原及尿胆素是血液代谢必须排出的废品，所以尿本身就应该是黄色。如果全身没有其他症状，尿黄是生理现象，喝的水多了就会变淡，不喝水或者喝的水少尿液就变得深些。

4.浊浪：我父亲60多岁了，乳糜尿，都几十年了，未愈。冬天好些，夏天严重。

答：你是南方人还是北方人？南方江浙一带的乳糜尿都是丝虫病，北方人很少患丝虫病，猪囊虫病可引起极少数乳糜尿。中医中药疗效很好，我曾治愈过几例，你如果方便可来我门诊。

5.金刀在手： 我儿子9岁，晚上睡觉经常出汗，且手脚冷，请问吃什么药好？

答：9岁的儿童出汗，手足冰凉，属于西医中植物神经功能紊乱的范畴，中医中药可服用丹栀逍遥散、四逆散试试。

6.明艳： 我女儿两岁多一点，两个月前咳嗽会吐，现在好了，但是吃完东西，只要一活动和笑的厉害也会吐，该怎么办？

答：两个月前的咳嗽（多半是上感）虽然好了，但是引起了植物神经功能紊乱，胃肠是植物神经功能最敏感的部位，呕吐就是这种原因。

7.婷： 我这段时间经常大便出血，是什么情况？严不严重？有些什么原因？

答：如果出的是鲜红色的血液，属于肛门附近病变，80%是痔疮引起，应该去肛肠科诊治。

8.李方嫒： 胃疼加胃胀气，还有肚脐眼那还疼，消化又特不好，经常拉肚子，怕冷，这是什么原因？该吃什么药才好？

答：你这是慢性胃炎引起了肠的反应，日本人叫胃肠综合征，西方叫易激性肠炎（IBD），香砂六君丸、附子理中丸、半夏泻心汤服服看。

9.何静： 18的少女，患鼻甲肥大三年了，只有一边鼻子畅通，做过一次小的手术，还是没有好，请问一下，还能医治好吗？能否用滴鼻液缓解呢？

答：滴鼻液可以用。能否治好看具体情况而定，如果上次切

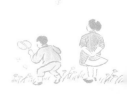

303

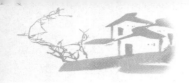

除的不彻底，又有鼻甲肥大，还可以做二次手术，配合中医中药进行辨证施治会有效的。

10. 夏不眠：C2/C3融合，C6/C7椎间隙变窄，应该怎么治疗？该吃些什么药？

答：从你描述的椎管显像特点看，是一般的骨质增生，如无症状，不用服药，有症状可辨证施治。

11. 潘丽安：我父亲46岁，舌头溃疡半个月，在右侧靠舌根烂，小拇指大，大小医院、中西医看了，吃药、打针、盐水漱口、自己弄土药方洗（都是治牙痛的草药）都没用！验血没事，活检还没出结果。整天痛，怎么办？

答：你父亲这是口腔溃疡，过去叫做单纯性口腔溃疡，近几年来人们对此证认识较原来深入。此病大部分具有自免倾向，反复发作，合并关节疼痛和下身溃疡者叫瑞特氏病，合并下身溃疡并结膜病变者叫白塞氏病，不易治愈。

12. 俞晋芳：32岁，患多囊卵巢综合征，做试管婴儿首次失败，二次检查结果，排卵期子宫内膜变薄、雌激素太低，不能做，该怎么办？

答：多囊卵巢综合征典型症状是多毛、肥胖、停经。一般是不能怀孕的，试管婴儿也不能成功。

2013年7月9日

1. 过云雨： 头部还有耳后过几秒痛一下，痛的时间很短，也就一两秒钟，这是怎么回事？

答：还是神经性疼痛，前面已经说过，西医的止痛药没有远期效果。中医认为：耳后及枕部属太阳头痛，前额属阳明头痛，两颞属少阳头疼，巅顶属厥阴头痛，以此分类，辨证施治，疗效很好。

2. 孕妈： 我家宝宝8个多月了，这几天有点腹泻，水样的绿色便便，吃了妈咪爱和蒙脱石散不管用，她精神状态一直很好，能吃能睡，也不哭闹，你觉得可能是什么原因呢？

答：小儿腹泻如无腹痛大部分属消化不良，可试服参苓白术散。

3. 朱苗苗： 精神病患者用什么中药来调节呢？

答：精神病如果是精神分裂症，中医辨证施治可产生良好效果，生铁落饮、天王补心丹、柏子养心丸、温胆汤均为辨证论治的基础方。

4. 刘诗诗： 我妈妈今年49岁，得的是阵发性室上速。3年前犯过一次，然后一直到两个星期前才又犯一次，4天前再犯就到医院就诊。要做心内电生理检查、射频消融术。这种手术有没有什么风险？

答：射频消融治疗此病大部分有效，个别病人有后遗症。我

中国著名中西医专家装医学健康微博

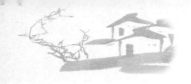

建议先用中药辨证论治，坚持治疗一段时间一般会产生疗效。西药利多卡因短期疗效极好，可配合使用。

5.周金莉：男，23岁，被诊断帕金森综合征，只有轻微的症状，现在要治疗吗？

答：帕金森综合征和帕金森病不同，前者诊断覆盖面较宽，高血压、低血压所致的脑动脉硬化、震颤等锥体外系改变都可诊断；帕金森病就不同了，是不明原因的锥体外系改变。前者通过治疗是会好转的，你不必过度担心。

6.萧与网有缘：我两年前患急性心肌梗死，植入一支架，现在恢复的还可以，有时还会出现胸部不适、心悸耳鸣。

答：心梗植入支架后会产生再灌注损伤，这种症候也是心肌缺血引起，和冠心病相同，需要中药治疗，这是目前心脏介入治疗美中不足的地方。

7.杨兆云：我慢性无菌性前列腺炎有好几年了，现在舌暗红，苔薄黄，脉弦细数。尿频、尿等待、夜尿，阳痿早泄，心烦，面色不华，肤黄，精神不好，全身无力，治疗也没效果，您给个建议？

答：你这是典型的慢性前列腺炎，该病会引起全身植物神经功能的紊乱。治疗此病是中医的擅长，你可找老中医望闻问切、辨证施治。

8.幸福宝儿：孩子一岁半，因为半个月里隔三差五的发烧，医生让我们住院，还要求给孩子做腰穿，做腰穿对孩子以后有影响吗？

答：幼儿反复发烧，如果有脑部症状（惊厥、抽搐、项强、头疼、呕吐、病理反射），做腰穿是对的。如果没有就不必要做腰穿，因为做腰穿可能会导致脑脊液感染。

9.韩世福：我爸被诊断为慢性肾衰，尿毒症，现在在做透析，肌酐800多，这个可以用中药汤剂吗？

答：中药对慢性肾衰之轻症（肌酐<200，尿素氮<15）有效甚至可以完全治愈。但是上了透析台，就继续透析吧。

10.红色康乃馨：心肌缺血是啥状况？该怎么治，可以吃中药吗？

答：心肌缺血，心电图显示T波倒置，是冠心病的基本表现。如果没有ST段改变，中医中药的选择是最好的，坚持服药大部分都能治愈。

11.吴香玉：银屑病（不是特严重的那种）怎么治啊？可以根治吗？

答：西医有许多办法但都无法根治，中医中药有个别治愈的病例，但必须持之以恒，长期用药。

12.伊曼：孩子6岁，先天性疣状痣面积大，双侧都有。怎么办？

答：你说的是血管瘤，一般不需要治疗。不要轻易去做手术。

13.灵动曦景：我43岁，多年痛经史。轻则吃元胡止痛片可工作，重则吃药后都坐立不安，长期失眠，雀斑重，无其他症状，无家族史。有办法改善吗？

答：你先去做妇科检查，看看有无子宫内膜异位、巧克力囊肿。

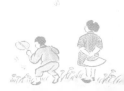

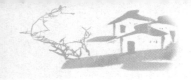

中国著名中西医专家裴正学健康微博

14.子非鱼：我老公每天打喷嚏，不停流鼻涕，开始以为是感冒，后来发现好像是鼻炎，已经半年了，现在吃通窍鼻炎片，不过不太见效，今晚非常严重，已经影响睡眠了，该怎么办呢？

答：那是过敏性鼻炎，如果你方便，可来我门诊，中医通过望闻问切、辨证施治疗效较好。

15.杨兆云：胃肠功能紊乱，中医和西医哪个疗效好？我一直胃胀纳差，胃镜检查没问题。

答：中医好，因为此病功能性障碍是主要的，记住：以功能障碍为主的疾患一般都是中医中药疗效较好。

2013年7月10日

1.程旻：怀孕一个月，现在每天胃胀，背部酸痛，怕冷，对气味敏感，没有胃口，这是正常的反应吗？需要治疗吗？

答：是正常的早孕反应，如能忍受，则无需治疗。

2.洒脱一点：我28岁，在体检时B超显示0.4cm×0.4cm稍高回声，医生说可能是子宫内膜息肉，要求复查。复查彩超一切正常。但3个月后彩超检查又有1.5cm×0.4cm不匀回声，其上见点状血流信号。1个月后复查彩超又是正常。请问这是怎么回事？我今年计划要孩子，这个会不会引起不孕呢？

答：你这有两种可能：①子宫腺肌症；②小的子宫肌瘤。随着月经周期的变化，子宫内膜的厚薄也在发生变化，声像结果不同是常有的事。这样的患者是可以怀孕的，当然也有一定风险。

3.等待中： 最近背部岔气了，不定时疼，吸气都疼，汗也特别多，我还是强直性脊柱炎，现在吃什么药能缓解一下？

答：闪腰岔气是强直性脊柱炎加重的因素，从中医角度讲，二者的治疗大法基本上都是活血化瘀、祛风胜湿。你可加强强直性脊柱炎的治疗，闪腰岔气也会随之缓解。

4.追风： 我儿14岁，挤眼、斜眈严重，如何医治？是否可以去您那儿就诊？

答：如果你方便，可以来我这里治疗。孩子的情况属于小儿多动症范畴，实际上是小儿植物神经功能紊乱的表现。

5.赵永鹏： 我爸今年65岁，2012年9月被确诊为慢淋，后在兰大一院东岗分院治疗，两次化疗后因为多种原因改到嘉峪关酒钢医院治疗，5次化疗后老人身体、精神无好转，反而加重。后经朋友介绍得到了你的裴氏生血颗粒，请问我爸能不能服用？

答：到目前为止，慢淋还没有什么有效的化疗药，苯丁酸氮芥（瘤可然）是当前治疗本病公认的有效药，不知你服用过没有。再配合中药疗效一般是可以的。生血颗粒的应用也不是随便使用的，必须通过辨证论治才可投放病人。

6.非也： 我有胆汁反流性胃炎史，特别是早上想吐，恶心，都不敢刷牙，最近遇事诸多，有压力，身体怎么有这么大的反应？

答：胆汁反流性胃炎患者大约80%肝胆系统有病，从中医角度看，肝胆系统的病属肝气郁结之范畴，肝气郁结的表现除口苦咽干、急躁易怒、胸胁苦满外，所有的压力所致的精神改变均属这种病变范畴，所以生活工作方面的压力能使此病加重。

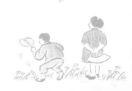

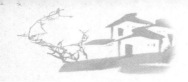

7. 有你才幸福：请问肾虚的表现有哪些？我是男性，28岁，晚上夜尿3~4次，睡觉多梦。

答：肾虚的基本症候是头晕眼花、耳鸣、腰酸腿困、尺脉弱、舌胖大，上述症状加上怕冷自汗谓之曰肾阳虚；加上骨蒸潮热、五心烦热、盗汗谓之曰肾阴虚。在肾阳虚中还要三个类型：肾不藏精、肾不纳气，肾不化水。你说的情况就属于阳虚证的一部分。

8. 伽楠香：患者男性，45岁左右，主症有：自觉灼热疼痛难受，在腰胁两侧、背身部、腹上部有红斑和水疱，呈似条带状分布，伴低烧、头痛、食欲不振、口苦、尿深黄色、有点涩痛、舌绛红、苔黄腻、脉弦洪实等全身的症状，初诊为带状疱疹。

答：带状疱疹是局部病毒感染所致，中医叫缠腰火丹。之所以叫火丹，就是一种火热的表现，火易伤阴，它所引起的全身症状是阴虚症候，你所说的这些情况就是阴虚火旺的范畴。中医治疗缠腰火丹的传统方药当归龙荟丸、黄连解毒汤、龙胆泻肝汤等均属泻火之剂。还要解决疼痛，就必须活血化瘀、行气止痛，元胡、川楝子、制乳没为常用之药，川草乌、辽细辛、雷公藤虽属火热之剂，因其卓越之止痛效果，亦属常用，与大剂泻火之剂相配，其火热之性则可折损大半。

9. 新灵：尿道口附近的肉烂了，小阴唇与大阴唇之间的肉红红的，且有点烂，擦什么药膏？外用洗剂无效，中药治疗也没明显效果。

答：尿道口的烂不能简单视之，淋病和非淋、性病下疳、白塞氏病都可引起，需要严格鉴别，明确诊断后再用药。

10. 郝建飞： 感觉上眼皮起了个鼓，偶尔觉得难受，不疼。如何解决？

答：这是沙粒肿，是睫毛毛囊发炎，急性者叫麦粒肿，慢性者叫霰粒肿。不要紧，找眼科看看会好。

2013年7月11日

1. 笨： 我家媳妇这段时间老是胳膊麻，手麻，睡觉都是麻的，其他都很正常，她今年才23岁，应该不会有什么大事吧？

答：要考虑三方面的问题：①胃肠道吸收不好，维生素B族缺乏；②妇科有无经量过多，形成贫血，或者内分泌紊乱、月经不调；③颈椎病。

2. 叶柳： 最近发现右乳房里长个硬块，可滑动，一毛硬币左右大小，有时有些难受，是什么呢？

答：活动自如、表面光滑、无压痛考虑良性占位。活动度差、表面不光滑、压痛明显，考虑恶性病变。

3. 孙颖： 最近几天总拉肚子，黏稠状，并伴有肚子痛，每天6次左右，已经3天了，请问是怎么回事？

答：腹痛而泻属于肠炎范畴。无脓无血考虑过敏性结肠炎，有脓有血考虑慢性痢疾或溃疡性结肠炎；前者病程较短，后者病程很长。还有个别易激性肠炎（IBD）患者以腹泻为主，有时也有轻微腹痛。

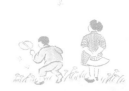

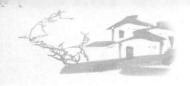

4.王晓东：我心电轴左偏48度，二、三尖瓣少量反流，室性早搏，经常心慌，有濒死感，心慌时头晕，浑身无力，心跳加快，手心脚心出汗，是什么病？该吃些什么药？现在吃倍他乐克有好转，这病能彻底治好吗？

答：有无高血压、高血脂？如有，可考虑冠心病。如无，心脏神经官能症也能产生上述症状。

5.江上渔者：一个从事体力劳动的40岁男人，每天晚上12点至1点钟这段时间咳嗽很厉害，中西药吃了不少，未见改善。请问他的症状是什么原因引起的？

答：首先应该做常规胸片检查，既便宜省事又能一锤定音，如果怀疑占位病变，就要做CT、核磁进一步检查。

6.郑美玲：我今年26岁，从我上中学时，就有过这个病，先是眼睛出现水波纹，看不清楚，大约持续半个小时，然后头剧烈疼痛，再来就吐了。整个过程持续半天时间，每年犯病1～2次，您看是怎么回事，我去医院查过，说是眼底供血不足，但吃了药还是不管用，这两年还是犯病了。

答：首先要测定眼压，排除青光眼；其次要拍颅脑CT，排除颅内占位病变。

7.佳木秀：朋友曾经被诊断为胃痞，时好时坏，一吃东西就胀，不敢多食，过后又感到饿，经常乏力，请问要如何调理？

答：胃痞这个名称是中医的，用西医的观点看大多数有慢性胃炎，应该进行系统治疗，或者先服香砂六君丸、半夏泻心丸试试看。

8.米昂：我口苦、口臭至少有5年了，睡觉、长时间运动后更甚，唾液也有难闻的气味，舌苔后半部分厚且白，手心热且易出汗，大便也不畅。去医院做了胃镜、彩超、肝功能检查都正常，吃中药有1年了，吃药期间症状有所改善，但一直不能完全好。请问老师，我这是什么情况？

答：严重的消化不良，中医谓肝木克土、肝胃不和，如果肝胆胃都无器质性病变则考虑植物神经功能紊乱。丹栀逍遥丸、小柴胡颗粒服服试试看，效果不好则需望闻问切，辨证施治。

9.幸福宝儿：我母亲今年50岁了，2005年开始，从脚开始麻木，一直麻到胸口，没有知觉，走路很困难，到现在几乎每年都发病一次，医院诊断为多发性硬化，从这些症状来看，这是多发性硬化吗？需要怎么治疗？

答：多发性硬化是有这些症状，但多发性硬化的颅脑CT特点是：在大脑半球白质出现点片状高密度阴影，最常见的首发症候是视力模糊、出现重影。如果真正诊断此病，目前尚无很好的治疗方法。

2013年7月12日

1.老龙：我43岁，男，最近左手食指出现间歇性震颤，是什么原因？要做哪些检查？中医能治吗？

答：震颤、麻木、抽搐，中医视之为"风"。43岁的人动脉硬化的可能性在逐年增加，动脉硬化中约70%伴高血压，30%不伴高血压，不管有无高血压，血管的硬化影响血流动力学的改变，局

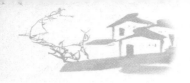

域供血的减少即可以产生麻木，也可以产生震颤，你可做一动脉硬化方面的系统检查，包括血脂、血黏、血压。当然，还有一种引起震颤的可能，那就是末梢神经的改变。

2.刘孝堂：我一朋友前天早晨睡起后发现脖子右侧中央突然肿大，状如鸡蛋大小。医生输液体青霉素两天，并开口服药，病情未有缓解，且脖子右侧上下又发现有新的肿大，服药后伴随间歇发烧出汗、脖子疼痛等症状，请问属何种病？

答：颈部急性炎性淋巴结肿大的可能性较大，说明患者有咽喉部炎症，这种咽喉部炎症很可能是一种热性感染性疾患的前驱症状，不可小觑，应进一步诊断和治疗。

3.灵动曦景：从十多岁初期就痛经，检查无异常，医过多次。后来怀孕生孩子以后经期仍然痛。以前量多色红，时间7天，现在量少色暗，3天，头天基本是黑水，小腹冰凉。

答：痛经大多数由于炎症、子宫位置异常、附件及子宫的占位病变等引起，你生了孩子，说明炎症的可能性较大，当然，还要排除子宫内膜异位、巧克力囊肿的可能。

4.有你才幸福：晕车怎么办，听说胃复安能防止晕车，能吃吗？我吃晕车药不管用，怎么办？

答：晕车是植物神经功能紊乱，副交感神经兴奋的表现，凡是胃痛、胃胀之药，均对晕车有效。当然，因为基因的多态性，晕车的个体差异很大，需要通过望闻问切，辨证论治。

5.李文依：我体虚内热，也不吃辣椒，老是上火。以前得过肺结核但早已经好了。去医院也就是开些清火的，老是看不好。该怎么办？

答：阴虚内热可以由各种原因引起，包括妇科炎症、消化系统炎症、泌尿系统炎症、呼吸系统炎症等，当然都是属于慢性炎症，必须搞清楚，才能针对性治疗。单纯说阴虚火旺，盲目滋阴降火，盲目投药，不能取得应有的疗效，反而将病情搞乱，为治疗设置障碍。

6.孤星伴月：我左腿像抽筋一样疼，从胯眼到脚跟，夜晚和早晨疼的厉害，最早看中医说是胯关节炎，后来做CT说是腰椎间盘突出压迫到神经了，怎样的治疗好一点，是吃中药好还是理疗好？

答：你这是椎突合并坐骨神经痛，中医对此有很好的疗效。早中期应找中医辨证论治，晚期形成髓核脱落，管腔狭窄，必须进行手术治疗。

7.王芹：我小孩11个月了，生下来耳朵旁边长了个小疙瘩，老年人说不能切，但是不好看，请问可以动手术吗？多大才能动手术？

答：小孩不要乱动手术，这种先天带来的皮肤赘生物，一般对孩子并无大害，不要急于管它。

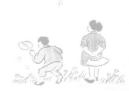

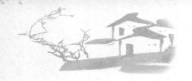

2013年7月15日

1.丹：刚出生的新生儿，高热，有什么退热药可以用吗？

答：新生儿高热一般是细菌感染，羊水吸入，呼吸道感染是主要的，中药清热解毒药、西药抗生素可以用，但是喹诺酮类勿用。

2.张美美：我感冒后一直咳嗽，有痰，不多，咳得天昏地暗，到现在还不能睡，有没有中药方可以缓解？

答：感冒后咳嗽必须治疗咳嗽，某一种成药是不行的，因为感冒的类型很多，风热、风寒、风热夹湿、风寒夹湿，通过望闻问切、辨证施治则有很好的效果。

3.吴鑫：我母亲患有精神分裂症十多年，一直用药物维持，现在出现了冠心病和高血压、高血糖，请问装老该如何医治？

答：糖尿病是高血压、动脉硬化的基础，必须对糖尿病进行正规治疗，最好胰岛素治疗。高血压、动脉硬化也必须服药控制，只有这样，精神分裂症才有望通过治疗好转。

4.姹紫嫣红：我29岁，从上次来月经一直小肚子胀气，一直到现在十来天了，肚子憋气难受的不行，右下侧有疼痛感，有时候还恶心，腰疼。B超检查没问题，不知道是不是和两个多月前做的腹腔镜手术（输卵管粘连，子宫内膜异位症）有关系。

答：和手术有关。虽然属于微创手术，但对整体的影响是不可忽视的。中医中药对这种症候有很好的的疗效，但必须通过望闻问切，辨证施治。

5.唯一：我的一个朋友，23岁，她的肚脐周围总是痒的，没有疙瘩,这是怎么回事啊？

答：是过敏，先用氟氢松之类局部外用，估计会见效。

6.唐莹莹：我家宝宝34个月了，出生时左胳膊上有个很大的黑色胎记，还有毛，请问有什么方法去掉吗？

答：不要去除，可能是血管瘤。胎记看着很小，处理很麻烦，等他长大，很有可能自行变淡甚至消失。

7.三言：腰疼，以前劳动强度大，早晨起来非常难受，特别身子向后仰特别疼，是不是脊椎出问题了？

答：你的腰疼，应该考虑下列两方面：①腰肌劳损；②腰椎增生或椎突，要区别二者需临症检查和拍片。

8.王晓东：酒精性心肌病能彻底治好吗？现在有心悸、室性早搏、心律失常，有时心动过速，吃些什么药好？

答：酒精性心肌病的发病与长期大量的酒精摄入有密切关系，通常有10年以上过度嗜酒史，我国仅有散在病例报道。治疗方法与一般心肌病无异，西药可用二磷酸果糖、辅酶Q10、维生素C，中药需通过望闻问切，辨证施治。

9.蒙蒙：我有一朋友，20岁，自然流产过一次，去医院检查说孕酮太低，她还有地中海贫血，这些是导致流产的原因吗？她这种症状有什么药吃能好呢？

答：是的。地中海性贫血可不是一般病，属溶血性贫血的一

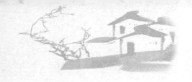

种，目前尚无治疗该病的好办法，我不了解她病情的轻重，但我建议最好避免妊娠，因为这会加重病情，甚至有生命危险。

10. 睿智开心健康：我肚脐右侧和右侧肋骨老是感觉有发热发胀的感觉，具体摸不到哪里发热，吃了饭就想大便，大便有硬有软。去年做胃镜检查有胃窦部点状糜烂和胃体部糜烂水肿，有胆囊炎、多发肝囊肿、咽喉炎、气管炎、直肠炎、肛管炎。

答：其实你说的症状主要是胆囊炎引起的，你应该着重治疗胆囊炎，剩下的症状再进行适当处理。

11. 过去式：我家男宝宝现在8个月，从出生没多久就发现他尿尿时小鸡鸡胀的特别大，尿道口的尿流很细，能射出一米多远，他也没什么不舒服的症状，老人总说他这没事，可我还是不放心，其他的小孩都没见有我家宝宝的这种症状，这真的没事吗？

答：孩子在发育过程中，出现一些小的不同不要急于处理，随着慢慢长大就会逐渐好转，古人云：船到桥头自然直。

2013年7月16日

1. 叶柳：我腰腿疼已经两年半有余，多次拍片、做CT及核磁共振，只有L5/S1轻微膨隆，也做过针刀、臭氧融合术、牵引，吃了很多中西药，甚至敷药涂抹都试了，不管用，现在就是左边屁股部及腰骶部疼的厉害，有时影响到前面的大腿根疼。

答：你这是臀下皮神经痛，局部按摩有效，中药辨证施治也有效。

2. 张喜方：我24岁，男，有两年多时间感觉后脑勺左边有根血管老有针刺痛的感觉，在激动的情况下也会感到疼，最近经常性疼痛，还有感觉心脏也老是不舒服，这是怎么回事啊？

答：这是神经性头痛，当然还要排除高血压、动脉硬化，应做心血管系统检查。

3. 踏雪无痕：我儿快15岁了，梦遗较频繁，有时一周2～3次。

答："有梦而遗，相火妄动；无梦而遗，清精自遗"，前者属胡思乱想，后者属体质虚弱，你儿子可能属前者。

4. 日月星辰：脑袋里边就跟堵了一样，混混沌沌的，听别人说话还得想一会儿才能反应过来，特别迟钝，我的这个症状持续好多年了，而且经常上火、口气特别重，一直没治疗过。

答：口气重属热，热者火也，火性上炎则神明不清、大脑混沌。

5. 王陶书：我经常干咳，去医院检查说我有胸膜炎，可是吃了好多药还是照样咳，并且到冬天咳得更厉害，您有什么好的方子吗？

答：这种病一个单方是不能解决问题的，咳嗽为胸膜刺激症状之一，黏膜刺激也可以产生。目前干性胸膜炎西医尚无根治手段，中医中药小陷胸汤、杏苏散、小柴胡汤等通过辨证论治有效。

6. 给未来老婆的999封情书：现在血管瘤有治吗？都20多年了。在脚上、膝盖以下全部都是，很大。身上也有很多小包。

答：血管瘤也叫胎记。原则上是先天性的，《水浒传》里的

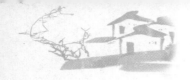
杨志就有胎记，外号"青面兽"，一般是不需要治疗的，看似小手术，实则复杂。

7.泪舞：9个月宝宝，脾胃虚弱，拉的大便像洗发水那样黏稠，晚上睡觉爱出汗，应该给他怎么调理？

答：这是小儿消化不良，是小儿常见病和多发病，中药参苓白术散、健脾丸、保和丸可按小儿量服用试试看。

8.杨扬：今年29，得了强直性脊柱炎，3年前病情已经影响到走路，关节痛得厉害，在中医院一个医生那看后已经不痛了，但是生了小孩之后，腰部又开始在睡觉的时候痛得很！那个医生已经不在那里就职了，我想问您有什么好的药物控制吗？

答：强直性脊柱炎不好治，西医止疼药治标不能治本。产后复发的强直性脊柱炎要抓紧治疗，中医中药川草乌、雷公藤、辽细辛、马钱子等有很好疗效，但必须辨证施治。

9.方芳：我今年23岁，得了胆汁反流性胃炎，上腹部阵发性不适，还瘦了好多，现在瘦到41kg了，请问我要怎么治疗啊？吃什么药呢？

答：胆汁反流性胃炎中医辨证有很好疗效，中医的治疗理念是在和胃的同时必须疏肝、理气、降逆。

10.娜：裴大夫，你给我开张治疗结节性红斑的中药处方吧？

答：结节性红斑属自身免疫性疾患，除了下肢结节性红斑外，还有很多全身症状。根据全身症状的不同，治疗的处方便有不同的变化，固定的一张方子不能治疗该病，而且个别病人病情还会加重。

2013年7月17日

1. 丫头： 我父亲48岁了，有腰椎骨质增生三四年了，一直给按摩，情况有些好转，但是由于家里有事，今年干了近一个月的重体力活，最近一段时间腰部又开始不适，有时会疼痛，而且一侧的腿和胳膊也有些不适，有些僵硬，有时候会疼，我想咨询您一下，这是怎么回事？

答：中年以后腰椎增生是常见的病变，它也是退行性骨关节炎的一部分。除了腰椎以为其他骨关节也有类似改变，农村体力劳动者大多数都发生这种情况，或轻或重，轻的可以自然痊愈，重者需要治疗。早期按摩理疗疗效最好，晚期需要服用药物，以中医辨证论治的疗效最为理想。

2. 艾米： 女26岁，每个月经周期前一周左右都会出现右侧牙龈肿痛，直到经期结束消失，这种情况已有快一年了。这到底是什么原因啊？

答：女性的月经周期往往出现代谢紊乱、植物神经功能紊乱、免疫系统紊乱。牙龈肿痛也是这种紊乱的体现，因为在这种紊乱中就会出现感染，中医将此称为"热入血室"，小柴胡汤、丹栀逍遥散是治疗此类疾患的主方，但必须经过辨证加减才能取得很好疗效。

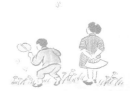

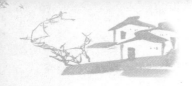

3.独家记忆：我今年22岁，时常感觉到胸闷、呼吸困难，深呼吸时要稍微好点，记忆力下降，且注意力也不集中，健忘、爱失眠，头发干枯易掉，皮肤老化，怕冷，手脚也有乌青现象，酸软乏力，肌肉松弛，胃口不好，胃胀。请问我这是什么病，该如何治疗？

答：中医将此称为心脾两虚，你测血压看是否是低血压？归脾汤、天王补心丹、柏子养心丸、生脉散等通过辨证加减可以产生疗效。

4.碧玉妆树：我妈妈从13年前开始，有时皮肤某个部位的毛细血管就会出血，皮肤底下有指肚大小的一团淤青，疼痛不明显，过几天就会慢慢消散。去过医院，也说不出个所以然来。这是什么毛病呢？

答：三种可能：①血小板减少；②凝血机制紊乱；③毛细血管的通透性改变，必须通过系统检查才能确诊，确诊后才能针对性治疗。

5.幸福宝儿：跟你说的多发性硬化首发症状不一样，我母亲没有出现过视力模糊和重影，我母亲的首发症状是左脚不能行走，右脚到大腿都没有知觉，做过胸部磁共振没有发现异常，这种症状能确定是多发性硬化吗？这会不会是其他的病呢？

答：多发性硬化要做颅脑的核磁共振，胸部核磁共振是没有意义的。

6.幸福宝儿： 我家宝宝一岁半，手指甲上有个白点是什么原因呢？还有左耳后面淋巴结处长疙瘩，有时候大，有时候小，是怎么回事呢？

答：小儿耳后枕后淋巴结肿大是常见的事，因为风疹、幼儿急疹都会引起上述淋巴结肿大，两种病的预后均好，请你放心。指甲上的白点也不算病，每个人在成长过程中都会出现这种表现，不必介意。

2013年7月18日

1.民康中华： 磷霉素静滴2天（3克）可以导致肾积水、肾结石吗？

答：不会。磷霉素钠为上世纪末上市的抗生素之一，具有广谱抗菌作用，对咽炎、扁桃体炎、急性尿路感染、流感杆菌、沙门氏菌的疗效均为100%，最大特点为能穿透血脑屏障，在脑脊液中浓度可达50%，不但对肾功能无直接损害，尚可减少其他药物对肾脏的损害，因此它引起肾结石、肾盂积水的可能性较小。

2.桑田： 我今年48岁，以前经期一般都是3天，量也不大。最近两个月不但量很大，且持续将近20天不止。请问是否算正常？

答：不正常。48岁的女性子宫肌瘤、功能性子宫出血的可能都有，你首先要查B超排除子宫肌瘤、卵巢囊肿等疾病，如果检查正常，就要考虑功血。当然，妇科癌症的可能性也不能排除。

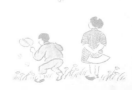

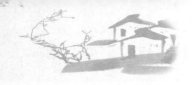

3.一片白云： 我身上味道四季都大，骚臭味，难闻，两天一洗澡。不是狐臭，味道不光是从腋窝发出的，从体内发出。有烟味时，就明显，一有味，就紧张，越紧张，越有味。头晕，气憋，有报道说身体有病变就有体味，最近因为别的病吃左氧氟沙星，体味有所改善，其余没有明显的症状，不知道咋治？

答：要做系统检查，首先排除全身各系统的器质性病变，如果没有大的器质性病变，正常人由于代谢差异、皮肤排泄功能的大小、植物神经系统的特点，也可以出现这种情况，多饮水、清淡饮食、愉悦心情可以缓解此现象。

4.王彬彬： 萎缩性胃炎的患者能不能服用摩罗丹？

答：摩罗丹是一种传统的治疗胃病的中成药，几乎所有胃病均可服用，当然有些有效，有效效果一般。

5.高高加油： 我今年27岁了，因为肠胃一直不好，胃下垂，还有胃炎，所以饭量很小，吃完还很胀，人也特别瘦弱，才80kg，你说我该咋办？

答：成年人80kg的体重太少了，还是那句话，要做全身各系统检查，如有器质性病变，应及时治疗。如无器质性病变，则应按照中医辨证施治的原则进行治疗。这样的患者心脾两虚者居多，脾肾阳虚、肝肾阴虚者亦有之，应长期服用中成药，加强运动，饭量增加了一切都会逐步改善。

2013年7月19日

1.似懂非懂： 我是你的一名患者，胸腺、乳腺、胰腺、甲状腺都患过病，现在慢性胰腺炎未愈，这些腺体之间有关联吗？女性结肠炎和内分泌失调有关吗？这些腺体的失调会使自身免疫力降低而使结肠炎加重吗？

答：从广义来说，腺体与腺体之间都有关联，具体来说，情况就复杂了。胰腺的病变与胃肠内分泌系统息息相关，但与其他腺体之间的关系就是间接的关系或毫无关系。雌激素水平低的情况下，植物神经系统、内分泌系统、代谢系统都会有一定的改变甚至发生紊乱，此时，原有的结肠疾患就会复发或加重。

2.陕西新闻人： 6个月幼儿（早产一个月）喝奶快睡着之际，头部和身子发抖，前一个月出现这样情况，中间一个月没这情况，昨天打白百破又有这情况了，就是快睡着发抖，摸额头不发烧，找社区医院说可能小孩神经没发育完全，没事，根据您的经验可能什么原因？

答：早产儿方面是一门专门的学问，因为胎儿的各个系统尚待成熟、功能尚待完善，你所说的症状均可视为常理之中。

3.毛毛： 我一女友35岁，这一两年全身和脸部皮肤都非常干，经常干到起皮。睡眠差，掉头发，月经量少，白带多（检查无炎症），记忆力轻微减退，请问这是什么病？

答：关键是月经量少，说明患者雌性激素分泌水平低下，我不知患者过去做过人流没有、口服过避孕药物没有、有无意外避

中国著名中西医专家裴正学健康微博

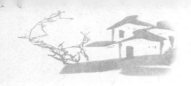

孕。这些都和雌性激素分泌水平有关。雌性激素水平低下则可出现更年期妇女的症候群，和患者的症状相似。

4. 弃天帝：慢性湿疹咋治最好？用什么药？

答：慢性湿疹至今还没有很快治愈的好办法，中医中药辨证施治是当前公认的好方法。但是病人的治疗必须配合大夫的说教，胡吃乱喝、生活不规律等都是影响治愈的重要因素。

5. 薛少奇奇：我肛门肿痛，有异物突出，大便不爽，是不是痔疮呢？吃点啥中药呢？

答：是的。介绍一个坐浴法试试，不好请再去专科就诊。芒硝30g、硼砂20g、明矾10g，加开水3000ml左右，先熏洗，后坐浴。

6. 曾县梅：我爸爸因为长期吸烟导致现在产生了肺气肿，该怎么办呢？

答：长期吸烟导致肺气肿，可形成肺心病、心衰，导致死亡。看病情严重与否，如果仅停留在肺气肿阶段，则需长期服药，同时必须戒烟。当前西医还没有好办法治疗肺气肿。肺气肿全部症候属中医肾不纳气的范畴，当补肾纳气，八仙长寿丸、都气丸为代表方药，通过辨证加减疗效会更好。

2013年7月22日

1. 松妈妈：最近早晨醒来，牙齿好像有种想掉又掉不下来、浮在嘴上的感觉，是左边，右边是好的，平时我吃什么都在右边嚼的。

答：你这还是神经性牙痛的一种非正常表现，给你提供个验

326

方试试：知母20g，牛膝20g，生地12g，麦冬10g，水煎服，一日一剂。

2.幸福宝儿：我今年29岁，老是不断的打哈欠和打嗝，打哈欠时感觉胃部堵得慌，哈欠打不上来，健忘，胃胀，呼吸不畅，老要长出气，这是什么病，我该怎么治疗呢？

答：你这是慢性胃炎的一种表现，中医叫做"胃气不降、脾气不升"，西医则叫植物神经功能紊乱。香砂六君丸、小柴胡丸可以试试。

3.羽殇：我一个朋友，从小身上长的黑黑的皮肤，去看说是鱼鳞病，可没说怎么治愈，这个病有好的治愈方法吗？

答：如果真是鱼鳞病的话就不好办了，那是先天遗传基因使然。如果是糙皮病，属于维生素缺乏，中医中药长期服用部分病人可以好转。

4.萧与网有缘：我53岁，最近晚上都睡的不错，都睡7小时以上，可白天总是爱睡觉，特别早上10～12时，下午16～18时最爱睡，无精神。这是为什么？怎么调理？

答：如果没有肝病、脑病，功能性的爱睡觉一般不是什么大问题，通常的感冒、高血压、胃肠病、关节病等都会引起烦躁、睡眠差，为常见。

5.蒙素珍：我婆婆今年57岁，平路走久了时常感觉俩脚心窝痛，上楼梯时不痛。请问是什么原因？她小腿长了"紫血疮"，就是那种筋凸起的样子，很多年了。会是这个影响的吗？

答：你说的"紫血疮"，我不能完全肯定，但是估计是静脉曲

中国著名中西医专家裴正学健康微博

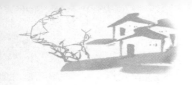
张（海蛇头），和脚心窝疼痛无关。脚心窝疼痛实际上多属于足部小骨间关节炎所致，常见于田径运动员和穿高跟鞋者。

6. Crystal：我最近左手无名指和小指经常莫名的有麻胀感，感觉很硬，用力碰时就会更麻，而且我抬起左臂时，左臂也会麻，手指就麻的更严重，但右臂正常，请问是身体哪个部位出现问题？

答：你这属于尺神经疾患，首先应检查臂丛神经有无压迫，全身淋巴结有无肿大，如无则可诊断尺神经炎。当然尺神经一过性的麻木不属于此类。

7. q1u静：我老公患有化脓性中耳炎，目前在滴耳浴，口服消炎药，请问化脓性中耳炎可以根治吗？

答：及时治疗、正确治疗是可以根治的。

8. 灿灿的妈咪：我老公身体蛮好的，可是嘴巴好臭。烟很少抽，酒几乎不喝，牙也天天刷，就是吃东西口味重，比较咸，醋也蛮多的，辣椒也吃，有时候加在菜里。

答：先检查胃肠，再检查有无龋齿炎症之类。

2013年7月23日

1. 木子涵：我18岁，乳晕有好多气泡，乳头和乳晕发黑，乳房还比较小，月经不调，我应该怎样调理？有没有什么病？

答：青春期少女这种情况是很常见的，说明内分泌系统还没有完全调顺，不必担心，吃吃中药就会慢慢好转。推荐两种中成药试试：丹栀逍遥丸、八珍益母丸。

2.丽：我月经6月30日来，到7月6完，才十几天又来了，量少，时有时无的，经血还不正常，有点褐色，还感冒，睡眠也不好，我该怎么样调理我的身体？

答：感冒是可以影响月经的。经期感冒中医叫热入血室，丹栀逍遥丸、小柴胡丸、桂枝茯苓丸先吃吃试试，不行就必须辨证施治。

3.裴宏伟：我有慢性浅表性胃炎，现在胃胀，还疼，吃半个月药无效，该怎么治？

答：这种情况必须通过望闻问切，辨证论治。因为有下列几种情况需要准确鉴别：①慢性萎缩性胃炎合并糜烂；②胃溃疡或十二指肠溃疡；③胆囊炎或胰腺炎。只有确定了诊断治疗才能有效。

4.杨兆云：气功能否治疗好全身植物神经功能紊乱？

答：我个人的看法，目前气功治病仅能产生半数疗效，另外半数还有可能出现副作用。因为气功能激发人体各系统的功能，启动系统能量，很多实验研究都证明了这一点，但是这种能量的应用及控制还无法确定。这就好比汽车的发动机开了，驾驶员方向盘掌握得不好一样，也许会上公路，也许会误入歧途。

5.高高加油：我是那个胃下垂的患者，我确实喝了很多中药，方子里红参、黄芪量都很大，而且也有促消化的麦芽、补血的白芍之类，但是我喝了很久，感觉还是作用不大，还是吃不多啊？

答：胃下垂可以用参芪调整，但有个别人并不适应大量参芪，说明辨证不准确。胃下垂的外在表现不一定全是中气下陷，也可

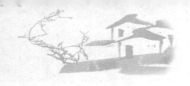

以是中焦湿热、胃火炽盛、肝木克土、脾胃气虚，必须通过望闻问切才能达到辨证施治的目的。

6. 三个人割稻子：夏天淌黄汗是不是上火太厉害了？

答：淌黄汗说明代谢旺盛，尿素、尿酸之类在汗液中浓度较高，并不能说明上火。

7. Freeda：最近几年，每喝一口热的东西就打一下嗝，怎么调理？

答：说明膈神经敏感性较高，针刺合谷、少商有效。

2013年7月24日

1. 丫头：我26岁，女，一直怕冷，尤其晚上睡觉更是怕冷，现在大夏天的，晚上睡觉盖棉被也感觉有些冷，手脚倒没觉得凉。是怎么回事？

答：这样的患者中医叫做"阳虚"，主要是脾肾阳虚，很多病初期就表现这种症候，譬如关节疾患，包括类风湿、退行关、强直关等。另外，内分泌紊乱、月经病属于雌性激素偏少的症候均呈现这种表现。当然还有各种自身免疫疾患也会出现这种症候。你应该做系统检查，确定诊断后再进行治疗。

2. 明艳：我弟弟家的小孩才一岁多一点，一到夏天就拉肚子，都好长时间了，吊水好几天，但过几天又拉了，是怎么回事啊？我妈又不敢给他吃太多的东西，这样做对吗？

答：这是小儿消化不良，小儿胃肠道消化功能低下，中医叫做胃肠禀赋低下，宜清淡饮食，肉、蛋类的饮食要适当减少食用，以保护胃肠。

3.Liuyz：我妈妈年初确诊是丙肝，听医生的意见，一直在注射干扰素，至今已经半年，但是效果不明显，而且吃东西还恶心，浑身没劲儿。我想问的是，中医有没有好的办法治疗丙肝？

答：公认的治疗丙肝的方法是注射长效干扰素（派罗欣），但是干扰素有明显的副作用，部分人坚持不下来，因为48周为一疗程。中医中药对丙肝疗效很好，但是也要坚持48周以上，有些人不愿意长期服用中药，也坚持不下来。这是当前治疗丙肝的大问题。

4.唐小芝：我晚上睡觉的时候就觉得两只手好像血液不通一样，手掌很胀，而且手指很麻，每次这样我活动一下手掌就好了，经常这样。

答：查查血液黏度，如全血黏度、血浆黏度、凝血酶原、纤维蛋白原等，这些都跟你所说的症状有关系。当然，我不知道你的年龄、性别、全身状况，不能再进一步分析。

5.苏娟娟：我最近右脚面有点麻，去医院看，也没说出个所以然来，说可能是风湿，拿的药吃完了还是没怎么好，您给说说是不是有啥大问题了？

答：周围血管病、周围神经炎均可能产生你这一症候。

6.随风飘逸：我喉咙里经常感觉胀痛，而且时常伴有呛咳，还有时引起头痛低烧。用手指摸压痛的部位很胀，揉揉痛的部位又好像在转移。这个情况应该在医院做什么样的检查？

答：你这最大的可能是慢性咽炎，所有症状都是慢性咽炎引

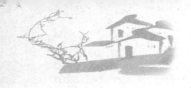

起的。可以到耳鼻喉科看看。

7.侯文凌：我每次来月经前一星期就开始乳房胀痛，这跟乳腺增生有关吗?会成瘤子或癌变吗?

答：乳腺增生就是这个症状，乳腺增生可以出现纤维腺瘤和纤维瘤，前者变癌的机会有，但很小，后者几乎没有变癌的机会。

8.幸子：昨天早上我睡醒后，右耳有点痛，今天早上起来更痛了，是上火了吗，该怎么处理呢?

答：可能是上呼吸道感染。耳因有咽鼓管与咽相通，亦属上呼吸道，感冒患者往往可波及咽、耳。

9.VIVIAN：我是女生，眼泡一直肿着，特别是早上起床肿得更厉害，这种状况有好多年了，是不是肾的问题啊?

答：眼睑为人体最疏松部位之一，水肿首先多由此发生，早晨眼睑肿、夜间腿肿是所有水肿病初期的共同表现，查查小便、心脏，如果都正常，那就是血管神经性水肿，和植物神经系统、内分泌系统有关。

2013年7月25日

1.简单：女性卵巢功能低下，雌性激素降低，服用什么药疗效好呢? 怕吃了西医的激素有依赖性，会不会越吃越严重?

答：你说对了，激素药服用后确实有依赖性，并且只有近期疗效，远期效果欠佳。对于女性卵巢功能低下，中医辨证论治是其强项，建议你找有经验的中医治疗。

2.婷：小孩一岁九个月，得红眼病差不多一个星期了，打针吃药都不见好，怎么办？

答：这是卡他性结膜炎，大多数与过敏有关，先滴眼药水试试看，比如带有皮质激素类的眼药水。

3.浅浅：孕7月，咳嗽大概有半个月，有痰，近一个礼拜开始恶心，浑身乏力，连说话都不想说话，是怎么回事？

答：咳嗽有痰说明有上感，妊娠上感要及时治疗，不及时治疗会影响胎儿的发育，严重的会导致流产或早产。西医西药对胎儿的影响较大，可采用中药治疗，中成药养阴清肺丸、百合固金丸、参苏理肺丸均可以服用看看。

4.叮当：一岁半宝宝，连续半个多月大便没形，偶尔拉稀，每天大便四次，去儿科医院化验大便后医生说没有问题。但还是有点担心，吃饭精神都可以，半个多月前喝过王老吉半听，患手足口病后愈，请问这样的大便是否表示有问题？该如何调理？

答：小孩的大便三两次稀便为正常，如果超过四次首先考虑奶粉质量，其次考虑饮食是否得当，不要轻易让孩子服药，会影响其生长发育。

5.木子涵：我外婆68岁了，刚查出来得了轻度脑血栓，应该怎样调理，家里要备一下急用的药吗？要不要开刀啊？

答：脑血栓这个名词是过去的说法，全名应该叫脑血栓形成，现在叫脑梗死。这种病不能开刀，只能保守治疗，目前有一种介入微创治疗已经在大城市开展。我的意见中医中药疗效比较可靠，稳扎稳打，事缓则圆。

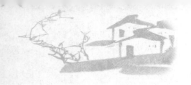

6.羽殇：我妈妈今年四十出头，前几天不舒服去看病，医生说血糖高，可能是糖尿病，但是说刚得不让吃药，家里我姥姥就有糖尿病。现在可以用中药调理治好吗？

答：正常人的血糖空腹不得超过6.1mmol/L，餐后2小时血糖不得超过11.1mmol/L，连续超过三次则可诊断糖尿病，已诊断糖尿病且轻者可采用饮食控制、加强运动，观察三个月，血糖仍高的话则需要药物控制。药物使用方面我的经验是：胰岛素应及早应用，则可大大减少糖尿病并发症。

7.Spring：我父亲55岁，从三年前开始，每天后半夜一两点醒来感觉心口烧，口干燥，特别想喝冷饮，严重时白天也感觉到燥。医院检查了血糖、血脂，均正常，做了胃镜，诊断的是慢性浅表性胃炎，但人比以前瘦了。请问裴教授这是为什么？中医怎么治疗？

答：要检查胰腺和胆囊，这两种病经常在后半夜表现出症状，有轻有重，重者容易发现，轻者易被忽视，大多数患者因为自觉胃部不适而被诊断为胃部病变，反而延误治疗。待检查确诊之后，治疗胃肠消化系统疾患，中医是强项，通过辨证论治，一般能取得很好的疗效。

8.萧萧落木：我家小孩现在三周岁三个月了，从几个月大时就开始流口水，到现在都快上幼儿园了，还在流，而且很厉害。偶尔也会不流，但是好像很少。请问这是怎么回事？

答：3岁小孩爱流口水是常有的事，随着发育会逐步好转，我的经验是：小孩子尽量不要吃药，保持其自然的生长状态，动不动喂药会影响孩子的正常生长发育。

2013年7月28日

1.为自己: 我奶奶今年73岁,一年半之前查出早期肝硬化,一直在吃中药调理。现在一年多时间过去了,病情加重,转为肝癌了,有腹水,暂时还没感觉痛,只是肚子很胀,腿脚也肿,吃饭还是想吃,就是吃了就胀,躺在床上就要好受点。有没有什么方法可以减轻一些我奶奶的痛苦,让她可以好受一点?

答:中医治疗肝硬化失代偿的办法很多,也很好,即便是合并肝癌也能使患者痛苦减少,生存时间延长。如果方便,你可带你奶奶来我门诊治疗。

2.winnie: 我妈妈48岁,神经性耳鸣过了急性期,但是迁延不愈,吃过活血和营养神经的药物,效果很差,有没有好点的办法?

答:神经性耳鸣,不管中医还是西医,都没有非常有效的办法。相对而言,中医辨证施治很有疗效,但是疗程较长,必须持之以恒服药,才能收到明显疗效。

3.新: 代丁停用一年了(之前服用代丁六年),停药期间HBV-DNA $< 1.0 \times 10^3$。近日体查显示,肝功、尿常规正常,小三阳,肾功四项:血肌酐虽然未持续增高,但仍然异常($119.4 \mu mol/L$,参考上限是$97 \mu mol/L$,和去年12月份持平),忘记查血磷了。这一年没有用任何药物,一年前有尿蛋白和尿糖,怀疑是代丁的肾毒性,是该继续观察还是做肾穿啊?如何筛查乙肝相关性肾炎?

答:你的肾功能损害和代丁无关,你曾经有过尿蛋白,说明

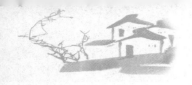

你有乙肝相关性肾炎，这种肾炎本身就能引起肾功能衰竭。不过你的代丁服用时间太长了，当病毒复制停止的时候就应该停服。目前还没有乙肝相关性肾炎的特异性筛查指标。

4.曹雪：我得了荨麻疹一年多了，总是反复发作，怎么治疗效果好？

答：荨麻疹的治疗我讲过多次，5羟色胺、组织胺抑制剂仅有对症疗效。相对而言，中医中药既有近期疗效，又有一定的远期疗效。但是必须通过望闻问切、辨证论治，效果才好。

5.小聪：我有一个24岁的女朋友，老是掉头发，特别多，手心出汗，特别严重。去药店人家说是肾不太好，不知该吃什么药比较好？

答：所有的器质性病变都能引起上述症候，必须经过系统检查才能为治疗提供有效的诊断基础，随意买药吃往往延误病情。需要做甲状腺、妇科、心血管系统、胃肠等检查。

6.梦评论：先天性股骨发育不良，腰上也有囊肿，现盆骨两边疼痛，两脚不能跨很开，加上长期的干重活，怀疑股骨头坏死早期，看片子说不是很像，典型的症状还没有，目前说注重休息，切忌干重活。

答：轻度股骨头坏死在X线片上并不典型，你可请专科医生确定诊断，需要手术则手术治疗，中医中药有利于术后的恢复。

7.华君哲：我儿子今年8岁了，他晚上睡觉经常梦游，请问这是由什么引起的，该怎样改善呢？

答：梦游是经常见的，可以给孩子服用天王补心丹、柏子养心丸等试试。

8. 阮书杰：我母亲今年53岁了，左扁桃体肿大已经2个月了，以前喉咙就有不适症状，医院诊断结果为非霍奇金氏恶性淋巴瘤。中医有没有可能治好啊？

答：由于你有扁桃腺肿大，应该是属于非霍中的NK-T，必须化疗，采用CHOP方案。如果能加中药治疗，病情则更加容易缓解。

9. 风铃响起：我说话时间稍久就感觉累，声音低哑，像气顶不上来似的，医生号脉说肾脉很弱。请问肾弱会导致上述情况吗？可以服些什么药调理？

答：如果你体内没有器质性病变，单纯声音嘶哑可以诊断肾不纳气。《伤寒论》云："少阴病，咽中伤，生疮，不能语言，声不出者，苦酒汤主之。"少阴病就是心肾两虚，也包含肾不纳气之意。

10. 娇娇：我44岁，女，有个毛病。户外与空调房一出一进就着急要上厕所，拉稀。是肠炎吗？

答：空调的冷刺激引起了植物神经功能紊乱，植物神经最敏感的部位在胃肠，故表现为腹泻。

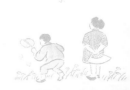

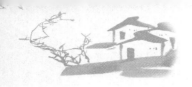

2013年7月29日

1.笑看：眼睛有眼袋、血丝，睡眠时间很正常，检查过眼睛没问题，是不是肝火旺引起的啊？

答：这是两个问题，眼睛有血丝属肝火旺，眼袋明显属肾阳不足，西医认为前者属炎症范畴，后者属内分泌不调。前者可用消炎之法治疗，后者目前尚无可靠的治疗方法。

2.音符：慢性盆腔炎，中医有什么好的治疗方法？

答：你问对了，慢性盆腔炎确实是中医的拿手好戏，西医目前还没有十分可靠的方法，因为慢性盆腔炎是以盆腔的增生性、淤血性病变为基础的疾病，无炎可消，无疼可止，西医就没多少绝招了。相反，中医活血化瘀、软坚散结、通经活络等通过辨证论治可产生很好的疗效。

3.儒雅：我有个亲戚，结婚4年了，没有生育，到处都检查了，男女双方都没有什么问题！您老能给分析一下到底什么原因吗？

答：不生育的情况主要有四：①染色质；②抗精子抗体；③输卵管不通；④精子质量差，数量不够。

4.丛伊：老年人总是肩疼，手臂不能上抬，可能是什么原因呢？

答：那是五十肩，也叫做肩关节周围炎，多半发生在右侧肩关节。人到五十以后，由于劳累、慢性磨损，出现肩关节退行性变，因此叫五十肩。

5.浊浪：13岁女孩，脑瘫，中医如何治疗呢？

答：你要分清是大脑发育不良，还是由其他原因（肿瘤、外伤等）引起的脑瘫。如果是前者的话耐心喂养，随着年龄的长大，小儿的智力会逐渐好转，一般能达到生活自理；如果是后者的话，那便是另外一回事了。

6.岳春：我老公29岁，脸部、后脑勺、背部经常长痘。而且有口气，晚上睡觉老是说梦话，经常拉肚子，请问该吃些什么药？

答：经常拉肚子是主要的，说明脾胃虚寒。如果有腹泻伴腹痛，还要考虑结肠炎，结肠炎的存在会引起全身植物神经功能紊乱，则见口臭，前额和头上的痘痘属于痤疮之类，要针对痤疮治疗。

2013年7月30日

1.樱花草：尿检维生素（+），是怎么了？

答：没有问题，正常人也会有的。

2.爱美丽：都说乙肝吃西药会反弹，那么我想吃中药，你能给我定个治疗方案吗？中药治疗也会反弹吗？

答：你说的是核苷类似物（阿德福韦酯、拉米夫定、恩替卡韦等）吧！是有反跳，但你同时服用中药，这种反跳就会大大减少，甚至不反跳。

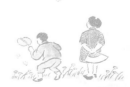

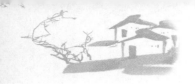

3.郭庆华： 我儿子一岁半，每次长牙都会发烧，请问这是什么原因啊？

答：这是反应性发烧，这样的发烧很常见，一般无需处理。如果发烧明显可用退烧药、消炎药。

4.王静静： 我妹妹今年才13岁，脊椎里长了脂肪瘤，之前动过一次手术，没啥效果，想问一下咱这儿有没有啥好的治疗方法？

答：这和部位很有关系，在L1以下无大碍；如在L1以上有可能出现截瘫，还必须进行第二次手术。

5.一路平安： 本人男，26岁，左肩背部难受两年多了，不疼，难受的时候什么都不想干，有时候好点。去医院检查颈椎，没什么问题，自己感觉左颈部肌肉比较硬。

答：肩周炎可牵扯到左背。另外还要看看胰腺有无病变，胰腺的病变会影响到左背和左胁。

6.覃锦： 狐臭做手术能彻底根除吗？

答：祛除狐臭公认有效的办法就是手术。

7.北纬三十： 我姐28岁，每到春夏手部总会起泡发痒，然后蜕皮。不能遇肥皂水之类的，反反复复有四五年不见好，期间看过好多医生，没见好。请问这是什么原因导致的？怎么可以治？

答：考虑手癣或者湿疹。如果是前者服几粒斯皮仁诺就会痊愈，如果是后者则是慢性过程，推荐试试黑豆馏油膏。

8.悉发菩提心：我的老婆经常便秘，很是苦恼！且有血小板减少性紫癜的症状。会不会和脾胃虚有关呀？和血小板较少性紫癜有关吗？

答：你爱人的便秘和特发性血小板减少性紫癜（ITP）有关，当血小板减少的时候，胃肠道黏膜为了防止出血出现保护性反射，其结果就是便秘，应该把治疗重点放在ITP上。

9.春暖花开：变应性哮喘，还有点肺气肿，该怎样治疗？能彻底治好吗？

答：变应性哮喘全名是咳嗽变应性哮喘，和慢性咽炎有密切的联系，治疗哮喘的同时必须兼顾治疗咽炎疗效才显著。

10.灯火阑珊：我今年16岁，空调一吹头部，头皮马上就疼，电吹风吹后也不能缓解，请问这是不是空调病？该如何治疗？远离空调的同时需不需要喝中药调理？

答：你说对了，这就是空调病。如果脱离空调后还有比较严重的症状就应治疗，中医中药辨证论治能够治愈。中成药川芎茶调丸、九味羌活丸有效，试试看。

11.粤X–三轮车追赛车：我晚上睡觉时腰特别痛，特别是腰部连接坐骨的位置特别明显，我每晚睡觉都是仰直睡的，但就是这样的睡姿才会比较痛。我之前有过坐骨神经痛史。请问您，我这是不是肾有问题了，或者是腰椎间盘突出，还是疲劳过度呢？

答：估计你有椎膨或是椎突，这种病最常引起坐骨神经疼。

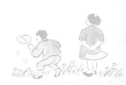

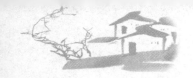

2013年8月1日

1.海之声：易掉头发，天热爱出汗，累了容易遗精，有早泄，小便无力，有时候睾丸疼，以前有严重手淫。是不是肾虚，是哪类肾虚？

答：你这是脾肾两虚，可以归在脾肾阳虚的范畴，和长期手淫有关。不论男女，手淫都是不应该的，当然，没有像旧社会的说的那样严重，在资本主义社会这种情况多见。你的所有症候均由此引起，是因为你对此看得太严重。目前，你除了脾肾阳虚之外，还有寒滞肝经，所谓寒滞肝经就是阴囊坠胀疼痛，中医辨证论治对此病效果好，但必须通过望闻问切才能开方。

2.一路平安：如果是肩周炎，该怎么治疗才好？我这种情况预后怎么样啊？

答：肩周炎预后较好，最好的治疗方法是推拿按摩，一两次不解决问题，必须坚持一段时间才可以根治。中药活血化瘀、止痛消肿通过辨证加减亦可达到较好效果。

3.降龙：我是2000年受的伤，从七楼坠地，造成胸椎、腰椎粉碎性骨折，压迫下肢神经，导致大小便失禁和便秘，请问现在还有治疗的办法吗？

答：从你大小便失禁来判断，你的椎体损害应该是在T12、L1。因为再上就会引起截瘫，再下则不会引起大小便失禁。通过理疗、按摩、中药治疗，这样的脊柱外伤、大小便失禁有望取得一定程度的恢复。你有十多年的病史，说明你没有抓住早期治疗的机会，已经使病情延误。

4.吕文晖：得了美尼尔氏综合征怎么治疗？最近这几个月都是隔三差五的发作？

答：美尼尔氏综合征是耳源性眩晕的一种，迷路水肿是其最重要的病理改变，西医治疗用脱水疗法；中医则用活血化瘀、利水消肿、健脾除湿等法，通过辨证论治可达到预期效果。

5.张赛赛：川草乌合剂可以用于治疗平时的跌打损伤吗？

答：可以。该合剂集中了中药止痛药之大成，但必须反复叮嘱病人先煎1小时，方能祛除毒性，保存有效成分，否则会中毒，后果不堪设想。

6.莫失莫忘__valen：我年初发生过左侧锁骨骨折，直到现在还是经常会感觉疼痛，已经听医生的建议，在康复期时定期做复查，没有什么问题，现在应该注意什么？该怎样做呢？

答：锁骨骨折是骨折中较常见而便于处理、预后很好的一种外伤性疾病。你还会感觉疼痛，可找中医治疗，中医活血化瘀、消肿止痛等方法对骨折后遗症很有效。

7.痛苦病快乐着：检查：脐周腹腔内见多个大小不等的低回声，较大的位于右下腹，大小2.4cm×0.9cm；肝内中高回声，血管瘤可能性大；腹腔淋巴结肿大。还有一个验血检查报告，乙肝核心抗体0.431（阳性），帮分析下，怎么处理？

答：右下腹低回声区是升结肠积气，肝内高回声估计是血管瘤，如果全身没有症状则不需管它。当然，你提供的资料有限，如果还有其他情况就另当别论了。

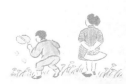

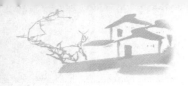

8.秦梅：这两天吃饭时总觉得心里难受，吃不下，可饿时更难受，这是什么情况？

答：你这是胃病，慢性浅表性胃炎的可能性大，建议服用保和丸、香砂六君丸试试看。

9.岳春：侄子4岁，一个月前因为肠梗阻住院，在天水第一医院动的手术，手术后大夫说是小肠息肉，在医院住了一个月，情况不见好转。又转到兰州，但兰州的大夫说是小肠黑斑息肉综合征，是遗传性的，说治不好，孩子没得救，中医有什么办法吗？

答：是家族遗产性疾患，经常在口唇、口腔以及消化道黏膜有黑斑沉着。这种病比较少见，中国人发病尤其少，有恶性倾向，经常出现肠套叠、肠扭转，对化疗不敏感，容易复发。小儿年龄太小，预后不良。

10.枫叶：今年45岁，好多年胃胀，胀时按住会疼，大便经常稀，人瘦，喜热。反反复复，身体恢复不好。请问有没有中药能帮助调理？

答：慢性胃炎合并胃肠综合征的可能性大，喜热怕冷是该病引起的植物神经功能紊乱。两种中成药：附子理中丸、升阳益胃丸可服服试试。

11.墨白：姥姥膝盖疼，路也走不了，还肿，吃中药、打针、吃奈普生都不管用，请问有什么办法减轻疼痛？

答：这是退行性骨关节炎，关节腔可能有积水。西医的治法是腔内抽水后注射玻璃酸钠，中医中药用祛风胜湿、活血化瘀等治法，通过辨证论治有效。

12.女人活的骄傲点：粉碎性骨折，腿部有钢板，20多天，已经出院，腿部还肿着，这种情况能吃云南白药胶囊吗？

答：可以。

2013年8月2日

1.释：我老公睡觉磨牙，磨得比较厉害，这是怎么回事啊？他的牙齿从小就不整齐，生活中有时候说话还有结巴现象。

答：磨牙是植物神经系统不稳定的表现，常见于儿童消化道寄生虫，你老公磨牙，也应该去检查一下有无消化道疾病。

2.曾经拥有：我女儿今年11岁，得荨麻疹5年，每年的6～10月份最为严重，满身风团疙瘩，不断的起，很是遭罪。每天全靠吃酮替芬、盐酸西替利嗪止痒，打卡接菌多糖核酸注射液增加免疫力，也吃过中药，均不见效。有没有啥好的治疗办法帮孩子解决苦恼？

答：荨麻疹是最常见的过敏病变，属于变态反应的第一型，此病用药不宜过于庞杂，因为抗抗敏药物本身也能引起过敏。西药以抗组织胺、5-HT为目的，选择一两种药物长期服用，有一定的预防和治疗作用。中医辨证施治效果较好，但应坚持治疗一段时间，见好就收是会很快复发的。

3.任军社：我36岁，右腿麻木疼痛，腰疼，四肢怕冷，经查腰椎间盘L3/L4、L4/L5膨出，轻度骨质增生，胆囊炎，脂肪肝，心、肾功能正常，盼装老赐一方。

答：你的病情比较复杂，起码有以下诊断：①椎膨、坐骨神

中国著名中西医专家裴正学健康微博

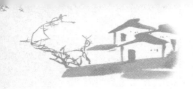

经疼；②慢性胆囊炎；③脂肪肝。这些病掺和在一起，只有通过望闻问切才能开出好方子。

中国著名中西医专家装医学健康微博

4.可可：9个月前我右侧髋臼骨折，做了内固定术，现在已基本痊愈。最近感觉走路多了后左侧髋关节有点酸困，不走路了就没有不适的感觉。左侧髋关节以前没受过伤，不知道是什么原因？骨盆上的钢板以后取了好还是不取好？做手术的医院建议别取。

答：右侧髋臼骨折通常都会引起左侧髋关节疼痛，这是左侧髋关节代偿性表现，为了保护右侧髋关节不要负重过多，左侧髋关节就发生改变予以代偿，时间长了就会形成疼痛。钢板取不取要视具体情况而定，必须听从手术医生的意见。

5.Hezhengxia：一新生儿，出生时就为先天性胆结石，出生后无黄疸等任何表现。这种新生儿需不需要治疗？若要治疗那年龄段怎么选，治疗上若单独选用中药排石能行吗？

答：新生儿胆结石近几年来我也遇到过两例，书上对此没有明确的指南性论述。我的经验是：如无症状则暂时不去管它，如有症状则可进行调治。随着年龄的长大，饮食正常，这种结石（大半为泥沙样）部分会自动排出或消失。

6.姜翠玲：我33岁，女。有天半夜突然被疼醒，位于左侧胯骨和腰相接部位，与肚脐在一条线。部位前面后面都非常疼，还有严重的下坠感。第二天疼一天，后来好了。但是半夜3时左右经常会醒，如果不小便，那个部位便会有疼痛感。可能是什么器官的问题？

答：这是典型的慢性胰腺炎、胰管痉挛的表现，你再查查有无胆道疾患。在B超上，轻度的慢性胰腺炎是看不出来的，而此时慢性胆囊炎或者胆结石反倒非常明显，因为胆胰疾患通常互为因果。当然有部分妇女输卵管异位偏上，形成妇科疼痛的可能性也不能完全排除。

7. 正气：我2011年8月摔伤，当时是枕骨骨折、颅底骨折，治愈后已两年，以前只是偶尔头疼头晕，最近半年经常头疼头晕！请教裴老：我的这种情况会继续加重吗？吃什么药物能够缓解？

答：有颅底骨折说明有较严重的脑挫伤，你这是脑挫伤的后遗症，最好通过辨证论治，服用中药治疗，如果你想服用中成药，可试试血府逐瘀丸。

8.LV：我今年25岁，男。几年前发现小便最后几滴是乳白色，一直没当回事。去年和今年在一附院国医堂看的，说是乳糜尿，吃了好多汤药和中成药，效果也有，但是药一停，过段时间又会反复。滴白不是天天有，是偶尔出现。有时候吃的油腻或者吃油炸东西后会出现这个症状。这个病能治好吗？

答：乳糜尿在南方常见，大多属丝虫病之症候之一。北方的乳糜尿仅有极少数病例。中医中药可以治愈，但必须通过望闻问切才能开出好的方子。

9.anyue评：荨麻疹是免疫系统的病，中医治疗原理是什么呢？虚症？

答：荨麻疹是过敏反应，属变态反应的第Ⅰ型，因其"善行而数变"，中医认为其属风。"痒者风也"，更说明是风。中医以祛风止痒、活血化瘀为治疗大法，盖"治风先活血，血活风自灭"也。

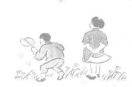

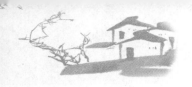
10.**垂云**：我今年20来岁，可是有好多的白发，这是怎么回事？需要用些什么中药？

答：头发的颜色主要由遗传基因决定，少白头没有很好的治疗办法，中医中药只能延缓头发变白的速度，较难治愈白发。

11.**俊峰的话**：阴囊松弛，有湿疹，五六年了，怎么治？

答：黑豆馏油膏外用试试。

12.**牵手**：我儿子13岁，每年到夏天身上就会很痒，用手挠，都是小红点，是什么病？

答：可能是痱子，也可能是湿疹，都和过敏有关。

2013年8月4日

1.**彬彬无礼**：我39岁，阴囊长年潮湿，但不痒，如何改善？我大便日一次，不成形，舌边有齿痕，冬季手脚冰凉，夏季反而手脚多汗，身上也易出汗。

答：大部分男性都有阴囊潮湿这种表现，冬季四肢冰凉、夏季手脚多汗也是一种自然现象。只有大便溏稀、舌边齿痕属于脾胃气虚、阳虚表现，附子理中丸、香砂六君丸等可服用试试。

2.**那yi些幸福**：过敏性鼻炎，天气一冷就打喷嚏，鼻塞，鼻痒，流鼻涕，吃几样药也不管用。怎么能控制住啊？

答：过敏性鼻炎都是这样，这种病虽然症候一样，但脉象、舌色不尽相同，因此每个人的药方也不同，需要辨证论治。

3.风中飘逸：心梗的病人应注意什么？什么药物疗效好一点？我的父亲因脑血栓后遗症引起的右腿无力，该怎么办？

答：心梗是一个立即危及生命的重大疾患，救治是一个关系到方方面面的系统工程，更重要的是在心梗发生后，在最短的时期内开始救治，或溶栓、或介入、或架桥，均宜当机立断，越快越好。当然，给氧、消炎、升压、保护心肌等内服或静脉滴入药物均为不可缺少。你说的脑血栓可能是脑梗死吧，不管中医还是西医，治疗脑梗死都是需要由各种药物共同作用的综合效果，丹参、毛冬青、银杏叶、绞股蓝、葛根等制剂长期滴注有效，中医活血化瘀、行气止痛等通过辨证论治也有效。西医的阿司匹林、华法林、氯吡格雷、达比加群、利伐沙班等长期服用也有效。

4.幸福洋溢：我女儿两周岁，冬天爱得冻疮，夏天爱长痱子，长了好多，满身都是，用了各种方法都不见好。长得挺胖的，27斤，肉比较松，不紧实，这样的体质可以改变吗？

答：说明这个孩子对寒热适应的能力不强，这一方面和植物神经系统的功能有关，另一方面和遗传基因有关。不用怕，这样的孩子很多，通过治疗是能够转为正常的。四逆散、当归四逆汤、小续命汤、桂附八味汤等通过辨证论治可服用，西药胸腺肽胶囊也可口服试试。

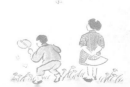

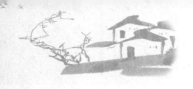

2013年8月5日

1.幸福：我宝宝一岁两个月了，这几天我宝宝声音沙哑，咽喉有点红，有什么好的处方吗？

答：一岁左右的小儿咽红一般是咽炎合并扁桃腺炎，波及到喉部才有声音嘶哑，如果是急性发生，要去医院就诊；如果属慢性，经常这样，可服养阴清肺丸试试看。

2.十月：我家女儿八个月大，3天前发烧39℃，在农村采用了物理降温的措施，今天早上烧到40℃，现在镇上医院就诊，请教裴老，对于小儿发烧有什么良方没有？

答：八个月的小儿发烧一般是上感，咽和扁桃体的炎症居多，向下感染可波及气管和肺，形成气管炎、肺炎，不可小觑。宜尽快滴注抗生素，中医银翘散、桑菊饮、大小青龙等通过辨证论治有效。

3.标哥：男，33岁，去年这个时候，吐得很厉害，医生说是胃气衰败，痊愈之后消化不全，排出来很多未完全消化的，吃一顿都要饱很久，感到胃消化力不强，请问有更好的药方吗？

答：你饭后饱胀、大便中很多未完全消化的食物，可服用香砂六君丸、健脾丸、保和丸、参苓白术散等试试。

2013年8月7日

1.梁弘历：我25岁，男。肚子一直不舒服，检查胃说是胃炎，检查肠说是肠炎，吃了一段时间药不见效果。去医院检查又说我腹腔淋巴结肿大，穿刺活检也做了，在腹股沟取的穿刺活检，说我全身淋巴哪都大，我该怎么办？

答：你这种情况是慢性胃炎影响到肠，日本人叫胃肠综合征，西方叫易激性肠炎，此病反复发作，可引起周围淋巴结肿大，不一定需做活检。先治疗看看，如果好了就不管了，如果没好的话再找专科看看。

2.世袭稼穑：女性，33岁，从小胃肠不好，冬天四肢不温。有萎缩性胃炎十余年，大便不成形也有十余年了，舌边有齿痕5年，不能吃凉东西。胃镜示：萎缩性胃炎、胃下垂。现长期服参苓白术散，有效果，但不明显。请问怎么治疗？

答：参苓白术散对慢性腹泻有疗效，对慢性胃炎效果欠佳，建议你服香砂六君丸、附子理中丸试试。

3.仁如意：我儿子今年4岁，最近一个月白天老是尿尿，有时一分钟就要尿一次，晚上却一次也不尿，有时就尿一点，请问是什么病？

答：考虑：①泌尿系感染；②膀胱括约肌功能紊乱。如无炎症，则为后者。

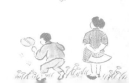

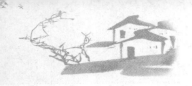

2013年8月8日

1.丹： 从我懂事以来，我的左侧鼻孔老是偶尔流血，量不多，每次几滴，可自愈，不分四季，好像右侧鼻孔没流过。请问这是为什么？需要治疗吗？应该不是毛细血管过脆吧？

答：说明左侧某处鼻黏膜血管裸露，不要用手挖鼻孔，多喝水，以防鼻黏膜干燥。

2.朱云： 我家宝宝4岁了，两年前发现有疝气，现在想做手术，请问哪个季节做比较好？

答：小儿疝气有可能随着年龄增长逐步自然闭合，如果不严重可调理饮食、防止大便过于干燥，预防疝气脱垂；如果比较严重，可用疝气带。手术可等待几年。

3.三番之地： 我母亲以前经常喝凉茶，经常口腔溃疡（每个季节都有），她现在改喝开水，还是会有这种现象，应该用什么药物比较好？

答：不要小看口腔溃疡，它多少带一点自免倾向。如果症状比较轻，可长期服用苦丁茶、金银花之类；如果比较重则需要上专科门诊治疗。

4.幸福评论： 我大女儿4岁4个月了，她平常汗特别多，我也不知道是虚还是别的，有一年回甘肃，下雪天头发湿，需要调理吗？该怎样调？

答：出汗多先要查看体内有无器质性病变，如扁桃体炎、中耳炎、慢性咽炎、胃肠炎等。如果没有则为植物神经功能不全，先服服补中益气丸、归脾丸试试。

5.枝枝：我女儿今年6岁，最近感冒后发烧咳嗽，发烧一个星期，退烧之后一直干咳，差不多一个月了。中西医都看过了，都没见效，还在咳。睡觉时咳得多一些。是什么问题？吃什么药好得快点？

答：最近的感冒有一种支原体引起的上呼吸道感染，非常顽固，如果不是这种感染，一般的感染则属鼻后滴流综合征（PNDS）。虽然不发热了，但滴流仍然存在，则咳嗽不止。中医通过望闻问切，辨证论治疗效最佳。

6.那yi些幸福：我28岁，女，不管是夏天还是冬天，天气一冷就打喷嚏，流鼻涕，鼻痒，鼻塞，是不是过敏性鼻炎呀？有什么药能治吗？

答：是的，这就是过敏性鼻炎。氯霉素眼药水中加入半支地塞米松(2.5mg)滴鼻试试看。

7.新：我耳朵里流黄色的水，是怎么回事？医院里说是中耳炎，可是治疗后还是流黄水，您说怎么办？

答：耳朵流黄水有两种情况：①外耳道湿疹；②中耳炎。前者较多见，常伴有外耳道发痒；后者较少见。

8.曾经拥有：女，38岁，近两年脸上长斑，看过中医说是老年斑，最近手背、脚背也长斑。心情有时烦躁，郁闷，爱发火，大便也不正常，睡觉总做梦。这是啥病？

答：38岁女性，如果合并月经量少或经期错后，你所说的这些

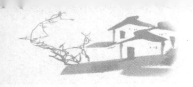

症候就可以诊断为围绝经期综合征（更年期综合征）。时下，由于多次人工流产、口服避孕药，使一部分年轻妇女提前进入更年期。

9. 赵–佳：65岁，女，膀胱癌。2007年5月开始尿血，今年7月湖南湘雅医院膀胱镜、切片，确认浸润性上皮膀胱癌，已发展至上输尿管口，伴双肾积水，泌尿外科老专家建议先行造瘘，再做决定。中西医专家认为不需造瘘，中药可减少肾积水，可控制癌细胞。因床位紧张，在家服用两周中药，感觉上厕所时腰痛减轻。问题是，膀胱镜切片后，创口出血严重，如何止血？后续治疗以中医为主还是造瘘为先？

答：膀胱癌70%为移行上皮癌，这种癌恶性程度较高，发展较快。该患者病情已属晚期，不管中医还是西医都缺乏理想的疗效。目前只能保守治疗，以提高患者生存质量为目的，中医治疗泌尿系出血的方药有时还可发挥一定的作用。

10. 魏钰涵：27岁，体重73.5kg，身高173cm，每天至少大便三四次，喝完酒有时便数会更多，十几岁时就已经是这样的了。我担心随着年龄的增加这种情况会更加严重，去医院化验了大便、检查了B超（肝胆脾胰）都没问题，唯独肠镜没检查。请问这种情况需要做肠镜吗？该怎么治疗呢？

答：需要做肠镜检查。一日三四次大便，说明肠道有不同程度的炎性改变，喝酒后加重更说明这种情况。

11. 徐徐：女，23岁。从2009年起左拇指指甲先是发白，变空，然后指甲内壁分层，有白色状物分层，指甲非常软。别人都说是灰指甲，可至今也没有传染的情况。

答：是灰指甲，服用几粒斯皮仁诺可愈。

2013年8月9日

1.严冬梅：小孩，因神经萎缩导致视力下降，有办法治疗吗？

答：视神经萎缩到目前为止还没有什么特效的办法，中医中药对小儿视神经萎缩能产生一定疗效，但需长期服药，更需辨证施治。

2.fengxiaoxiao：我女儿12岁，右侧扁桃体肿大，经期易咳嗽，无其他症状，请问该怎样治疗，能治好吗？

答：扁桃体炎合并肿大是可以治好的，但需较长期服药，中医中药相对疗效较好，过去用切除扁桃体腺的办法治疗本病，事实证明会留下很多后遗症，不是一种理想的方法。

2013年8月10日

1.顾影：男性，18岁，膝关节剧烈疼痛，夜间尤甚，请问是什么病？

答：青年人，如果是双侧对称大关节疼痛，常与风湿有关，可查查抗-O，类风湿因子RF，CRP以确定诊断。

2.xiaoLi姐：25岁，女，多梦晨起头晕，脱发，汗多，舌边齿痕，这是什么情况？

答：维生素缺乏可产生你所提供的这些症状，尤其是维生素C（抗坏血酸）、维生素B_2、维生素B_1等的缺乏，建议多吃含以上含

中国著名中西医专家装医学健康微博

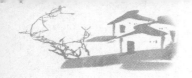

量高的水果蔬菜。

3.芊芊：女，35岁，患脂溢性角化病，该怎么治疗？

答：脂溢性角化病是中老年常见的良性皮肤肿瘤，病程很慢，如无痛苦则无需治疗，你很年轻，因为此病的外用药多属癌症化疗药范畴，用药必须慎重。

4.QQ：失眠4年，月经量少，白带多，记忆力减退，脱发，皮肤干曾有多次人流和意外避孕史，请问怎么治疗？

答：多次人流和意外避孕容易引起卵巢早衰，失眠、月经量少、白带多、记忆力减退、脱发、皮肤干等这些症状都是围绝经期综合征的表现，你可以到妇科内分泌系统做全面检查，包括妇科内分泌六项（FSH、LH、E2、P、T、PLI）。

5.蒙素珍：女，30岁，经后左下腹疼痛，持续10天左右，B超检查正常。请问我这是什么病？

答：首先考虑双侧附件炎，以左侧为主，轻度的附件炎B超检查结果常为阴性，中医采用活血化瘀、清热解毒的方法，用桃红四物汤、桂枝茯苓丸、丹栀逍遥散、少腹逐瘀汤等加减治疗会见效。

6.张少强：男，48岁，高热39℃左右持续3天，请问吃该看哪一科？

答：发热是全身各个部位都能产生的共同病变。大腿内侧的疼痛经常与泌尿系感染有关，你有无尿频、尿急、尿痛等膀胱刺激症状？如果有的话首先考虑泌尿系感染，到泌尿科就诊。

7.罗奥妈：女，32岁，痛经，吃过散结镇痛胶囊和经舒颗粒效果不佳，B超诊断子宫腺肌症，请问中医如何治疗？

答：子宫腺肌症可采用中医疗法，活血化瘀、行气止痛、调节冲任等通过辨证论治会达到很理想的效果。

2013年8月12日

1.微笑百事达：脸上长了很多小疹子，瘙痒，如何治疗？

答：面部疹子多数是痤疮，发痒那就更可能是痤疮，这个病的发病原理是雌性激素少，雄性激素相对增加，男女均属此原因。西医治疗太单纯，用乙烯雌酚加些消炎药，多数病人效果不佳，中医则采用辨证论治的方法，滋阴降火、清热解毒、托里透脓，疗效满意。

2.李蒙：连续打嗝3天，服用西药消旋山莨菪碱和阿拉坦五味丸无效，请问如何治疗？

答：打嗝是膈神经受到刺激，常见于胆汁反流性胃炎，治疗不能仅从膈神经着眼，主要治疗胆汁反流性胃炎，这就叫治病必求于本。中医则采用辨证论治，疏肝和胃、降逆止呕等方法，用旋覆花代赭汤、橘皮竹茹汤辨证加减疗效很好。

3.高巧丽：10个月婴儿，汗多，夜间哭闹，周身透明小水泡样皮疹，吃奶、睡觉差，是怎么回事？

答：10个月的婴儿植物神经系统还不健全，儿茶酚胺、组织胺、5-HT的分泌还没有稳定化，因此容易产生过敏，周身皮疹就

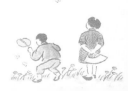

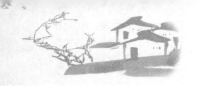

是过敏的一种表现。喜欢哭闹、汗多等也均是此原因。中药调理胃肠的方法就能调节植物神经系统，因为植物神经最敏感的部位就在胃肠。

4.牛儒猛虎：7岁小儿，扁桃体肿大，微红发白伴糜烂。输头孢、青敏素无效，口服银黄滴丸和六神丸亦无效，请问有什么办法治疗？

答：扁桃体肿大和炎症有关，但纤维组织的增生是主要的发病原因，抗生素无效是在意料之中，西医目前还没有缓解慢性纤维组织增生的方法。中医中药则不同，通过活血化瘀、软坚散结、清热解毒、清热泻火等，根据不痛情况辨证施治，许多患儿都能得到治愈。过去切除扁桃体比较流行，事实证明此方法存在很多弊病，因为扁桃体位于消化道和呼吸道的交叉处，是人体的防卫器官，切除之后等于撤掉了"岗哨"，治病因子随时可以侵入，所以切除扁桃体的人也容易生病。

5.紫陌纤尘：我弟弟得了恶性淋巴瘤，长在下颚，怎么治疗？

答：恶性淋巴瘤分为霍奇金和非霍奇金两种，非霍奇金中有种T淋巴细胞类型（NK-T）经常长在上颚而不是下颚，容易引起出血，但只要正确化疗、输血等辅助治疗，也不至于马上危及生命。必要时配合中药治疗，活10来年估计没有问题。

6.诗琪：32岁，女性，未孕。月经先后无定期7年余，经色深红，伴腰酸背疼，少腹坠痛感，手脚冰凉，不易入眠、多梦，请问我是什么问题？

答：从中医观点来说，这是典型的月经不调，中医认为月经提前是"热"的表现，用西医观点来看，说明妇科可能有炎症，这样的患者应该有三大症状：白带多、经来腹痛、腰痛，你的病可以诊断：①附件炎；②月经不调。这样的患者如果男方健全是可以生育的，当然32岁的人怀孕的成功率比20几岁的人来说要略微减少一些。

7.若你爱我：33岁女性，脱发，发白，请问是什么原因？

答：脱发是正常现象，在人的一生中有时候脱发很多，这是每个人都曾经有过的事，这和生活节奏、心情的愉快、心理负担的大小、工作的繁重与否等都有密切关系，大多数人都不需要管它，过了这个阶段就会好。

2013年8月12日

1.旧时光：肾病综合征中医能不能治疗？

答：中医治疗肾病综合征疗效很好，通过补肾益气、清热泻火、利水消肿之法，大有治愈的可能，对长期服用激素及免疫抑制剂的患者，首先应用中药将激素和免疫抑制剂慢慢代替下来，再继续辨证论治，也有可能治愈。

2.浅浅：女，41岁，咳嗽一月，夜间加重，伴咽痒，是什么病？有什么办法可以解决？

答：你很有可能是慢性咽炎，此病会引起上气道咳嗽综合征、后鼻孔滴流综合征、还有咳嗽变应性哮喘。所以你才会表现以上症状，建议你服用养阴清肺丸、百合固金丸试试。

中国著名中西医专家医学健康微博

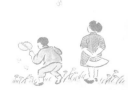

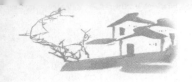

3.卢河清：剖腹宫产术后42天，持续恶露，脐周及下腹疼痛，压痛明显，术后切口愈合良好，医院检查基本正常，请问我是怎么回事？

答：说明你术后盆腔还有淤血或炎症，中医中药对此疗效甚佳。

4. rebecca：连续咳嗽三个月了，吃了好多药都不好，浑身燥热，汗多，有紫癜性肾炎病史，请问这是什么原因呢？

答：紫癜肾治愈后，机体尚需恢复一段，此时免疫系统还不正常，上呼吸道感染也是经常发生的事，除普通感染还有结核、支原体等，应该及时检查，不要延误病机。

5.宝宝：乳腺炎吃什么药？

答：急性乳腺炎会化脓，慢性乳腺炎也叫乳腺增生。前者应以消炎为主，后者以活血化瘀、软坚散结、疏肝解郁，用丹栀逍遥散、桂枝茯苓丸、柴山合剂等治法最为理想。

2013年8月14日

1.婷：我孕六个月，一个星期前得红眼病吃了中药滴眼水好了，我就吃了一次鸡肉，第二天起床就开始喉咙发痒咳嗽，已有三天，早上起床咳的痰有的是黄色浓痰，其余的都是白色的稀痰，没有发烧感冒。请问是怎么回事，该怎么办？

答：三天前的咳嗽、咳痰是上感导致的咽喉病变，也许你之前就有慢性咽炎，是上感导致了复发，现在的咳嗽应诊断为上气道咳嗽综合征，中医中药疗效极好，也对胎儿没有影响。

2.咖啡鱼：我朋友身上跟胳膊上有好多像红痣一样的大小不等的斑点，血常规提示：血小板52×10^9/L，白细胞3.6×10^9/L，红细胞3.6×10^{12}/L，血红蛋白109g/L。请问这是紫癜吗？如何治疗？

答：血常规显示血小板偏少，有可能出现紫癜，这种紫癜叫血小板减少性紫癜，也叫做特发性血小板减少症。但是从你叙述的上肢皮肤特点，估计还不属于这种病，因为血小板52一般还不至于出现紫癜。在没有确诊之前不要随便治疗，必须完善检查确诊诊断后才能给予系统治疗。

3.李玉森：29岁，女性，间断性寒热往来，汗多，乏力，头晕，四肢冰冷，膝关节冷痛，舌苔厚，睡眠差，记忆力减退，请问我该注意什么？

答：从提供的症状分析，这是典型的植物神经功能紊乱，从中医角度讲，往来寒热、胸胁苦满、默默不欲饮食，也可能还有口苦咽干等，属于邪客少阳范畴，中医辨证论治首选方当为"柴胡加龙骨牡蛎汤"，如果有心悸、气短、腿软，还可以辅之以苓桂术甘、真武汤、生脉散等。

4.王静：女，6岁，鼻衄3年，每月2～3次，医院检查提示鼻黏膜薄，服用必通和维生素C可好转，停药后反复，请问怎么治疗？

答：鼻黏膜变薄则表皮血管裸露，裸露的血管稍遇刺激则会破裂出血，建议孩子预防感冒、不要用手挖鼻孔、中医中药对此证疗效极佳，桼龙汤辨证论治效果很好。

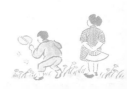

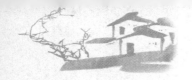

2013年8月15日

1.香柏：28岁，女，双手抖颤，神志失常，兰大一院确诊为"肝豆状核变性"，请问怎么治疗？

答：肝豆状核变性是肝硬化加锥体外系症候，前者表现为脾大、腹水、门静脉高压，后者表现为震颤、强直、抽搐、甚至精神分裂；发病原因是肝硬化导致铜代谢障碍，形成了豆状核变性，目前此病还没有很好的治疗方法，青霉胺、二硫基丙醇有一定疗效，但无远期效果，中医中药亦有一定疗效，但仍无根治效应。

2.胡科凤：63岁，女性，检查确诊"白内障"，由于身体虚弱，无法手术治疗，请问中药可以治疗吗？

答：完全失视力后的白内障才有手术适应证，如果还保留部分视力，不建议手术治疗，60岁以上的老年人，经常合并眼底病变，和球后视神经病变，更不能进行手术治疗。当然，中医中药对白内障仅有小疗效。

2013年8月19日

1.小辛：儿子6岁半，突然尿血，平素健康，请问怎么回事？

答：很可能是急性肾小球肾炎，仔细询问应该在前期有感冒或感染病史，肾结石、肾结核都能引起尿血，但这种可能性很少，急性泌尿系感染也有突然尿血者，这种尿血与急性肾小球肾炎不好区别，但是这种尿血预后很好。应该及时带孩子到肾病科就诊。

2.xiaoLi姐：奶奶88岁，前额摔伤2天，表现双耳流血，耳聋，失语，意识模糊，医院确诊"脑出血"，请问她有没有好转及康复的可能？

答：头部外伤耳朵流血说明有颅底骨折，凡是颅底骨折的人都有不同程度脑挫伤，昏迷、失语等就说明了这个问题，赶快送脑外科急诊，部分病人能清醒恢复。

3.陈婧：我母亲发现乳腺有一肿瘤，已手术摘除，活检为良性，医生说此类肿瘤会复发，那么如何做才能防止复发？

答：我个人的意见：①乳腺良性肿瘤不要轻易选择手术治疗，尤其不要接二连三手术；②对已经手术后的患者，术后服用一些中药可以防止复发，桂枝茯苓丸、桃红四物汤、丹栀逍遥散、大温经汤等辨证论治效果佳。

4.如梦：28岁，男，肩关节胀痛，运动受限，请问怎么治疗？

答：肩关节的疼痛多属于肩关节周围炎，按摩、推拿、针灸、火罐最好。

5.洪志鹏：我妈75岁，确诊宫颈癌晚期，现腹胀，请问这是什么引起的？

答：宫颈癌的首选治疗是手术，如果年龄太大不愿意手术可首选放疗，宫颈癌盆腔转移、腹膜转移可导致腹水，从而形成顽固性腹胀。

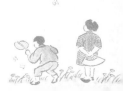

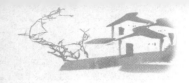

2013年8月20日

1.蓓蓓：我女儿3岁，反复发热感冒，急躁，说梦话，中药如何调理？

答：感冒发烧和免疫有关。一方面及时治疗感冒，另一方面可以采用中药扶正固本，很多中药都有这种作用，如高丽参、西洋参、补中益气汤、六味地黄丸……但3岁小儿对上述成药并不很适宜，应该通过辨证施治，专门拟定适合的扶正固本药。

2.身在红尘：老婆35岁，月经后3天会感冒，请问是什么原因引起的，怎么防治？

答：月经期妇女的植物神经功能紊乱，免疫系统功能处于较低状态，容易产生感冒是常见的事。中医称为热入血室，主张以小柴胡汤为主方治疗此病。

3.伪装的坚强：脚踝部白色斑片，诊断白癜风，请问如何治疗？

答：治疗白癜风方药很多，但没有一个特效方。我的经验是因人而异，望闻问切辨证施治。推荐一个外用方试试：破故纸，黄芪，白蒺藜各等分共研为末，加三倍数量之酒精浸泡三天，用上清液敷患处。

4.蔡鑫竹：17岁，女。长期便秘，一周一次。每天坚持喝很多水，有什么样的治疗方案能让我摆脱困扰？

答：有办法，但不是单方单药，必须辨证施治，因为阴虚、阳虚、气虚、血虚，都能引起便秘。喝水并不能解决便秘，以后不必刻意喝水。

5.欧阳丹：24岁，B超检查双侧乳腺纤维瘤，去年4月份手术切除。今年复查时发现两侧又有多个乳腺纤维瘤，门诊医生建议再次手术切除，请问我是否需要再次接受手术治疗？

答：纤维瘤通常是纤维腺瘤，我的意见是不予手术，因为手术会促进复发，不手术尚且稳定，复发几率降低。当然如有明显症状，癌变的可能较大，手术就是必需的。

2013年8月21日

1.张文明：脐周偏右3cm处不舒，是不是阑尾炎？可否保守治疗？

答：男同志这个部位不舒应该首先考虑阑尾炎，其实阑尾炎不一定必须要开刀，中医中药的疗效是非常好的，你可找中医看看。

2.小影：我朋友22岁，停经半年，B超检查卵巢囊肿，请问此病难治吗？

答：卵巢囊肿不难治，中医中药最擅长治这种病，采用活血化瘀、调节冲任的方法，可以使月经调节正常，部分卵巢囊肿消失。

3.杨雪莲：女儿1岁，盗汗，为什么？

答：小儿植物神经系统发育尚不健全，属一过性症候，随着

中国著名中西医专家张长学健康微博

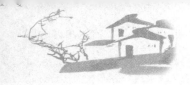

时间的推移，孩子的症状会逐渐好转。

4.zheng： 男，30岁，腰酸背痛，头痛，口干想喝水，手脚多汗，舌苔黄厚，容易疲乏，请问该如何治疗？

答：单纯的腰背疼属于退行性骨关节炎，口干、手脚汗多、乏力等属于植物神经功能紊乱，当然还不能排除体内有无潜在性其他病变，建议你去医院做系统检查。

5.杨树妈妈： 我儿子11月大，不爱吃饭，脸色发黄，唇色发白，血常规化验为中度贫血，该怎么办呢？

答：婴幼儿的喂养是一门学问，11个月的孩子标准喂养方法是母乳加辅助饮食，二者各占一半，饮食应该具备营养、消化、吸收、味道四个方面。不能孩子的意愿喂养，因为婴幼儿消化系统尚不健全，分泌系统也不完善，尤其不能够天天吃肉，孩子的胃肠功能破坏就会形成终身遗憾。

6.薛云： 孩子为先天遗传性乙肝，注射过免疫球蛋白，肝功检查第二项由阴转阳，请问是否正常？

答：孩子是正常的，乙肝三系统中的第二项叫乙肝表面抗体，它由阴转阳正是乙肝疫苗的功效所致，说面孩子已经产生了乙肝抗体，具有抗乙肝病毒的能力，另外我再说一句，乙型肝炎没有先后天之分，这里你所谓的"先天"在学术上叫做垂直感染。

2013年8月22日

1.太极禅：裴老，乙肝弥留性病毒中度感染。请问传染吗？应该如何治疗？

答：乙肝病毒是否传染，主要取决于病毒是否复制，DNA>2×10^2，说明病毒有复制，也就是我们平常说的大三阳<2×10^2，说明病毒没有复制，也就是我们平常说的小三阳。2×10^2这个数字是国际肝病学会最新诊断指南的数字，在此前是1×10^3。

2.晚秋：男，22岁，腰痛，尿急、尿不尽，龟头发热，请问是怎么了？

答：如果没有器质性病变，你的情况属于肾虚症候，青年人一般无肾虚症候，由此症候的原因：①长期手淫；②房事频繁；③前列腺及尿道有慢性炎症。

3.一路走来：儿子11个月，今夏高温，流口水，很多，口腔严重溃烂，请问是什么原因？

答：注意小儿的营养：①奶粉的质量；②饮食的搭配。缺乏维生素B_1（硫胺素）、维生素B_2（核黄素）、维生素C都可以引起口腔溃疡。

4.不是：男，25岁，B超检查：左肾结石5mm，有慢性阑尾炎病史，弟弟从小喝不下汤药，请问可以吃中成药碎石吗？

答：5mm的结石是可以排出的，得了病就不能挑选爱不爱吃什么药了，治病不是进饭馆，吃什么药由疾病的性质来确定，我

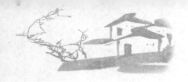

建议你弟弟放下前嫌，好好吃吃中药，结石、阑尾都能治好。

5.出版：我今年25岁，腋下有味道，这要怎么治才能减轻？

答：这是狐臭，按狐臭治疗就可以。

6.单小姐：我母亲，左侧乳房米粒大小纤维腺瘤。如何治疗？

答：乳腺肿瘤不一定全要切除，恶性肿瘤有经验的医生通过触诊、问诊基本就可以确定，不是说必须由活检来确定。不切除的话建议你吃中药，中医中药对治疗乳腺肿瘤方面效果佳。

7.菜头：5岁小孩经常流鼻血怎么办？

答：孩子经常流鼻血，如果没有检查出有特殊疾病，首先应考虑鼻腔内裸露血管，这是先天结构所引起，这种血管在受热、干燥、经常抠鼻之后就容易破裂出血，如果是这样，首先建议不要让孩子经常抠鼻子，另外中医中药治疗流鼻血效果不错。

8.零零：27岁，女性，月经量少，伴血块，腰酸，乏力，体胖，检查未孕。怎么治疗？

答：你没有说白带多少，这是衡量妇科炎症的中医指标，一般有血块即有疼痛，有疼痛即有炎症，有炎症即白带多。炎症能使内分泌紊乱，大部分紊乱是雌性激素减少，这是人体的一种保护性反应，这种情况不容易怀孕，必须治好炎症，治好炎症的表现就是血块、疼痛、白带等均减少，月经周期正常。

9.热带冰：我妈妈每年秋冬手指缝都会开裂，请问您有没有好的方法可以治疗啊？

答：你妈妈这是皲裂，最常见慢性皮肤湿疹，你妈妈长期洗锅刷碗太劳累了，要注意保护手。服维生素A、D、C、B有效。

10.额眉派：我父亲，50岁，肩膀疼痛，活动后加重，表现为红肿，压痛，血沉及反应蛋白正常，结核菌素实验阴性，CT示右锁骨胸骨端骨质破坏，请问考虑什么病？

答：如果没有其他方面的器质性病变，你父亲患的是肩周炎，肩周炎也叫"五十肩"，你父亲正好是这个年龄。50岁左右的人肩关节长期活动磨损形成退行性骨关节炎，这样的人容易出现三个并发症：①肩关节周围的肌肉劳损疼痛；②肩关节附近的骨质脱钙；③肩关节的滑膜形成炎症。

11.飘洋过海：我23岁，18岁做的包茎手术，可之后用手碰龟头就疼痛，兰大一院诊断前列腺炎，中医如何治疗？

答：前列腺炎合并龟头疼痛者少见，包茎手术合并龟头疼痛者少见，回民青年多数要求割掉包茎，也没用见谁龟头疼痛。所以你的病在诊断上还有问题，希望你能提供更详细的诊断资料。

12.钟先生：我弟弟，40多岁，诊断肺癌晚期。中医中药能否治疗？

答：你弟弟太年轻，年轻人的肺癌用过去的观点小细胞肺癌居多数，腺癌次之，鳞癌最少，不知你弟弟的属于那种，当然不管哪种并发中医中药治疗总能延长生存时间，改善生存质量。

13.郭伟：28岁，男性，患牛皮癣4~5年，有什么方法治疗吗？

答：中医的牛皮癣是西医的银屑病。西医还有一种牛皮癣是神经性皮炎，不知你说的是哪种？

中国著名中西医专家养生学健康微博

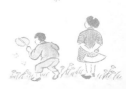

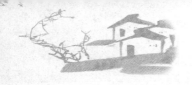

中国著名中西医专家裴医学健康微博

14.QIU：有改善记忆力的方法跟药物吗？

答：记忆力是一个受多因素影响的集中现象，身体基本素质、对事物的兴趣程度、情绪、饮食、休息、睡眠等都能影响记忆力，服用单纯的药物提高记忆力不是一种理想的方法。

2013年8月26日

1.朗儿乖：声音嘶哑20天余，喉镜检查诊断为声带小结。这个病能治好吗？

答：声带小结就能引起声音嘶哑，手术治疗往往预后不好，因为手术的瘢痕继续能起到声音嘶哑的作用，不妨用中药治疗试试，中药在这方面有很多有效的方药，但必须针对个人情况辨证施治。

2.孙璠瑜：我弟弟，生化检查胆固醇6.60mmol/L，甘油三酯是2.55mmol/L，低密度脂蛋白4.09mmol/L，尿酸497IU/L谷氨酰转肽酶100IU/L。感觉腹胀，汗多，请问是什么情况？

答：你弟弟是高脂血症、高尿酸血症已经是显而易见的，接下来就是高血压、高血压，如果还不进行治疗，心、脑、肾三个重要器官就会罹患，你弟弟首先应该清淡饮食、加强运动、控制体重，与此同时去心脑血管内科专科就诊治疗。

3.潘丽安：我父亲患了舌癌（活检为鳞细胞癌），动手术后身体虚弱，该如何饮食调理？

答：你父亲宜清淡饮食，辛辣厚味相对禁忌，不过你父亲的情况光靠饮食调理是不行的，除了必要的放、化疗之外，还必须采用中药扶正固本，从而减少复发，保证生存期的延长。

4.顾影：18岁，头晕、恶心，CT检查：C5、C6锥体突变，近期左手臂酸软无力，左脚无力，伴间断性耳鸣，请问四肢无力是否与颈椎病变有关，如何治疗？

答：你这是典型的颈椎病，左侧肢体酸软无力说明颈髓受压，属于颈椎病的脊髓型，因为颈椎病有椎板型、神经性、血管型、脊髓型。头晕是血管受压，恶心、手麻是神经受压，局部疼痛是椎板的问题。肢体恢复正常可以先试试中药、按摩理疗、小针刀之类，如无效果可去西医骨科诊治。

5.龙飞：37岁，男，阴雨天左膝锥刺样跳疼，疼痛难忍，是怎么回事？

答：你这是股神经疼痛，检查一下应首先排除腰椎病变，按摩理疗、中医中药有效。

6.曹云：26岁，男，身高170m，体重55kg，消瘦、小便不利，腰部酸痛，大腿内侧困乏，阴囊冰冷，眼睑浮肿，手淫频繁，请分析是什么情况？

答：这是典型的肾虚症候群，或者说是因为受长期手淫引起的系列症候群，包含前列腺炎、尿道炎在内，你可来我门诊诊治。

7.阿赖：儿子一岁八个月，本月5号反复高烧，病生诊断：川崎病，住院治疗后好转出院。现在手脚脱皮，嘴唇发红。请问以上症状是否正常呢？

答：川崎病也叫皮肤-淋巴-血管综合征，有传染性，你孩子

中国著名中西医专家装医学健康微博

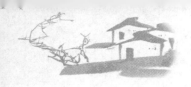

的症候还是比较典型的，中医中药对此病有很好的疗效，可以避免以后一系列的后遗症，你不应该放松治疗，应该继续重视治疗直到疾病痊愈。

8.农村济公：慢性骨膜炎，有什么好的治疗方法吗？

答：慢性骨膜炎是骨髓炎的前身，治疗不当或不及时大部分都转为骨髓炎，此病多由外伤引起，发病初期有皮肤受损的表现，但是骨膜受累，往往不引起人们的重视，后来会越来越严重形成了骨髓炎、窦道、流水，此时治疗已经为时过晚。因为此病属于变态反应（当然也有炎症），后期单纯消炎是治不好的，中医中药活血化瘀、软坚散结等疗效佳。

9.韩理：有什么办法可以断奶吗？

答：中药断乳以大量焦麦芽为首选，部分病人有效。

2013年8月28日

1.何海霞：CT检查左脑蛛网膜囊肿,怎么治疗？

答：蛛网膜囊肿治疗的原则就是看有没有压迫症状，一般小的蛛网膜囊肿不会产生临床症状，等有了明显的症状再手术治疗也不迟。

2.丫头：吃凉食物会腹胀，是什么原因？有什么方法缓解吗？

答：经常见于轻度浅表性胃炎，同时引起了胃肠综合征，中医可谓之曰"脾胃虚寒"，典型方剂应该是香砂六君子汤、四君子汤、六君子汤等，香砂养胃丸试试。

3.孔令俊： 女性，28岁，体重50kg，身高163cm，患有"先天性低血压"，平常舒张压为50～90mmHg之间，现在怀孕三个多月，舒张压降低到40～80mmHg，自觉头晕，请问如何升高血压？

答：这样的患者容易流产或早产，妊娠期间应服用叶酸、维生素D、钙片（朗迪、乐力），中药可服用高丽参、吉林参具有升压和保胎作用。

4.非也： 儿子5岁，有痔疮，除了手术还有其他治疗方法吗？

答：不要急于手术，如果有症状可以用一些坐浴剂，如硝硼散，如无症状先不去管它，随着年龄增长会逐渐好转。当然饮食方面要格外注意，禁忌辛辣刺激饮食（鱼虾、麻辣烫、火锅等）。

2013年8月29日

1.过去式： 宝宝9个多月，男孩，咳嗽，流鼻涕，睡眠差，如何治疗？

答：小儿上感容易连续重复发生，因此小儿上感之用药见效后必须持续用药一段时间，待症状完全消失，有经验的医生还要叫孩子继续服药一到两天，停药太早就容易重复上感。

2.妞鱼： 奶奶83岁，今年四月份先后摔跤两次。她有高血压病史10年，长期服用硝本地平片和维生素C，血压控制尚可。请问她有没有什么问题？

答：耄耋老人的摔跤是极平常的事，老年人思维跟不上、骨质脱钙，行动就不会很协调，所以80岁以上的老人最好不要经常

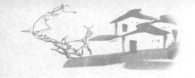

到处走动，要下楼最好要有人陪同，要是没人跟就让她在家里活动，这是大家公认的事实。当然有个别老人身体情况很好的就是例外了。

3.龙飞：男性，37岁，饭后1小时胃脘不舒，是嘈杂的感觉，晨起加重，胃镜检查：糜烂性胃窦炎，吃什么药？

答：中医辨证论治通过长时间的治疗可以完全治好你的病，西药和中成药都有对症作用，但缺乏远期效果，西咪替丁、雷尼替丁、奥美拉唑、香砂六君子、香砂养胃丸、摩罗丹可择其一二试服。

4.向天再借500年：我老婆确诊为甲减，如何治疗？

答：甲减的治疗比较复杂，顾名思义用点优甲乐是可以的，但是亚甲炎和桥本氏病引起的甲减有时候又会变成甲亢，往往甲亢和甲减在交替变化，亚甲炎约七分甲亢三分甲减，桥本氏约七分甲减三分甲亢，因此在优甲乐和他巴唑之间要根据医生的吩咐进行选择，自己瞎猫逮住死老鼠去胡吃，往往容易吃错，所以建议你到医院医生指导下进行系统治疗。

5.人流术后一个月，B超检查：宫腔内有疑似血块的残留物，子宫内膜3cm。医生建议再次手术。想问您中医有没有办法排出血块？

答：中医有办法，这也是中医的拿手好戏，不过3cm厚的子宫内膜估计是搞错了，再厚也不会厚道哪种程度，应该是3mm。

6.啊海：男，29岁，自觉腹部不适，请问是什么原因，吃什么药？

答：这就叫腹部的不定愁诉，香砂六君丸、大小建中丸服服试试。

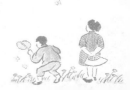